程评王九峰出诊医案

(未刻本)

整　理　丁学屏　张景仙

襄　助　陶　枫　姚　政　陈　易

何大平　陈清光　黎雾峰

郑安家

人民卫生出版社

图书在版编目(CIP)数据

程评王九峰出诊医案：未刻本/丁学屏，张景仙整理. —北京：人民卫生出版社，2017
ISBN 978-7-117-23752-9

Ⅰ.①程…　Ⅱ.①丁…　②张…　Ⅲ.①医案-汇编-中国-清代
Ⅳ.①R249.49

中国版本图书馆 CIP 数据核字(2017)第 012183 号

人卫智网	**www.ipmph.com**	**医学教育、学术、考试、健康，购书智慧智能综合服务平台**
人卫官网	**www.pmph.com**	**人卫官方资讯发布平台**

程评王九峰出诊医案(未刻本)

整　　理：丁学屏　张景仙
出版发行：人民卫生出版社（中继线 010-59780011）
地　　址：北京市朝阳区潘家园南里 19 号
邮　　编：100021
E - mail：pmph @ pmph. com
购书热线：010-59787592　010-59787584　010-65264830
印　　刷：北京汇林印务有限公司
经　　销：新华书店
开　　本：710×1000　1/16　**印张**：16　**插页**：8
字　　数：208 千字
版　　次：2017 年 3 月第 1 版　2023 年 11 月第 1 版第 2 次印刷
标准书号：ISBN 978-7-117-23752-9/R·23753
定　　价：48.00 元

丁学屏简介

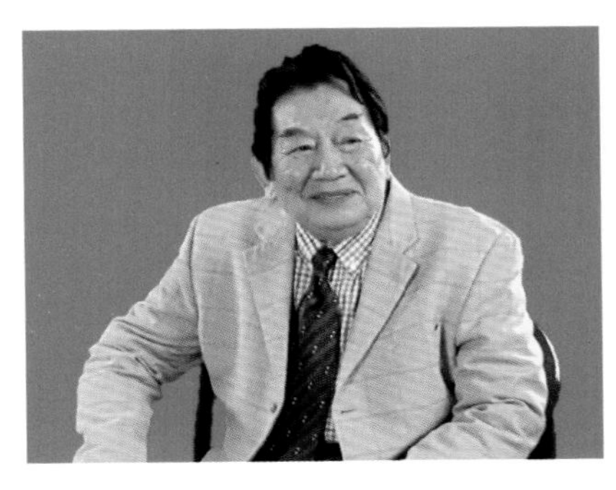

丁学屏，全国名中医工作室指导老师、上海市名中医，浙江余姚人，少年丧母，青年丧父，遂立志学医，救死扶伤。就读于上海中医学院（现上海中医药大学），得到程门雪、张耀卿、刘树农等名医的指导。1962 年起，在仁济医院工作 10 年，从事中医肾病的临床工作，对急性肾炎、隐匿型肾小球肾炎等肾病的辨治规律积累了丰富经验。1972 年赴上海小三线古田医院内科工作，对地方性季节性流行病（钩端螺旋体病、流行性出血热、吉兰-巴雷综合征等），尤其是重症肝炎的诊治，宗许仁则“急黄与天行病最重候无甚区别”、叶天士“入营犹为透热转气，到血直须凉血散血”的观点，取得良效。1982 年到上海市第九人民医院工作，开展了中医药治疗心血管疾病的研究，尤其对心律失常的诊治最具心得，创心律失常辨治八法，响誉同行。1992 年至今，主要从事中医药防治糖尿病及其并发症的临床研究，强调辨病与辨证相结合、宏观辨证与微观辨证相结合，选方用药倡导古为今用、复方多用，取得良好疗效。先后担任曙光医院内分泌科主任、上海市中医糖尿病医疗协作中心主任、上海市中医糖尿病特色专病带头人、卫生部中医临床糖尿病重点学科学术带头人。牵头承担国家科技部攻关项目、国家自然科学基金、国家中医药管理局、上海市科学技术委员会等科研项目 30 余项。兼任中华中医药学会糖尿病分会副主任委员、上海市中医药学会糖尿病分会主任委员，世界中医学会联合会糖尿病专业委员会副会长。

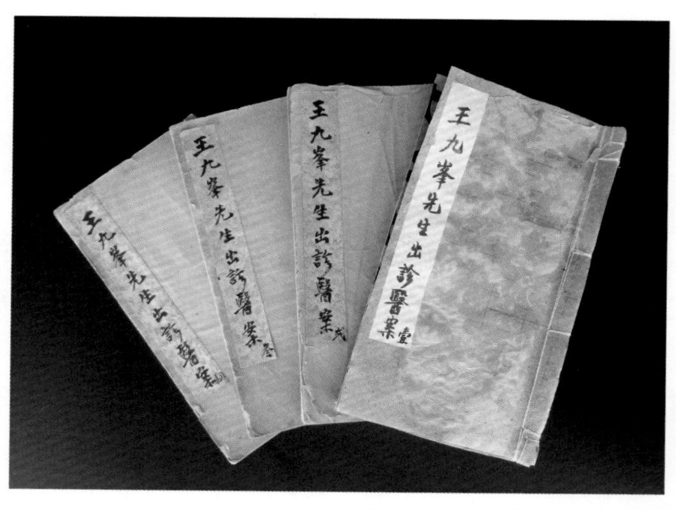

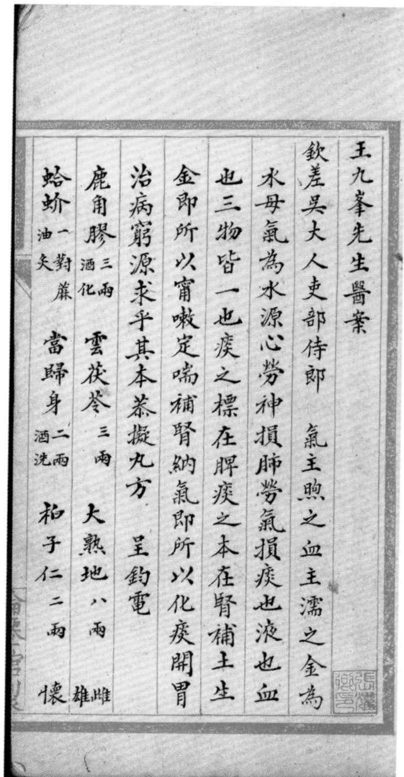

王九峯先生醫案

欽差吳大人吏部侍郎　氣主煦之血主濡之金為水母氣為水源心勞神損肺勞氣損痰也液也血也三物皆一也痰之標在脾痰之本在腎補土生金即所以甯嗽定喘補腎納氣即所以化痰開胃治病窮源求乎其本恭擬丸方　呈鈞電

鹿角膠三兩酒化　雲茯苓三兩　大熟地八兩　雌雄蛤蚧一對油炙　蘼　當歸身二兩酒洗　柏子仁二兩　懷

山藥三兩　茄鹿茸一架　老蘇梗二兩　兎絲餅二兩水炒　盐参貝陳皮三兩　如法修製共為細末用枸杞子十五兩　南沙参四兩　煑膏和丸每早服丸三錢

又煎藥方　西党参三錢　款冬花一錢五分絹包　炙甘草五分　川百合二錢　雲茯苓三錢　杏仁泥二錢　杜橘紅一錢五分　老蘇梗一錢二分

陳鴻墀太史公　一水能消五火腎水也一金能行

《王九峰先生出诊医案》书影

钩玄探微编新章

喜见「王九峰出诊医案」问世

上海中医药大学 陆鸿元

清季乾嘉年间，名医王九峰（一七五三—一八一五）性敏博学，倾其心思才力，致知于医道，医名传遍大江南北。其遗世医案，备受关注，广为传抄，历久不衰。先父陆正斋医名著称梓里，撰有「运气辨与临证录」，曩昔诊余借抄「王九峰医案」上中下三卷，书于公元一九一四（甲寅）年间，后举以授余什袭珍藏，并嘱不时阅览，盖余心仪九峰先生为时久远矣。

光阴荏苒，转瞬间余已进入鲐背之年，幸耳聪目明，笔耕不辍，钟情文献，初衷未改。乙未初冬一日，居闲阅书报，玩微信，不经意间接到阔别较久窗友丁学屏教授来函，大意谓：近时整理编就程门雪批注「王九峰出诊医案」（「程批本」）将由人民卫生出版社刊行，望我写一序言云云。整理王氏医案，乃吾未遂之宿愿，重温旧事，欣然允诺。嗣后不久，学屏兄莅临舍间，随员携带其恭楷抄录「程批本」四册及其他复印件，厚可盈尺，皇皇巨著也。展阅首页，程门雪与张耀卿两位中医前辈之题跋赫然注目，对该书评赞有加，词华典赡。程师之言曰：其得力似在东垣、立斋、介宾、璐玉诸家，善长于温补一路。案中用补中益气、六味、八味、归脾一类方为最多。选药制方，老到有法，殊见功夫。张老之言曰：观其案语明畅，立方选药，精湛适当，宜其享盛名于当时也。旨哉言乎，启我心扉，不容讳言的是，原稿编排体例，时见不一，鲁鱼亥豕，在所难免。学屏兄及其同事在整理过程中，勇于担当，数更寒暑，厘清眉目，撰写按语，本诸程师眉批、旁注及读后记原文义理，钩玄探微，间有创见。例如，"衍释"医易同理，"有溉水以济火，谓之取坎填离"等语，发前人之所未发。又阐明王氏处方

陆鸿元先生代序手迹

用药与叶天士存在共性之处，"风气移人不自觉耳"。愚意是书之作，或能与程门雪早先校注盛行医界「未刻本叶天士医案」辉映先后，谅非虚语耳。

在本书「程批本」之前，王氏医案有两个刊行版本最具有代表性：其一，载见于「宋元明清名医类案续编（名医类案）」。主编：徐衡之、姚若琴；陆渊雷校阅。国医印书馆，民国二十三年（一九三四年）十一月发行。该书「王九峰医案」列有四十二个病证项目。其二，载见于一九三八年由秦伯未编辑「清代名医医案精华（医案精华）」。其中「王九峰医案」病证项目与上书略同，仅删去"肝风"一项而已。然就「程批本」而言，有两个显着的特点与上述两书判然有别：「程批本」大致保持原案面貌，原汁原味，一般未加修饰，大多保留姓氏、性别、籍贯或少数纪年等，而「名医类案」、「名医精华」均付阙如。此等细节或有意义，如「程批本」一案纪年"甲寅"，由九峰先生生卒年推算其诊病时间当在"不惑之年"前后。此其特点之一。至其二，关于连诊，程师跋语有云：此册所录多为连诊长案，得以考知其得失，应效与否，故甚可贵。程师所言极是。连诊在「名医类案」「名医精华」两书中的是罕觏也。进而言之，本书之问世也，承往古，启来今，诚如先哲所云：洵足为后学之津梁，医林之楷范。因撰本文以代序焉。

丙申秋月

陆鸿元先生代序手迹

钩玄探微编新章　代序

——喜见《王九峰出诊医案》问世

上海中医药大学　陆鸿元

清季乾嘉年间，名医王九峰（1753—1815）[1]性敏博学，倾其心思才力，致知于医道，医名传遍大江南北。其遗世医案，备受关注，广为传抄，历久不衰。先父陆正斋医名著称梓里，撰有《运气辩与临证录》，曩昔诊余借抄《王九峰医案》上中下三卷，书于公元1914（甲寅）年间，后举以授余什袭珍藏，并嘱不时阅览，盖余心仪九峰先生为时久远矣。

光阴荏苒，转瞬间余已进入鲐背之年，幸耳聪目明，笔耕不辍，钟情文献，初衷未改。乙未初冬一日，居闲阅书报，玩微信，不经意间接到阔别较久窗友丁学屏教授来函，大意谓：近时整理编就程门雪批注《王九峰出诊医案》（《程批本》），将由人民卫生出版社刊行，望我写一序言云云。整理王氏医案，乃吾未遂之宿愿，重温旧事，欣然允诺。嗣后不久，学屏兄莅临舍间，随员携带其恭楷抄录《程批本》四册及其他复印件，厚可盈尺，皇皇巨著也。展阅首页，程门雪与张耀卿两位中医前辈之题跋赫然注目，对该书评赞有加，词华典赡。程师之言曰：其得力似在东垣、立斋、介宾、璐玉诸家，善长于温补一路。案中用补中益气、六味、八味、归脾一类方为最多。选药制方、老到有法、殊见功夫。张老之言曰：观其案语明畅，立方选药，精湛适当，宜其享

[1] 王九峰卒年待考，本书正文21页“尿浊”案中载有“道光四年（1824）”。

盛名于当时也。旨哉言乎，启我心扉！不容讳言的是，原稿编排体例，时见不一，鲁鱼亥豕，在所难免。学屏兄及其同事在整理过程中，勇于担当，数更寒暑，厘清眉目，撰写按语，本诸程师眉批、旁注及读后记原文义理，钩玄探微，间有创见。例如，衍释“医易同理”，有滋水以济火，谓之“取坎填离”等语，发前人之所未发。又阐明王氏处方用药与叶天士存在共性之处，“风气移人，不自觉耳”。愚意是书之作，或能与程门雪早先校注盛行医界《未刻本叶天士医案》辉映先后，谅非虚语耳。

在本书《程批本》之前，王氏医案有两个刊行版本最具有代表性：其一，载见于《宋元明清名医类案续编》(《名医类案》)。主编：徐衡之、姚若琴；陆渊雷校阅。国医印书馆，民国二十三年(1934 年)十一月发行。该书《王九峰医案》列有 42 个病证项目。其二，载见于1938 年由秦伯未编辑《清代名医医案精华》(《医案精华》)。其中《王九峰医案》病证项目与上书略同，仅删去“肝风”一项而已。然就《程批本》而言，有两个显著的特点与上述两书判然有别：《程批本》大致保持原案面貌，原汁原味，一般未加修饰，大多保留姓氏、性别、籍贯或少数纪年等，而《名医类案》《名医精华》均付阙如。此等细节或有意义，如《程批本》一案纪年“甲寅”，由九峰先生生卒年推算，其诊病时间当在“不惑之年”前后。此其特点之一。至其二，关于连诊，程师跋语有云：此册所录多为连诊长案，得以考知其得失，应效与否，故甚可贵。程师所言极是，连诊在《名医类案》《名医精华》两书中的是罕觏也。进而言之，本书之问世也，承往古，启来今。诚如先哲所云：洵足为后学之津梁，医林之楷范。因撰本文以代序焉。

丙申秋月

前　言

九峰王先生，乾嘉间世医也，名重公卿，为士大夫所争聘，然先生有好生之德，治病不分贵贱贫富，为世人所称颂焉。仆就读上海中医学院（现上海中医药大学）时，曾于1959年去北站医院师从时任该院中医科主任之张耀卿老师实习。当时张师名重沪上，不仅以中医内科大家驰称，还是富有教学经验的教育家，富甲春申之藏书家。时任上海中医学院院长的程门雪先生，与其芝兰相契，频频向其借书披览，如期归还，从不爽约。程心有所感，辄作眉批、旁注，校读记于其书上，张师每引以为乐，此亦医林之佳话，特知之者甚少耳。从已公诸于世的《未刻本叶氏医案》已可概见。

1959年，仆就读中医学院仅3年，于岐黄家言，鸿蒙伊始，所知甚少，幸受张师之教，混沌初开，青睐有加，星期假日，去其海宁路寓所书房，从抄录善本医案入手，引领吾步入中医殿堂，情景如在昨日。《王九峰医案》即在其例，先师藏有多种版本，吾所抄录者，为廉水纸本，抄满厚达盈寸半之日记本。时先师告吾，尚有程门雪先生批注本，用朱、蓝、黑不同笔墨批注。

2012年，为出版《分类颍川医案》事宜，会晤先师幼女张景仙医师，告知此事，张为之所动，于其家藏书中，觅得此稿，名《王九峰先生出诊医案》，原书用红色条纹纸正楷抄录，长22cm，宽12.1cm，共四册，字体工整，完好无缺，商定整理出版，匆匆间裘葛三更，经反复学习、感悟、校勘、推敲、梳理，终成此稿，名《程评王九峰出诊医案（未刻本）》。经3年学习感悟，悟出此集医案，具有八大特色：

其一，此集不同于坊间出版之其他《王九峰医案》，大多为门诊方案，连诊者甚少，处方用药短少剂量。此集之长，极大多数系连诊长案，前后连贯，可以品味用药进退得失，应验与否，使从学者获取教益。

其二，九峰先生一代大家，娴熟经典，上祖《灵》《素》，下揽汉晋唐宋元明清及叶薛诸名家，临证应用，脱口而出，是诸经典书籍与临床实践密切结合之生动教材，便于后之从学者借鉴学习。

其三，王九峰擅长类中、虚劳、膈塞、癫厥、肺痿、肺痈、淋浊等疑难大证，于辨证用药颇有独到之处，如用雪羹汤、蔗汁、蔗心、藕汁、白莲藕、萝卜汁、橄榄汁、慈菇汁治顽痰壅阻，肺胃枯槁之膈塞证，达到祛瘀化痰，下气消食，甘凉润降之目的。

其四，阐明"精之藏处虽在肾，精之蓄泄却在心""心相上摇，肾精下泄""欲念妄动，精已离位""心神过用，暗吸肾阴，不独拘于酒色也"等生理要素，发前人之未发，完善发展了中医理论。

其五，善用丸方，以治久病顽疾，于体虚病实患者，徐图功效之法，确能屡建奇勋。其丸方之配伍、修治、炮制功夫，精致周到，研取细末，另取柔润多汁之品，熬膏和丸，使其润燥得宜，各展所长。对高年体虚患者，或久病精血枯少者，用膏滋调理，取血肉有情之品，生机动跃，补草木之未殆，用龟鹿二仙膏、鳝鱼膏、精羊肉文武火熬膏，峻补奇经，既有前人之经验，又有先生灵感所发。

其六，对离郁愁思久缠，久病多思善虑病者，动之以情，晓之以理，屡屡告嘱"屏却尘情"、"速去酒色名利"四大凶魔、"畅情达志"、"四大皆空"等修身养性警语，颇有薛生白之遗风，非大家而莫为。

其七，程门雪夫子在序言、读后记中，屡言九峰先生好作长案，案多套用经文，不问与病情熨切与否，不甚注重文字修辞。吾颇以为奇，乾嘉间名噪一时之内科大家，岂有不通文墨之理，乃出早年在张老师书寓抄录之《王九峰医案》录证五十有余，未见有此瑕疵。考先生生平，中堂设座，旁者诸弟子，日诊百余人，每诊一病舌耕指画，由弟子抄方，窃思其及门众弟子中，未必人人有子建、征明之才，间有文笔羞涩，心不在焉者，此集则其例也，案中每每戊己脾胃倒颠，非衍即脱，比比皆是者，程师屡屡纠正，则抄方者之误也。

其八，为校勘之需，偷得半日空闲，在上海中医药大学善本藏书馆内，觅得真本《九峰医案》，册页短小，厚盈二寸，红色条纹纸抄录，书法端庄秀丽，文笔俊逸潇洒，当是弟子中佼佼者所为也，或是其哲嗣硕如手笔，惜未落款，无从稽考，此足以释程师之怀，还九峰先生清誉哉！异日有暇，当让此无暇白璧，公之于世焉。

用心殷殷，文字草草，知吾者谅不罪吾，不当之处，诚望不吝教诲，则幸甚！

上海中医药大学陆鸿元先生不辞辛劳为本书作序，人民卫生出版社崔长存编辑在百忙之中完成电子版稿，特此致谢！

丁学屏

乙未仲春于沪渎种德桥坞

之澄心斋

王九峰先生生平

王九峰，名明泾，一名之政，字献廷。江苏丹徒人。乾隆癸酉年(1753)生，少喜方术，淡于仕途。入庠后，慕扁鹊之为人，慨然曰："士苟精一艺以推及之仁，虽不仕犹仕也。"性敏博学，其为医也，无分贫富贵贱，不计利、不辞劳，以矜老恤幼为急，所治不可胜计，与宜兴余景和、孟河马省三、费之源皆为当时之名医。乾隆时召为御医，授太医院院监，分省江西补用道。嘉庆十四年(1809)，贻登封侍郎，人称王征君。卒年待考[本书正文 21 页"尿浊"案，提及"道光四年(1824)"]。子七，孙二，《王九峰临证医案》哲嗣硕如所编，分阴亏、血症等十六门，理法契合，方治灵活，治案以内、妇之虚证为多，擅长理虚之道。门人蒋宝素亦有医名，所著《医略》中，收有王九峰医案；近人秦伯未选其四十一病证，编入《清代名医医案精华》中。

王九峰与孟河费、马学派史话

在费伯雄先生面世之前，其翁云庵先生之医学造诣，已为孟河阖城之冠。费氏业医至云庵公，已四世，云庵公之考，伯雄先生王父，名晓峰，晚以饱食磕车肠绝，使诸子脉之，皆不能知其病，独云庵公泣曰，父肠已断，不可为矣。遂世其业，有名于时，洪杨事变前，孟河三里小城民多殷富，生计富裕。有巢百万因病而求治于云庵公，公为之处方，服之获效，而进步不快。巢氏雄于资，以重聘敦请王九峰来孟河。在叶天士之后，费伯雄之前，镇江王九峰名噪大江南北，为当时医林巨擘，时人称之为王聋子。

王原不聋，镇江驻防都统旗人某，其女公子病，邀王视之，王未经问，以为都统之如夫人也。诊脉毕，遽向都统贺曰：夫人将生公子矣。都统惊愕不知所对。王出，各处诊毕归，都统之使者至矣，礼凡三盘，一黄金，一白银，又一盘覆之以巾，启视之，则赫然一胎儿也。王受此大惊，遂此以耳聋矣。

王至孟河，为巢百万诊视已，索前云庵公所定方，曰药皆合度，无庸更张，惟嫌力不足，分量太轻耳。嘱曰：照费先生方加十倍，服满一百剂，病当霍然矣。内地大家，房屋既多，款医必于家，盛为供张，虑其慢医也，又必请亲友之通文墨或稍知医者为招待。以病家心绪乱，恐先生寂寞也。巢氏既闻王九峰推重云庵公，即请云庵公陪王氏作竟夕谈，持论多合，非常莫逆。晚膳之后，马培之征君之尊人（即省三公），投贴请见。王颇踌躇，谓云庵公曰：此何人乎？云庵公曰：此本城第一名外科也。王怫然曰：外科何足与言？云庵公曰：马虽外科，确有实学。王重云庵公意，遂肃请马入。三人同谈至子夜。马先与辞。王礼送而盛誉之。马笑曰：我辈外科，何足与言？盖王之初语，早为马所窃听矣。王曰：君非寻常外科，费君之言，不我欺也。相与一笑而别。马征君之胞妹，为伯雄先生冢妇，畹滋公之德配，先外舅绳甫公之妣，即马之女也。马之外科，能断生死及愈期，历历无少爽，其术尤神于征君，世其学，内科造诣亦深。尝应征为道光皇太后治病，故称马征君。盖在陈莲舫征君治德宗（光绪帝）之前也。此三大医家之一重公案，可谓医林千秋佳话。

余既得亲闻其略于先外舅，自愧笔墨拙劣，因循未及记出。今先外舅谢世已二十五年，余亦垂垂老矣……惧此可传世掌故，不能传颂于后世，故拙劣之记，又乌容以自已耶。

徐相任

注：徐相任（1881—1959），名尚志，吴县人，世居上海，随岳父费绳甫学医，3年后行医。曾任职于上海中国红十字会附设时疫医院，以中医治疗霍乱等症。新中国成立后，任职于上海市中医文献馆，行医50余年，以治内科杂病者居多，外感时疾次之，尤擅治霍乱，曾著《徐氏霍乱论》。

凡例

1. 本书以上海张耀卿先生家藏抄本《王九峰先生出诊医案》为底本，尽量保持原貌，校勘整理而成，各医案依底本排序。

2. 底本中各医案均未载明相应病证名，此次整理过程中，整理者仅对补加按语的医案，依据医案所载症状、体征等，补加了相应病证名，同时为方便读者检阅，编制目录。

3. 底本中引用经文处较多，对显系脱漏、衍文、讹误者，均依据现行权威版本，予以改、补、删。

4. 底本中的繁体字、异体字、俗体字、避讳字等，均径改为现今通行规范简体字。

5. 底本中明显的错字、别字及一般笔画小误等，均径改。

6. 底本中的中药名、炮制方法、剂量，仅修改错字、别字，如“只实”改为“枳实”，“淮山药”改为“怀山药”，“伴炒”改为“拌炒”。

7. 底本中程门雪先生的眉批、读后记等，均排在切口侧，用小四号仿宋体字。眉批所对应的医案文字均加底色，以便读者查阅。

8. 整理者所作按语、注文均排五号楷体字，补加按语的医案排小四号宋体字(剂量、炮制法均排五号宋体字)。

9. 未加按语的医案，不补加病名，排五号宋体字(剂量、炮制法均排小五号宋体字)。

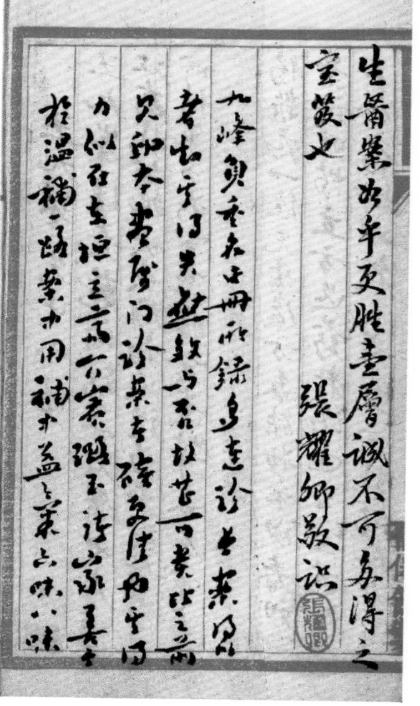

《王九峰先生出诊医案》卷首“张耀卿、程门雪先生题记”

王九峰先生小传

王九峰，清乾嘉间镇江名医也，名噪大江南北，公卿大夫群相延请，为当时医林巨擘，所传弟子如宝应蒋宝素等，多名重杏苑。是数册乃先生晚年出诊医案，所治多系内伤杂症，一经先生处方，多能妙手成春。观其案语明畅，立方选药，精湛适当，宜其享盛名于当时也。较之常熟余继鸿所集先生医案，似乎更胜壹层，诚不可多得之宝笈也。

张耀卿敬识

九峰负重名，此册所录多连诊长案，得以考知其得失，应效与否，故甚可贵。比之前见印本，尽属门诊案者，确更佳也。其得力似在东垣、立斋、介宾、璐玉诸家，善长于温补一路。案中用补中益气、六味、八味、归脾一类方为最多，选药制方，老到有法，殊见功夫。案语则好引用经文，经书甚熟，脱口而出，惟不问熨切与否，以多为贵，案虽长，大半相同套调，且亦不甚注意文字修饰，实不能佳耳。余从张君假得阅读一过，略为校正讹字，因记其端。

乙酉春三月

程门雪记于书种室灯下

目 录

王九峰先生出诊医案壹

咳　喘

钦差吴大人，吏部侍郎。

气主煦之，血主濡之。金为水母，气为水源。心劳神损，肺劳气损。痰也，液也，血也，三物皆一也。痰之标在脾，痰之本在肾。补土生金，即所以宁嗽定喘；补肾纳气，即所以化痰开胃。治病穷源，求乎其本。恭拟丸方，呈钧电。

鹿角胶三两，酒化　云茯苓三两　大熟地八两　雌雄蛤蚧一对，麻油炙　当归身二两，酒洗　柏子仁二两　怀山药三两　茄鹿茸一架　老苏梗二两　菟丝饼二两，盐水炒　参贝陈皮三两

如法修制，共为细末，用枸杞子十五两、南沙参四两，熬膏和丸，每早服丸三钱。

又，煎药方：

西党参三钱　款冬花一钱五分，绢包　炙甘草五分　川百合二钱　云茯苓三钱　杏仁泥二钱　杜橘红一钱五分　老苏梗一钱二分

按：心劳神损，肺劳气损，致有咳喘之作，补土生金，即所以宁嗽定喘。煎方以杏苏散、四君子汤加减为治，去白术之壅中，加百合以润肺清金，加款冬以止嗽定喘。丸方选鹿茸、鹿角胶、蛤蚧等血肉有情之品，生机动跃，养精血、培补

督脉，纳气归肾；熟地、归身、菟丝子、山药、南沙参，甘杞子金水相生，苏梗、参贝陈皮化痰止咳；取南沙参、甘杞子之柔润多汁之品熬膏为丸，余药如法炮制，锉为细末，丸者缓也，徐图功效。

消　渴

陈鸿墀太史公。

一水能消五火，肾水也。一金能行诸气，肺金也。水亏于下，不敛心肺浮阳之火上乘。经以虚火宜补，实火宜泻。脉不应指，两尺俱小。阴损于阳，无阳则阴无以生，无阴则阳无以化，补阴必得补阳，阴从阳长，可知矣。虚火实火，高明裁之。

银沙参三钱　鹿角胶一钱五分　酸枣仁三钱　川黄柏七分　云茯苓神各三钱　龟板胶一钱五分　怀山药四钱　洁秋石三分　大熟地八钱　大麦冬三钱　枸杞子三钱

按：一水能济五火者，坎水也；一金能行诸气者，辛金也。《内经》曰：心移热于肺，传为鬲消。盖心神过用，暗吸肾阴，离火上炎，肺金被灼，娇脏枯涸，上源告竭，求救于水，入水即消，故名消渴，自古视为大证。此公脉不应指，两尺俱小，脏真日漓显然。方用枣仁、云苓神养心体以怡心神，沙参、麦冬以滋上源，熟地、杞子、龟板胶、怀山药峻补真阴，川黄柏以靖龙雷，秋石味咸、能引虚焰下行，鹿角胶、龟板胶皆血肉有情之品，生机动跃，生生不息。鹿角胶性温体润，养精血而温煦真阳，使水为气，升腾而上交于心；龟板胶性味咸寒，滋坎水而峻补真阴，下济肝肾，上润肺金，金水相生，龙雷蛰伏，何渴之有哉！

眩　晕

甲戌岁次正月念七日诊，卜中堂大人症。

左脉虚弦，右脉虚软，中虚气虚，心肝肾三阴不足，气火交并于上，上实下虚，真气不固，脚冷足软，脾胃健运失常。盖思为脾志，实本于心；怒为肝志，由乎其肾。心神过用，暗吸肾阴，不独拘乎酒色也。心与神交用，精与气皆伤。阴虚于下，阳升于上，心火上乘，肝阳化风，上扰清空之窍，头目眩晕，视物双歧。操劳烦心过极，以致水火气偏。偏寒偏热，总有太过不及之弊。阳根于地，气根于肾，以血肉有情培养生生之气，不必见病医病。仅拟二方敬呈钧览。

丸方：

大熟地五两　鹿角胶二两五钱　柏子霜二两　霜桑叶八两，去筋　云茯苓二两　上燕根三两，去毛　怀山药八钱　冬青子二两　茄鹿茸一架，炙酥　菟丝子二两五钱，盐水炒　沙苑子二两，盐水炒　黑芝麻八两，另研

上药如法修制，为末，用桂圆肉八两、枸杞子八两、旱莲草八两，熬膏和丸，每晨淡盐汤送服丸药三钱。

附煎方：

真人参五分　炙甘草五分　熟枣仁二钱　黑芝麻五钱　云茯神三钱　当归身二钱，盐水炒　远志肉七分，甘草水炒　桂圆肉五钱　野於术一钱五分，黑芝麻炒　枸杞子三钱　广木香三分

按：头目眩晕，视物双歧，症非小可，并见足冷脚弱，下元根株先伤矣。此老过人之处，从“思为脾志，实本于心；怒为肝志，由乎其肾”着眼，以“心神过用，暗吸肾阴，不独拘于酒色也”立论，超乎千古。其又谓：“心与神并用，精与气皆伤”之独得见解，亦不同凡响。治以血肉有情，培养生生之气为则。与见病治病者，不可同日语焉。丸方选茄鹿茸、鹿

角胶为主宰，与上燕根为伍，立意任督二脉，颇有见地；辅以熟地、菟丝、沙苑、杞子峻补真阴，意亦可取；尤可嘉者，用桑麻（桑叶、黑芝麻）、二至[冬青子（女贞子）、旱莲草]、柏子、龙眼（桂圆）养肝体以柔肝用；山药、云苓培后天以养先天，可谓深思熟虑，精致绝伦。煎方着意培养心脾，真有返本归原之妙！

春　温

申伯大兄大人阁下，日前辱承枉顾，有失迎罪三。令郎近日鼻血、头晕、发热，春动阳升，阴阳不敛，心肺浮阳之火上炎。今特另拟一方，以冀吉人天相而已。弟于初四日由袁浦随中堂大人回扬，鹿鹿奔驰，幸贱体粗安，可慰知己。肃此布覆，顺候近祺不一。

西洋参一钱　川百合三钱　怀山药三钱　白茅根四钱　大麦冬三钱　炙甘草五分　苦杏仁三钱　鲜白藕二两　大生地五钱　象贝母一钱　白秋石一分

按：案中仅有发热、头晕、鼻红之记，又无苔、脉症见，但时当春令阳升季节，当是春温一类病证。方以洋参、麦冬、生地、百合、鲜藕、茅根为伍，旨在凉营泄热，养阴生津；鼻为肺窍，辅以杏仁、象贝，宣肺窍以化痰热耳；佐以山药、甘草，意在培土生金；妙在秋石一味，借其咸寒之味，引热下行。全方配伍精致周密，非老手难以臻此境地也。

邹右，戊子四月二十八日诊

诸气𣍿郁，皆属于肺。肺气郁则音不扬，喉中似卡。木郁达之，火郁发之，清心和肝、舒肺胃，以化郁结之痰。

白茯神三钱　南沙参三钱　薄橘红一钱　炒枳实三分　麦冬肉二钱　柴胡根五分　半夏粉半钱　冬青子三钱　川石斛二钱　生甘草五分　粉丹皮钱半　香佩兰钱半

胃　　癥

高右，戊子五月二十一日诊。

肺郁中伤，气失和畅。中宫闷塞，不知饥饱。症延已久，不宜动怒烦心，防成结痹。现有胃癥，养心安中、和肝畅胃之法。再延，难以收功之虑。

西党参三钱　生甘草五分　远志肉一钱　香谷芽五钱　云茯苓三钱　酸枣仁三钱　白归身三钱　金橘饼三枚　於白术三钱　川枳实四分　广木香五分　醋磨上沉香四分，和入

按：中宫闷塞，不知饥饱，有年之病，其为升降失序可知焉。此老独具只眼，设归脾方法。书所谓："思虑劳倦，脾土乃伤。"非见病治病者所能望其项背焉。弃黄芪不用，虑其壅中；添枳实，师枳术丸之意；与醋磨沉香为伍，助其上下流畅；金橘饼为引，取其芳香气味，悦脾畅中耳。

气　　癥

王，二十五日诊。

服养心安中、和肝畅胃之剂，胸次已开，癥痛未平，左边气痛，喉间作卡。气平则胁痛止。肝为刚脏，非柔不和，不宜烦心动怒。原法加减。

西党参三钱　炙甘草五分　酸枣仁二钱　小枳实八分　云茯神三钱　当归身二钱　远志肉一钱二分　香谷芽二钱　於冬术三钱　杭白芍三钱　广木香五分　金橘饼一枚　鲜地栗三枚　陈海蜇三钱，泡淡

服药六剂，喉卡已开，气道已顺，惟瘕时痛时止。心肝脾不足，不宜操劳烦心。每服归脾丸三钱。

西党参三钱　白茯苓三钱　於白术三钱　广木香五分　酸枣仁三钱　远志肉八分　大白芍二钱　小

枳实五分　当归身三钱　炙甘草五分　香谷芽五钱

按：此例应是复诊，前投养心安中、和肝畅胃之剂，已获效机，惟左胁气痛乍疏乍密，喉间作卡，方从归脾法加减为治，用意与高案相仿佛，可取者用鲜地栗（荸荠）、陈海蜇二味，乃古昔雪羹汤法，祛顽痰而不伤津液。服药六剂，喉卡已通，气道亦顺，惟气瘕时痛时止，乃心肝脾不足耳，原方制小其剂，以事巩固。

淋　滑

秦左。

久淋变滑，肾虚精关不健，舌黄脉滑。湿热伤阴有下消之虑，速当医治，勿懈。先进猪肚丸三钱，洋参汤送下。

西党参五钱　大熟地五钱　大麦冬三钱　益智仁一钱二分　云茯神三钱　桑螵蛸三钱　五味子二钱　野料豆三钱

按：久淋复滑，舌黄脉滑，素秉阴虚之体，下焦虑有湿热，医者处两难境地，化湿伤阴，养阴助湿，最难恰到好处。此老用洋参汤送服猪肚丸，确是明智之举。煎方用熟地五钱，虑其滋腻，明代张介宾好用熟地之积习，不胫自走，潜移默化，习惯成自然，人多不自觉耳。

咳　血

李右，邵伯。

肝升在左，肺降在右。脉司百脉之气，肝藏诸经之血。咳血者，脏血也。书云难治。咳出于肺，有声无痰。火郁伤金，脉来弦数，方似猪肝。能右卧，不能左卧，经居两月，血海空虚，兼之木叩金鸣之患，阴伤火燥，金水亦亏，中胃亦伤，郁闷难舒。虑难收功，

脉当是肺字。方是血之误也。门雪记。

姑拟救胃生阴，多酌明哲。

参贝陈皮钱半　生牡蛎一两　白鲜藕三两　大地栗五枚　怀山药一两　陈仓米一两　白慈菇五枚　陈海蜇五钱，泡淡

按：咳出于肺，有声无痰，血似猪肝，不能左卧，脉来弦数，虽系木叩金鸣，居经二月，金水不能滋涵肝木矣。此老重用白鲜藕三两，祛瘀血而解热毒，可谓棋高一着，辅以生牡蛎一两，咸寒潜降，与见血治血者不可同日而语焉。雪羹（大地栗、陈海蜇）化顽痰而去其宿垢，参贝陈皮化痰止咳，陈仓米、怀山药培土生金；慈菇味甘苦微寒，功专破血、通淋、质滑利窍，量用五枚之多，殆其为居经二月而设，质明贤以为然否？

咳　嗽

周左，丹徒。

肺为娇脏，不耐邪侵，犯之毫毛必咳。二月间咳嗽，夜来尤甚，胸臆胀痛，气痰蓄瘀阻结，脉有芤象，不可轻视，慎防血上。

老苏梗一钱二分　云茯苓三钱　白桔梗一钱二分　生甘草四分　杏仁泥二钱　大白芍三钱　牛蒡子一钱二分　红糖炒山楂二钱　桃仁泥一钱二分　茅草根五钱

服药四剂，夜间不咳，昼咳亦轻，胸胃已开，蓄瘀已净，脉诊仍芤。宜清心慎养为妙。原方加减。

老苏梗一钱二分　山楂肉钱半　生甘草四分　炒牛蒡子一钱二分　云茯苓三钱　杏仁泥二钱　桃仁泥钱半　白桔梗一钱二分　藕粉炒白芍三钱　鲜地藕八钱，代水

按：咳嗽夜甚，延挨二月，胸臆胀痛，断为气痰蓄瘀壅

结，脉有芤象，未可小觑。以杏苏散、甘桔汤古昔名方加牛蒡子为治，老到有法，加红糖炒山楂、桃仁泥以化宿瘀，白芍和营敛阴，茅根凉血清营，乃为未雨绸缪之计，以防血从上涌。服药四剂，夜咳获弭，昼咳亦轻，胸臆亦舒，效机已殊，惟脉仍现芤象，尚须谨慎从事，恪守杏苏、甘桔加味，重用鲜藕八钱、藕粉炒白芍以为防范！

水　肿

陈左，盱眙。

经以脾恶湿，不利则肿满见矣。四月病后发肿，肿从下起，囊茎俱肿，脉来弦滑。土德不及，湿困于中，防其喘逆。

甜冬术三钱　上桂心三分　结猪苓钱半　广福橘皮钱半　云茯苓三钱　益元散二钱　川羌活一钱二分　青防风一钱二分　福泽泻二钱

按：病后患肿，肿从下起，囊茎俱肿，脉来弦滑，症势非轻，治拟苓桂术甘、五苓散互参，加羌防以散风邪，似有病深药浅之嫌，惜未见舌诊，未知应验与否？

眩晕　麻木

李右，仪征。

病起十年前，产后悲伤，遂觉心虚头晕，舌尖作麻，肚肠发颤，每逢天癸至期，身体作痛，甚则懒言痰嘈，身飘形丰。脉滑，按之无力。外强中空，脾虚生湿，肝虚生风，乃类中之先声也。

大熟地五钱　陈阿胶二钱　远志肉七分　广木香五分　白茯神三钱　炙甘草五分　炒枣仁三钱　半夏粉二钱　甜於术三钱　当归身三钱　桂圆肉三枚

服药五剂，舌麻已和，肚肠发颤已好。惟心内懊侬，难以名状。乃心阴不足，中虚痰火作NaN。不宜操劳烦心，防其类中。仍以原方进步加减。

原方去枣仁一钱，加麦冬三钱、孩儿参三钱、灯心五十寸。

按：产后悲恸太过，致有心虚眩晕，舌尖麻木病症，延挨十年未瘥，每逢经临，偏身作痛，身轻飘忽，形丰脉滑，应是血虚生风、脾虚湿壅所致，乃类中之先兆，仿黑归脾法培养心脾，乃治病必求其本之策，加阿胶养血柔肝，半夏粉以化痰浊，五剂获效，守方稍事损益，惜未再诊，未知能否摆脱瘖痱之累欤？

陈左，扬州

肝郁生痰，气干胸胃，脑箍作痛，时而干呕。此风湿痰为患。

云茯苓三钱　薄橘红一钱　川芎一钱　生甘草三分　白蒺藜三钱　半夏粉二钱　青防风钱半　鲜竹茹钱半　双钩藤三钱

肝郁生痰，气干胸胃。服药后，脑箍之痛较轻，肝郁湿痰未舒。原方进步加减。

西党参三钱　白蒺藜三钱　酒炒黄芩一钱　云茯苓三钱　制半夏钱半　川黄连五分　炙甘草五分　淡干姜五分　淡竹茹二钱

血　瘕

潘右，镇江。

小产后受寒，少腹硬痛，血瘕生于胞中，寒气客于子门，经前经后皆痛，冲任交痛，头晕食少。肝脾气血俱病，病延已久，难已骤效。

全当归三钱　大生地五钱　广橘红一钱　台乌药一钱　川芎一钱二分　炮姜炭五分　山楂肉三钱　冬瓜子五钱　上桂心五分　小青皮一钱　制香附钱半

痛可疑，或是亏字之误欤？门雪记。

已，当作以。又记。

广木香三钱　红砂糖一两　童便一杯

按：病起小育之后，寒邪客于子户，经临前后皆痛，小腹痛而且硬，总非善候，延年久病，诊治非易，治以养血行血，调鬯气机。方中参入温经散寒之品，治颇允当，妙在童便一味，咸寒入血，治瘀血而不伤新血，于久病体虚者，尤为合辙，此人所罕知。

不寐

另一案也，当另起，失姓名及住址。

左。

阴络伤则便血，便前血谓痔血也，近血也；便后血乃远血也。心主血，肝藏血，脾统血。大腹本无血，中虚不能摄血，渗入大肠而下血。左脉小，右脉涩。三阴交亏，湿热兼伤，心肾不交，寤而不寐。拟以黑归脾法。

真人参一钱　炙甘草五分　远志肉八分，甘草水炒　煨木香五分　云茯神三钱　蜜炙黄芪一钱　白归身二钱，藕粉炒　桂圆肉三钱　甜於术三钱，米泔水浸，黑芝麻拌炒　大熟地五钱　炒枣仁三钱

心之所藏者神，肝之所藏者血，肾之所藏者精。三阴亏损，子午不交，寤而不寐，络伤便血，亏损已久，培补不易。昨进黑归脾法，颇合机宜。依方进步，徐徐调养，自臻安吉。

上人参五分　炙甘草五分　炙黄芪一钱　煨木香三分　云茯苓三钱　大熟地五钱　酸枣仁三钱，炒　桂圆肉三钱　甜於术三钱，米泔水浸，黑芝麻拌炒　远志肉八分　白归身二钱，藕粉炒　霜桑叶三钱　荷叶包老米五钱

按：阴络受伤，则血内溢，脾不统血，渗入大肠而为便血，并见寤而不寐，左脉小而右脉涩，心脾肾三阴交伤矣。

投黑归脾法培补心脾，乃滋苗灌根之法。投剂见效，依方恪守故步，加桑叶、荷叶包老米以益仓廪，以脾胃为气化之本也。

胃　痛

蒲左。

午后胃气作痛，食物即止，乃中虚也。

川桂枝五分　炙甘草五分　白当归二钱　南枣三枚　大白芍二钱　炙黄芪钱半　广木香八分　饴糖五分

按：胃痛得食即止，乃中虚求食之证，投黄芪建中汤，乃《金匮》古法，余屡用屡验，曾制建中膏，治十二指肠溃疡百余例，疗效达80%以上。

咳　血

陈左，苏州。

肺司百脉之气，为五脏之华盖，六叶两耳二十四孔，按二十四气。始因火酒伤肺，络伤血出，逢节举发。天下无逆流之水，由乎风也。人身无倒行之血，由乎气也。气有余便是火，斯河间之确论也。肺肾属金水，为俯仰之脏。法当上病治下，乃是良谋。大法所虑者，脉不宁静，速宜慎重调养为妙。

大生地八两　红萸肉四两　野三七五钱　旱莲草二两　云茯苓四两　白及片一两二钱　川黄柏五钱　粉丹皮二两　怀山药八两　福泽泻二两

上药遵法炮制，共为细末，用淡天冬二两、大麦冬二两、鲜白花藕十六两、白茅根五钱，熬膏和丸，如梧桐子大，每晨开水送服丸药三钱。

按：火灼金伤，络伤血溢，逢节猝发，金水未能相涵可知，尤可虑者，脉不宁静，澄心涤虑，更胜药饵一筹。方用六味地黄丸法，加川黄柏以靖龙雷，野三七化瘀止血，旱莲草滋阴凉血，白及补肺损而止吐血。诸药如法炮制，共为细末，妙在重用鲜白花藕散瘀止血而解热毒，白茅根凉血止血，天麦冬滋肾水而润肺金，四药皆柔润多汁之品，熬膏和丸，使之润燥相济，徐图功效。

不寐　心悸

陈左，苏州。

心为主宰，肾为根本，心肾交通，阴平阳秘，精神乃治。原方以远志、燕窝一交心肾，一养中元，三焦备治，即是却病延年之法。

大生熟地各八两　酸枣仁三两　白归身三两　沙苑子三两　云茯苓四两　远志肉一两　菟丝子三两　青桑叶一斤　鹿角胶四两　上官燕窝四两　龟板胶四两　建莲肉四两　柏子霜二两　黑芝麻一斤

上药均选精品，依方修制，共研细末，以大麦冬三两、枸杞子十两、桂圆肉十两，熬膏和丸，如梧桐子大，每早服三钱。

按：案中引用经文："心肾交通，阴平阳秘，精神乃治。"未及证候色脉，不知为何病。从原方以远志、燕窝一交心肾，一养中元推之，似属不寐、心悸一类病证，治以丸方徐图，方师桑麻、左归之法，稳健恰切。

滑　精

王左。

意淫于内，精淫于外，思想无穷，玉关不固，滑精误认白浊，伤而又伤，速当固肾，庶免下消之虑。拟方候政。

大熟地八两　桑螵蛸三钱，盐水炒　马料豆三钱　山萸肉二钱，盐水炒　云茯神八钱　大麦冬三钱　怀山药四钱　芡实子三钱　莲蕊须三钱，盐炒　贡淡菜七枚　煅牡蛎八两　桂圆肉二钱

按：意淫于内，精淫于外，乃此老匠心独运、别出心裁之语。庸医草草，滑精误认白浊，而犯虚虚之戒，则病上加病，伤之又伤矣。方取六味地黄之意，添桑螵蛸、芡实子、莲蕊须、煅牡蛎等品固摄下元，标本同治，力挽殆势；用淡菜七枚，同气相求，味腥直入下焦，血肉有情之品，生机动跃，立意高远。

脱　证

脉陷气急，目光直视，两灶生煤，不能瞑目，舌苔积粉。涣散脱离之象已著，姑从贞元饮以挽元神。多质明哲斟酌。

大熟地八两　上人参一钱二分　熟枣仁三钱　上桂心八分　朱茯神三钱　白归身三钱　粉甘草八分　大麦冬三钱　桂圆肉二钱　荷蒂二枚

按：脉陷气急，两目直视，两灶生煤，不能瞑目，阴阳离决之危，迫在眉睫，予贞元饮力挽元神，绠短汲深，恐势单力薄，难任回天之望耳。鄙意应予生脉散、参附龙牡汤参伍为用，庶有万一之幸耳。

喘嗽　肿胀　拘挛　麻痹

王左，洲上。

湿热之为患，非是一端，而论入肺则喘嗽，乘脾则肿胀，入肝则拘挛疼痛，在气则麻痹。春动阳升，诸症复萌，是肝脉横来侮其土所以不胜。脾虚气弱，运化无权，真阳不旺，拟金匮肾气之法。

大熟地四两　山萸肉二钱　车前子一钱二分　制香附五分　云茯苓五钱　怀山药三钱　怀牛膝一钱二分　上桂心三分　苡仁米四钱　福泽泻二钱　粉丹皮钱半

按：案中既言春动阳升，诸症复萌，是肝脉横来侮其土……脾虚气弱，运化无权，真阳不旺。惜未详证候色脉，使学者无所适从。方用金匮肾气法（既然有怀牛膝、车前子，应是济生肾气丸），应有喘逆、水肿之候，未识是否，质之明贤候正。

哮喘　乳房结核

汪右，本城。

右，应是左脉。门雪记。

右脉沉弦，肝气郁闷，右脉沉滑，痰郁脉络，致生咳逆，久变哮患。乳房结核，亦由肝郁所致。先以解郁疏肝，畅中调肺。

老苏梗钱半　软柴胡八分　法半夏钱半　粉甘草五分　广橘红一钱二分　杏仁泥三钱　白芥子八分　生姜汁一匙　款冬花钱半，包扎　信前胡八分　云茯苓三钱　川白蜜一匙

解郁疏肝，畅中调肺，服之，咳已大减，痰沫亦无，左脉沉弦已透，右脉沉滑、按之无力而有痰象。肺胃中虚，以致心内懵杂，目昏脑闷。肝郁化火，阴分亦亏。今拟舒肺胃，养阴和肝。仍以原方加减。

黄白芥子不可解，当是去白芥子之误也。观后仍加白芥子一语可知。门雪记。

原方黄白芥子，加孩儿参二钱、醋炒柴胡钱半。

服药四帖，初二日晚痰嗽一阵，所吐白痰约有半小盏。次日心内嘈杂稍平，每次咳不过四五声，惟卧则尤甚，痰亦上泛，头目眩闷，神疲无力。今夜咳不增剧，兼之齁喘不宁。此肺络之郁痰难于豁达，不能

骤补。

仍依原方孩儿参、柴胡，仍加白芥子五分。

原方二字下，应有一去字方合。门雪记。

按：乳房结核与咳喘并见，治以疏肝解郁为急，药后咳大减，痰浊亦无，左脉沉弦亦起，效验已著，右脉沉滑则为有痰饮蕴伏焉。中脘又见嘈杂，目昏脑闷，阴分亦亏矣。原方去白芥子之峻利，加孩儿参以补中缓急。三诊前晚咳吐白痰盈盆，心内嘈杂渐平，惟咳嗽总不能平，平卧为甚，头目眩晕，兼之齁喘不宁，郁痰难以豁达所致。原方去孩儿参、柴胡，仍加白芥子。综观此案中用药增减进退，次序井然，如战局布阵，胸有成竹在焉。

遗　精

梅左，仙女镇。

向有梦遗，近来频发不已，精关不固，劳则即滑，头晕如坐舟车之中，鼻息不利，痰多食少，喉燥作干。阴亏于下，阳升于上，水不养肝，肝虚生风，阴不上潮。拟以补阴益气加减法。

补阴益气汤加淡菜、黑芝麻，去桑叶。

按：向有梦遗，近来频发，稍劳即滑，痰多食少，喉燥作干，眩晕如坐舟中，显现水不涵木，肝虚生风征象，治用补阴益气汤加淡菜、芝麻。考补阴益气汤为清初景日昣《嵩崖尊生全书》所载（景日昣，字冬旸，号嵩崖，康熙三年进士，官至户部侍郎，少习儒，因病改事岐黄之学，习《内》《难》及历代名医著述，兼通《易》理，以为医易同源，阴阳变化之理，消长变化之机，天地与人身无二致，微阳宜养，微阴宜惜），由六味地黄汤、补中益气汤去柴胡而成。王九峰屡屡将其用于肾阴不足，中运不力病者，每获良效。景日昣融汇宋元二代别有神会的名方为补阴益气汤，可谓戛戛独造。于此方可见吾中医学术队伍，高手云集，宜其历数千年而不衰。

咳　嗽

高左。

客冬外感，咳嗽缠绵，延今不已，变生趸咳。肺胃交病，湿郁飧泄，脾胃困顿，金虚土弱，清阳下陷，不宜思虑烦心。冠仙所用归脾法，法程颇好，但趸咳飧泄之病，必须怡悦开怀，否则防成中满。木郁达之，以升阳明，兼和少阳，再进归脾六君之法。

此即李冠仙先生也，著有《仿寓意草》，其中对于九峰亦每每言及之也。门雪记。

西党参三钱　绿升麻三分　焦楂肉三钱　煨木香五分　甜冬术三钱　春柴胡一钱　老苏梗一钱　粉甘草五分　白归身三钱　广陈皮一钱　六和曲三钱

进升阳明、和少阳，飧泄已止，惟趸咳未平，饮食不香，稍多则嗳伤食味。中阳失运，脾胃不和。

原方加减：加肥桔梗钱半、款冬花钱半、白扁豆子三钱。

初十日加广木香五分。

原方中本有木香，当是次方已减之耳。门雪记。

服药数剂，飧泄虽止，咳嗽稍平，饮食渐香。清气下陷，脾阳不运，肺胃两虚。仍以培土生金、升清降浊之法。

西党参三钱　绿升麻三分　炒山楂三钱　研牛子三钱　土炒冬术四钱　春柴胡一钱　广木香五分　广橘红一钱　怀山药四钱　老苏梗钱半　六和曲三钱　粉甘草五分

升清降浊，飧泄已止，咳嗽已松，胃阳已和。既获效机，仍以前方加减。

原方去山药、牛子、木香，加糯稻秧根一两，用甘草五分（炙）。

按：感邪后咳嗽缠绵不已，复病湿郁飧泄，乃金虚土弱，用归脾、六君法，助中运兼和少阳，飧泄得止而咳仍未已，乃于原方加桔梗、款冬、白扁豆，三诊咳嗽稍平，仍以培土生金、升清降浊为治。四诊咳嗽松减，胃机已和，效机已殊，前方稍事增减，以杜后患。

喘息　面肿

杜。

玄府疏，六淫易客。脾虚生湿，肾虚胃关不健，劳动喘，面浮唇红。下损于上，精不化气，气不生阴，内伤已著。

西党参三钱　绿升麻四分　怀山药三钱　粉甘草五分　大熟地五钱　软柴胡七分　白归身三钱　广陈皮钱半　糯稻根须八钱，代水

服药四剂，热郁得汗已解，咳嗽已平，痰稠亦减。既获效机，仍以原方进步加减。

前方照加孩儿参二钱。

补阴益气连服四剂，咳嗽已平，痰不易出，午后胸闷已舒。为舌苔未化，胃口未香，喉内作干，小溲间赤。阴阳湿热未化，既获效机，依方进步，应手乃吉。

阳，当是伤字。门雪记。

西党参三钱　白归身三钱　绿升麻四分　福泽泻二钱　大熟地五钱　太子参三钱　春柴胡八分　粉甘草五分　怀山药四钱　广陈皮一钱二分　山楂肉二钱　糯稻根须八钱

按：喘肿并见，证见脾肾两亏，口唇色红，更现阴虚端倪。王九峰用景日昣补阴益气汤，恰是对证。四剂而后，热解嗽平症减，效机已著。原方加孩儿参续服，咳嗽已平，惟痰不易出，无如小溲间赤，咽喉干燥，纳钝而苔未化，阴伤而湿热留恋显然。补阴益气汤原方去山萸肉、丹皮，加陈皮、山楂、糯稻根须为治。

咳 嗽

王左。

一水能济五火，肾水也。一金能行诸气，肺气也。热退胸未舒畅，咳嗽痰不易出。补肾有开胃之功，养胃有生阴之妙。脾为生痰之源，胃为贮痰之器。服药寡效，多酌明哲。

西党参三钱　孩儿参二钱　炙甘草五分　老苏梗钱半　大熟地五钱　冬白术二钱　新会皮一钱　半夏粉二钱　云茯苓三钱　香谷芽五钱　银条参五钱

迭进四剂，咳平痰减，胸胃已开，气亦舒展。似仍拟养肾开胃，培土生金，脉起方有生机。仍当多酌明眼。

西党参三钱　大熟地五钱　老苏梗钱半　太子参二钱　白茯苓三钱　白沙参三钱　粉甘草五分　新会皮一钱　冬白术三钱　半夏粉钱半　白归身二钱　香谷芽五钱

咳势虽平，脉仍未起，劳动气急，咳嗽夜甚，肺气不降，肾气不纳，土败金伤。防其喘促，服药无效，多访明哲，鄙见浅陋，回府静养乃佳。

孩儿参二钱　款冬花钱半　白归身三钱　杏仁泥二钱　大熟地五钱　法半夏钱半　炙甘草五分　川百合一枚　云茯苓三钱　老苏梗钱半　薄橘红一钱

脉象来大去小，二气皆伤，以致内窍不和、外窍不收。阳虚自汗，阴虚盗汗。风湿多汗，湿家多汗。人虚湿蒸热胜，其治在胃。先服甘缓之法收功，八仙长寿柣次照样脉之治。

脉乃服之误，又柣次当作挨次。门雪记。

先服甘蔗汁，候汗收后，再理脾胃，加人参五分，多则二剂，不能多用参，因有湿气在内。拟以三补三泻合生脉散临了收功，八仙长寿丸内萸肉不可多用。

云茯苓三钱　大麦冬三钱　五味子十三粒　人参五分　淮小麦四钱　大枣二枚

用煮面水煎此，即参麦大枣汤也。

服后看脉，用剂多则二帖。

据来恙缘：念五日午后，服甘蔗汁并参麦大枣汤，心内稍安，汗亦渐少。后因食烧饼三枚，口舌作麻，心中腹内亦作麻痛，即时泄泻，如同倒水，里急后重，夜间共泻数十余次。念六日午后方止。虚弱不堪，时时欲脱。进调和脾胃之品，肚泻虽止而自汗仍来，夜中不寐，寐则思梦纷纭，虚火时升，盗汗如雨，心慌手战。经以肾司五液，入归心而作汗。清心养肾。暑湿用事，火气发泄，阴不敛阳，阳不潜阴，腠理不密则汗。其法多端，无过于苓术牡蛎法。胃为水谷之海，气血之纲维；脾乃资生化源之本，如蒸笼者，乃热气熏蒸也。当此溽暑之际，玄府疏豁易于作汗。阴阳互相枢纽，开合得宜，自无亡阳之脱。拟五化法加减。

孩儿参三钱　於白术三钱　川百合一枚　五味子五分　云茯苓三钱　大麦冬三钱　粉甘草五分　牡蛎粉五钱　大白芍二钱　鲜竹茹一钱　蛀小麦三钱

上药煎滤数十沸，入滴醋一钱，再煎数十沸。

按：受感发热，热退之后，咳嗽痰滞不爽，胸次拂郁，显系痰滞气结，治以涤痰畅气为务，方用二陈汤加苏梗宣畅肺胃，顺理成章，参术苓草培土生金，党参、条参、熟地金水相生，以善其后，顾及根本。服药四剂，咳减痰稀，胸宇已舒，纳食有加，病有转机之望。续以前方出入为治，以事续效则吉。无如咳嗽入夜为剧，动劳气促，脉仍未起，肺肾根株未固，痰未肃清。前途未许乐观，续以苏杏二陈汤加当归肃肺涤痰，以靖余波，熟地、百合滋水清金，固其根本。策之最善者也。奈三次再诊，脉现来大去小，显现二气就衰迹象，体虚湿重热胜，津液能不销铄乎？益胃生津，先用甘缓之法，饮蔗浆甘凉益胃，八仙长寿丸金水相生，冀其阴津来复，乃有生机，方用生脉散、甘麦大枣汤加云苓以治，乃培土生金之策。药后心内稍安，汗亦渐敛，证势渐入佳境矣。岂料吃烧饼食复，心中腹内麻痛，泻下如水，里急后重，可谓节外生枝，泄泻之后，夜甚无寐，寐则幻梦纷集，火升盗汗，心慌手颤，气津两伤矣。亟投生脉散、四君子汤加百合、白芍、淮小麦、生牡蛎粉、竹茹等固护气液，力挽狂澜，终于转危为安。

此案初诊似乎大碍，投药生效，其实脉既蛰伏，岂能安然，危机深伏焉，咳嗽夜甚，动劳气促，病势局促矣，守护胃液，生脉散、甘麦大枣汤急流转舵，医事难料。病人未知底细，纵欲贪食者有之，过早动劳者有之，于是顺境之后，每露险象，食复、劳复、女劳复屡见不鲜矣。医者须胸有成竹，遇事不慌，始能力挽狂澜，使病家医者，皆大欢喜！

呕　　吐

曾左，仪征。

年甫十八，食入即吐，胸闷气逆，客夏曾有痰疟，延今九月方止，脉见双弦。肝木犯胃，胃不冲和，非所宜也。痰阻气逆，中焦失运。今拟《外台》法加减。

西党参三钱　甜冬术三钱　制半夏三钱　麸炒枳实一钱　云茯苓三钱　粉甘草五分　鲜竹茹二钱

《外台》温胆已服廿余剂，呕吐已止。停药后，吐又复来，仍照原方又服六剂，吐又渐平，气仍作阻，热蒸湿痰，气道蹇利。拟以泻心、温胆汤主治。

姜汁炒川连五分　象贝母二钱　小枳实一钱　粉甘草五分　法半夏二钱　云茯苓二钱　薄橘红钱半

鲜竹茹二钱

按：去夏曾有痰疟，延至九月方止，则其为痰湿之体可知矣。而今食入即吐，胸闷气逆，脉见双弦，则其呕吐之由于肝木犯胃，已毋庸置疑，以《外台》茯苓饮加竹茹为治，投药吐止，停药复吐，气道仍阻，断为痰湿蕴热交阻，取泻心、温胆二方交互为用，因未见三诊，未知应验与否。

尿　　浊

吕左，洲上。

恙由嘉庆十八年（1813）芒种后，小溲混浊，交秋即变青色，每年如是。至道光四年（1824）三月，小便反白，其色如脓，交小暑之时，尿如鲫鱼脬兼带血丝，脉来细数。中虚气陷，湿热伤阴，七情不适，以致思虑烦心过度。利湿伤阴，清热耗气，防成癃闭之虑。拟方多酌。

西党参三钱　孩儿参二钱　绿升麻四分　银沙参三钱　云茯苓三钱　中生地五钱　北柴胡八分　川黄柏一钱二分　甜冬术三钱　生甘草五分　白归身三钱　广木香五分

服药后，溲色渐清，溺管微痛。此心移热于小肠，气化不及州都。现当溽暑炎蒸，是必清心静养为妙。原方加减，兼化暑湿治之。

原方加飞滑石三钱，柴胡加二分，甘草梢一钱，车前子钱半。

又丸方，以生地汤加三参、升麻、柴胡、益元散、新会皮。

按：小溲混浊，始于芒种初夏时分，交秋即变清色。盖夏月火土司令，丁火引动丙火，挟地之湿热蕴阻火府，致有尿浊之患。交秋肺金司令，天之暑气，地之湿热，一扫而光，未药而愈。病延十一年后，春木行令时，小便反白，其色如脓，交小暑之时，尿如鲫鱼脬兼带血色，脉来细数，久病中虚气陷，湿热久羁，难免伤及营液，治以益气升阳与滋阴养血联袂为治，兼清下焦湿热，颇为允当，服药以后，小溲变清，溺觉微痛，时当溽暑季节，加六一散、车前子，使心经之火从小肠火府下泄，丸方用药，亦细致周密，无愧沙场老将，百战势必百胜。

肥　　气

乔，连成洲。

左脉弦硬，肝之阳强；右脉滑痰，气滞痰郁。饮食不香，四肢无力，咳嗽痰多，腹左痞硬。时年六八。

痰字当误，不解。门雪记。疑是疾字之误，字形殊相近耳。又记。

木郁中伤，肝之积曰肥气，脾之积曰痞块。尊年不宜攻克，扶脾胃以化之。每日服十九味资生丸，间服香砂枳术丸三钱。

西党参三钱　大砂仁一钱　江枳实八分　广木香五分　云茯苓三钱　福神曲三钱　广陈皮一钱　鸡内金三钱　甜冬术三钱　制半夏钱半

按：咳嗽痰多，腹左痞硬，四肢无力，饮食不香，左脉弦硬，右脉滑疾，木郁中伤，气滞痰郁，六八年岁，不胜攻克，扶脾养胃，培其生化之本，十九味资生丸，仿金代张洁古养正以除积之意，老到有法。

王右，佛感州

肝气逆来犯胃，胃不冲和，以致食入即吐，不能司纳，仓廪不藏也。厥阴之气自下升上，火迫贲门，难治其逆，姑治其下。

西党参三钱　熟枣仁三钱　炒枳实八分　广橘红一钱　大熟地五钱　粉甘草五分　远志肉七分　制半夏钱半　云茯苓三钱　淡竹茹二钱

服药四五剂，食吐已止，饮食稍进。惟胸闷不舒，气机不畅，日昨吐血二口。

仍原方加红糖炒山楂钱半、鲜莲子三钱、鲜藕肉五钱、鲜竹茹二钱、半夏加一钱。

咳　　血

王左，如皋。

肺无因而不咳，络不伤血不出。年方二十五岁，痰多血丝血点，春秋时发，延今四五载。现今六月初旬，火令司权，炎暑熏蒸之际，以致咳痰带血，血止痰不宁，神疲食少，血未来时心内火嘈，吐出方舒。肾虚火不养肝，肝冲肺胃，舌中已现精肉一条，水不配火，心相不宁，脉不安静，仍防逆来，慎养为妙。今拟犀角地黄法加减。

犀角片五分　杭白芍三钱　粉丹皮二钱　冬虫夏草钱半　大生地八钱　孩儿参三钱　童便一酒杯，和服

服药三帖，咳嗽平平，清晨尤甚，咳则痰多血少，胁肋作胀。仍以前方加味。

原方加嫩苏梗钱半、杏仁泥二钱、肥桔梗钱半。

血势虽止，咳未全平，心相不宁，脉不安静。时交秋令，肺旺肝虚，以养肝肾，兼调中肺。

太子参二钱　粉丹皮二钱　桃仁泥三钱　鲜莲子四钱　杭白芍二钱　老苏梗钱半　杏仁泥三钱　鲜藕节一两　白茯苓三钱　肥桔梗钱半　冬虫夏草钱半　鲜桑叶三钱

按：少壮年岁，咳血春秋时发，延挨四五载，无有起色，势入怯证一途。现今炎暑火令司权之际，咳痰带血，血止而咳不宁，神疲纳少，舌中剥蚀，脉不安静，深以上涌为虑，犀角地黄汤加童便和服，稳健有力。服药三帖，咳嗽未平（案

中为“平平”，不可解，以清晨尤剧推之，当作频频，高明以为然否），清晨尤甚，痰多血少，时时作胀，心相火势未靖，守方加苏梗、杏仁、桔梗以助肺肃。三诊血虽止而咳未痊，脉未安静，幸时交秋令，金旺肝虚时节，用桑杏汤加桔梗、苏梗以肃肺宁嗽，太子参、白茯苓、鲜莲子以培土生金，桃仁泥、鲜藕节祛瘀止血，粉丹皮、杭白芍和营敛阴。冬虫夏草之用，在于滋补肺肾，中医历来将其置入老鸭腹中，文火炖汤，以治虚劳瘵疾；不若今人夸大其用，虚昂其值，价逾黄金，徒增病人经济负担，惜哉！

水肿

陈左，武昌。

脾肾两伤，腹胀囊肿，咳嗽气冲，口吐清水，齿亦生水，遍体皆肿。脾土不能运化，膀胱不能运水，水湿浸淫内串则肿满已著，势已深成，难以为力。拟方多酌。

赤茯苓三钱　福泽泻三钱　杏仁泥三钱　上桂心五分　冬白术五钱　猪苓二钱　麻黄根三分　益元散三钱

五苓麻杏益元汤已服二剂，囊肿已消，咳嗽气冲渐平，口吐清水稍止，腹大浮肿未消。肾为水之本，膀胱为水之标，肺为水之上源。水湿浸淫，脾阳未运，中满已见，本难救治，既获效机，依方进步，接效乃佳。

结猪苓三钱　麻黄根钱半　肉桂心五分　大橘皮钱半　福泽泻三钱　白茯苓四钱　青防风钱半　大腹皮钱半　杏仁泥三钱　西羌活钱半　焦茅术三钱　益元散三钱

按：腹胀囊肿，咳嗽气冲，口吐清水，齿亦生水，遍体皆肿，脾肾两伤，水漫高原，非同小可。投五苓麻杏益元汤，二剂囊肿已消，咳嗽气冲渐平，获效非易，依原方加茅术、羌活、防风、橘皮、大腹皮依势利导，未见三诊，不知获效与否？

肠澼

尹右，洲上。

肠胃为海，六经为川。脏以藏为调，腑以通为顺。瘀积由新血所化，初起里急后重，以通为是；久则出不了了，急胀无宁。手足阳明气化失权，郁湿郁热为患。肝升在左，肺降在右。左右者，阴阳之道路也。脏腑之气皆不安和，有肠癖之患。补之不可，攻之不可，升之亦不可。治肝安胃，宜调其气，冀其畅和乃吉，否则多酌为是。

癖，当作澼。

白归身五钱　红糖炒山楂三钱　广木香五分　白茯苓三钱　大白芍五钱　冬瓜子三钱　益元散三钱　川红曲三钱　福泽泻钱半　真川连五分　萝卜英五钱

胃胁胀痛稍松，肩背与肛门仍然气鐕，坐起仍要大解。服槟榔丸，硬恭不少，后重稍轻，少腹间或微痛，时觉虚气拱胀，腑气难通，余气未净。仍属可虑，否则多酌。

杭白芍四钱　广木香八分　赤茯苓三钱　焦山楂三钱　当归身四钱　炒枳实八分　海南子一钱　元明粉一钱　荷叶包陈仓米三钱　陈萝卜英八钱

滞气已下，胸胁间或隐痛，肛门时而作胀，肩背气鐕木竹，腹内时觉气拱，降浊乃松，每天大解一次，仍是软恭稀粪。此脾虚湿浊混淆，手足阳明余气未净。仍拟理脾温渗之法，得效乃为佳兆。

木竹何解？殆是麻木而筑胀耶。雪记。

土炒党参三钱　煨木香八分　红糖炒山楂三钱

焦谷芽三钱　土炒冬术三钱　炒枳壳钱半　肉果净霜八分　炒神曲二钱　酒炒当归三钱　赤茯苓三钱　酒洗茯皮绒钱半　炒白芍二钱　小红枣三枚　地骷髅八钱

痢久亡阴，阴伤气虚，脾胃皆伤。痢病虽痊，脾虚胃败，难以骤效。每早服资生健脾丸三钱，姜枣汤送服。

西党参三钱　大白芍三钱　土炒当归二钱　广陈皮一钱二分　云茯苓三钱　广木香五分　红糖炒山楂三钱　生谷芽五钱　甜冬术三钱　半夏粉二钱　生甘草四分　熟谷芽五钱

痢下亡阴，未有阴伤而气不伤者。痢病虽痊，补阴益气，三补三泻为是。但脾胃正气未复，滞腻难投。且拟归芍六君加减，以丸代煎，徐徐调理，再议常服丸方。候明裁酌之。

当归身三两　西党参三两　山楂肉二两　半夏粉二两　大白芍二两　白茯苓三两　米炒白术三两　生甘草四钱　福神曲二两　广木香五钱　陈皮一两　香谷芽四钱

上药共为细末，红糖为丸，如梧桐子大，每晨锅粑汤送服丸药三钱。

按：痢疾一名滞下，古称肠澼，初起里急后重，利下赤白。治以调气和营为宗，病久则手足阳明气化失司，郁湿郁热为患，此案之治，大率如此。前诊用川连、萝卜英、益元散、茯苓、泽泻、冬瓜子清化湿热；归、芍、山楂、木香、红曲调气和营。复诊胀痛稍松，宗前方加槟榔、元明粉消积破滞，以书无积不成痢故也。三诊腹内麻木筑胀，虑其病久脾虚，参入参、术悦脾，肉果霜稍逗微阳。四诊以痢久亡阴伤气，以扶脾养胃为主。早服资生健脾丸，疏方师归芍六君子丸立意。末诊宗前法方意，以丸代煎，徐图功效。

虚　　劳

陶，江苏抚军。

脉来沉小，按不应指。夏令冬脉，郁而不达，心肾皆耗。精神生于坎府，运用应乎离宫。精没于下，神劳于上。怕丶气离脱，虚阳化风之患，不可不早为防范。从阳引阴，阴来敛阳，保守真元，心肾得太和之气，自臻康吉。服二三剂，即去附片。

西党参三钱　鹿角胶钱半　淡苁蓉三钱　熟附片钱半　云茯神三钱　於冬术三钱　枸杞子三钱　香谷芽四钱　大熟地五钱　银沙参三钱　化橘红一钱二分　桂圆肉四钱

按：炎夏大气发泄季节，脉反沉小，按不应指，精役于下，神劳于上，心神皆耗可知。培补脾肾，从阳引阴，虑其虚阳化风，乃未雨绸缪之计，远见卓识，乃日积月累方可成就！

此陶抚者，或为陶澍，亦当时名人也。精没于下，没字可疑，余意当为役字之误耳。怕字之下，并非重文，乃二字也。门雪续记。

腹　　痛

陶抚军夫人。

素患痛胀，不发则已，发则霎时骤来，令人不可受，痛止如好人一样。经以五行之速莫逾风火，郁火气滞，郁湿生虫。此虫不可杀，此风不可散，此火不可凉。郁自不可补，亦不可破。调冲任，利阳明，气血融合，不治痛而痛自止，不调经而经自调。玩味诸家化裁之妙，全在灵机活泼，不可拘泥成方，徒恃止痛，愈治愈远。拟方质之，明哲主裁。

酒炒归身三钱　软柴胡八分　白蔻仁八分　青木香五分　沉香水炒白芍三钱　白茯苓三钱　冬瓜子四钱　川楝子三钱，连核打，炒　醋炒制香附钱半

生甘草三分　新会皮八分　苦葫芦子二钱

按：平素体健，腹痛骤来猝发，痛止一如常人。五行之运，莫逾风火。调冲任，和阳明，使气血融洽贯通，不治痛而痛自止，不调经而经自调。明人手眼，非朝夕厥能臻此境界。方师逍遥之意，参入苦降辛通，圆机活法，水到渠成矣。

眩　晕

梁，苏藩。

上虚曰眩，下虚曰晕。曲运神机，劳伤乎心。心神过用，暗吸肾阴。阴耗于下，阳升于上。肝为风木之脏，虚则生风。尽力谋虑，劳伤乎肝，亦耗真阴。欲安风木，先补癸水。太腻不利于脾，脾喜煦和。阴从阳长，血随气升。补命门肾，健中阳，心肾交通，胃和脾健，木附土安，诸虚可复，不必见病治病，非徒无益，反生偏弊。今年天符岁合太阴湿土司天，太阳寒水在泉。议拟益肾养肝，再用福橘制熟地平补三阴，兼佐阳和之气，阴阳配合，有益身心，云蒸天降泽下沛，丕成坎离既济之义。鄙见是否，质之明哲，伏乞大人裁酌。

其间脱去一字，当是时字或川字，两字均可通。候酌补之，或作云蒸雨降，天泽下沛，亦佳耳。雪记。

潞党参四两　茯神四两，人乳拌蒸　沙苑子四两，盐水炒　菟丝子三两，酒浸炒　大熟地六两　燕窝根四两，去毛，炒　酸枣仁三两　枸杞子四两　真於术四两，甘草水浸，切片，黑芝麻拌蒸，老白米炒　炙甘草八钱　远志肉一两，晒干，甘草水浸　生木香五钱

上药遵古炮制，均为细末，用淡菜三两、桂圆肉五两、杭菊花三两、元枣肉十两，熬膏和丸。再以百补斑龙丸合之至二仙膏血肉有情培养二气，调和五脏，洒陈于六腑，食入于阴，长气于阳，揆度有常，生生不息，是其王道穷源求本之法。

之乃二之误也。屏识。

大熟地八两，福橘制　紫河车一具　沙苑子三两　白燕根三两　山楂肉三两，白蜜炒　大鹿尾一具　生木香五钱　茄鹿茸一具　银沙参三两　柏子霜三两　菟丝饼四两　薄橘红一两

上药共为细末，用血龟板八两、鹿角一斤、枸杞子五钱、潞党参五钱、女贞子五两、旱莲草五两，熬膏和丸，如梧桐子大，每早开水送服丸药三钱。

按：尽力谋虑，劳伤于肝，亦伤真阴。欲安风木，先补癸水，皆为历练有得之语。读者宜熟记于心。程师批其脱文，作“云蒸雨降，天泽下沛”，文意深远，超越原文多矣。丸方一宗黑归脾意，研为细末，选淡菜、桂圆肉、杭菊、大枣熬膏和丸，意甚可取。一师百补斑龙合龟鹿二仙膏意，取血肉有情之味，生机动跃。其修治和合之法，为此老所独擅，可为后世之典范焉。

鸡胸龟背

贾左，宿迁。

鸡胸龟背，皆由先天不足，亦由内因、外因、不内外因，及跌仆损伤、闪挫血瘀致伤督脉之象。恩年老迈，当访明手医治。拟方多酌为是。

磨三七钱半，冲　人参须三钱　制乳没各一钱　桃仁泥三钱　刘寄奴钱半，去汁　白茯苓三钱　当归须三钱　童便一杯，冲　怀牛膝一钱二分　落得打一钱五分　山羊血二钱　红砂糖二钱

经以风寒湿三气杂至，合尔为痹。痹生于湿，痿生于热。两腿不知麻木，不知冷热，⺀便艰涩。肺热叶焦，则生痿躄。阳明气血不能流畅，湿郁亦痿。前进化瘀通络之法，已服二剂，不内外因之治未见动静。拟以下病治上，开畅阳明之法。

尔作而，⺀是二。门雪记。

西党参四钱　肉苁蓉四钱　全当归三钱　嫩生姜一片　於白术四钱　广陈皮钱半　北柴胡一钱二分　大红枣三枚　炙绵芪三钱　蜜炙升麻五分　炙甘草五分

按：鸡胸龟背，系先天禀赋不足所致，呱呱坠地即有此形状。间有跌仆闪挫、瘀伤督脉所致者，毕竟例在少数。此老以内科驰誉域中，此人所共知，而其首诊处方，磨三七与人参须为伍，补元气而疏瘀血，以气为血帅，气行而血行；制乳没、刘寄奴、落得打、桃仁泥（余在伤科实习，为石氏伤科筱山先生抄方时，乃其理伤散瘀习用之品）、怀牛膝、归须、红砂糖补血行瘀；山羊血取血肉有情，具动跃之势；童便咸寒，引领诸药滋肾入督，配伍精致，老到有法，俨然伤科大家。二诊以不知麻木、不知冷暖、二便艰涩为据，从“肺热叶焦，则生痿躄”“治痿独取阳明”之经旨立法，方用补中益气汤加苁蓉，甘温补脾，培后天以养先天，若能参入北沙参、麦冬、玉竹、扁豆等味，与经旨更相吻合，从中可见此老用药偏重东垣一路，未能洞察阳明燥土、甘凉润降之理。

霍　乱

钟道台。

客忤霍乱，内有所伤，伤其七情，外有所感，阴阳乖隔，上吐下泻。吐则伤阳伤胃，泻则伤阴伤脾。吐泻则时，幸服理中汤，得有生机。今已念转，胸满而胀，舌苔稍平，脉弦无力。阴不化气，气不生阴，阴阳俱亏。肝之阳强，脾之阴虚，怒则气上，气满胸闷，非食积可比。肝无补法，补肾即所以养肝。人身之阴难成而易亏，补之不易。况上下交伤，阴阳并损，必得益气生阴，阴从阳长，阳赖阴施，肾气通于胃，胃阴未复，肾水来潮，自见佳征。气能摄纳，天地交泰，自

阴，合观下文，当是阳不化气。雪记。

无否卦。公议八仙长寿合阳八味益火之源，以消阴霾。是否，候酌。

真人参八分　红萸肉二钱　泽泻钱半　粉丹皮钱半　云茯苓三钱　熟附片一钱　安南桂一钱　五味子五分，沉香汁三分蒸　大熟地八钱　怀山药四钱

肝脉渐和，胃脉尚软，夜来寐可二更，阴阳有和恋之机。素本肾亏，虚寒之体，真阳不旺，又值大病之伤，不独阴阳交亏，五液俱耗，五脏之气焉能骤和。补阴之药无过于熟地，守补则中焦易钝。经曰得桂附走而不守，达命门之阴阳上升肺胃，不独不闷不滞，而且肾胃阴阳有赞襄之功，所谓补肾则胃开，补命门则脾健，古圣之良谋也。非其杜撰。早晨用原方加减以达命门之根本，午后养胃生阴，阴阳交济之法。循理之至，似无背谬。今拟之方，仍候明哲裁之。

老山人参八分　大熟地一两，砂仁炒　五味子钱半　制香附一钱二分　云茯苓三钱　怀山药五钱　新会皮一钱　安南桂四分　野於术三钱，黑芝麻炒　福泽泻钱半　山萸肉二钱　熟附片八分　炙甘草五分　大白芍二钱，桂枝水炒

服药数帖，因夜间忽然心火引动相火上冲，下半夜方得睡，舌中作干。原方减去熟地，附子去四分，减去肉桂，加大麦冬三枚、白茯神三钱。

立秋后四日，脉神形色俱起，似乎阴阳和恋之机，脾胃渐苏之象，大病新瘥之吉。脏腋初和，气血未生，全在静养功夫。老子云：毋劳尔形，毋摇尔精。心脾肾得太和之气，源源而来，诸病悉退，自臻康豫。拟方候政。

腋乃腑之误也。雪记。

人参六分　怀山药四钱　山萸肉二钱　酸枣仁二钱，盐水炒　云茯苓三钱　五味子一钱　新会皮一钱　熟附片八分　大熟地八钱

迭进参苓贵品，营卫双培之法，颇合机宜。脏腑初和，脾胃醒而未振，慎勿思虑烦心。七情之伤虽有五脏之分，不外心肾之伤。天地造化之机，无非静字。静则神藏，动则神妄。阴平阳秘，精神乃治。饮食入于阴，长气生于阳。阳气者，若天与日，失其所则折寿而不彰，故天运当以日光明。前以从阳引阴，从阴引阳，水升火降，遇合欢欣之举，生机勃勃，宿病豁然。不可见病治病，此后当以黑归脾加减治之，兼之养心脾肾，候脾胃大开，再以斑龙补命肾之元阳，以化虚寒冷积，乃有层次。是否，候酌。

妄乃亡之误。雪记。

潞党参五钱　酸枣仁三钱　远志肉八分　白归身三钱　云茯苓三钱　大熟地五钱　炙甘草五分　广木香五分　於术三钱，芝麻炒　桂圆肉五枚

按：霍乱本系客忤之病，此例本有七情之伤，复感客忤，致有上吐下泻之作，素禀肾亏虚寒之体，幸服理中汤温中散寒在先，病后阳不化气，气不生阴，阴阳俱亏，肝强脾弱，致见气满胸闷之证。肝无补法，滋肾即所谓养肝，方祖八仙长寿丸合八味肾气丸为法，益火之原，以消阴翳。方中熟地用量独重，余药均轻，固如程师批注。王九峰属介宾、璐玉一路。二诊肝脉渐和，胃脉尚软，夜来寐可二更，阴阳有交恋之机，乃佳兆也。素体真阳不足，又属大病久伤，阴阳交亏，五液俱伤。案中言“补肾则胃开，补命门则脾健”，又属介宾一脉，方亦偏重温补，合八仙长寿丸、桂附地黄丸为一，数服之后，夜半忽然心相之火上冲，下半夜方始入睡，舌中作干，温热过用，津血耗伤矣。减少附子用量，撤去肉桂，加麦冬以滋上源，白茯神奠安中土。立秋肺金司令，脉神形色俱

起，脾胃渐苏，皆佳兆也。惟大病新瘥，脏腑初和，仍从温肾养心入手。从阳引阴，从阴引阳，水升火降，生机勃发，宿病霍然告痊。终以黑归脾加减以竟全功。从中可见王九峰审病用药，进退自如，非朝夕伊始所能建功哉！

经　　闭

颜，盐运司夫人。

脾胃之论最详东垣，阴阳之理无过《内经》。盖脾属已土，胃为戊土，戊阳已阴，阴阳之性有别也。脏宜藏，腑宜通，脏腑之体用各殊也。纳食主胃，运化主脾。脾宜升则健，胃宜降则和。太阴湿土，得阳始运；阳明阳土，得阴自安。以脾喜刚燥，胃喜柔润也。仲景急下存津，其始在胃；东垣大升阳气，其治在脾。病者木火体质，积痰积热之后，脾胃津液不足，运化失常，以致食入痞胀，烦渴不寐。法宜资生丸加减，养胃健脾。但津液未复，使之通调健运，《内经》所谓六腑者传化物而不藏，以通为用之理也。谨拟一方，以大剂理脾暖中和胃之法，服数帖，以观进退。加分量和丸，以丸代煎，缓缓调理为是。

始，当作治。

真人参一两五钱　怀山药八钱　六和曲一两　芡实粉八钱　云茯苓八钱　福泽泻八钱　山楂肉一两　广藿梗二钱　冬白术一两五钱　白桔梗三钱　白蔻仁一钱八分　大麦芽八钱　粉甘草二钱五分　苡仁米一两五钱　白扁豆五钱　川黄柏一钱八分　上川朴五钱　薄橘红一两　莲子肉一两　广木香二钱

共研细末，姜早汤叠丸，每服三钱。

早代枣，不妥，恐滋误也。门雪记。

经云：任脉通，太冲脉盛，月事以时下。又：二阳之病发于心脾，有不隐曲，女子不月，其传为风消，再传为息贲。经居载余，饮食日少，形神日羸，诊其脉左弦劲、右弦急，乃郁损心脾、木来乘土之象。盖思为脾志，而实本乎心。肝失调达，心境不畅，气阻血凝，为痞为病。思则气结，郁则化火，火烁真阴，血海亦随之渐涸，甚至血枯经闭。月事不以时下，将治心乎。有形之血难培，将治脾乎。守补则中焦易钝，抑治肝乎。柔治之法，亦所不受。晓岚之方，颇合机宜。一候脾胃健开，需四物汤、逍遥散养肝舒郁，再进归芍地黄法培养心阴，调和冲任，以冀通经为吉。谬邀藻鉴，敢不尽心。第郁结难舒，药瘕病真，恐难为力，莫怪言之不早。管见如斯，请其多质。高明斟酌。

瘕，应作假。门雪记。

真人参五分　白归身三钱　杜阿胶三钱　广木香八分　白茯苓三钱　远志肉一钱　新会皮钱半　桂圆肉三钱　於白术三钱　酸枣仁三钱

按：向禀木火之质，积瘀积热而后，耗伤脾津胃液，中州乾运不力，食入痞胀，烦躁不寐，体虚病实，取参苓白术、藿朴胃苓、甘桔三方之意，研为细末，姜枣叠丸，徐图功效。复诊饮食日少，形神日羸，居经载余，渐入怯证一途，舍脉从症，投归脾汤加阿胶以治，取意《内经》“二阳之病发心脾，有不得隐曲，女子不月”之经旨也。

崩　下

巢右，孟河。

经来赤白，下如漏卮，偏左少腹作痛、按尤甚。脉象虚弦，心慌头晕，舌心少苔，大斛惟艰，腰背骨节酸痛。此血去太多，脏失血养，以致少腹结核，因咳作痛，呼吸犹痛，手按抚摸痛之更甚。仙经云：久漏久崩，非堵截可止。升提八脉，亦难见效。仍从养阴极水，拥获两维，清通之中仍寓收摄之法。候政。

斛，乃解之误。雪记。

极水不可通，当作滋水为是。获（獲），乃护（護）之误。门雪记。

西洋参一钱二分　沙蒺藜钱半　鲍鱼肉三钱，炒　海螵蛸钱半，炙　大熟地四钱　茜草根七分　川白薇一钱　金铃子五分，炒　绵杜仲四钱　清阿胶钱半，蛤粉炒　福橘络五分

赤白带下延缠日久，腰膝酸痛。脉象虚弦，舌心少苔。此阳明胃弱，奇经脉不主收摄。经云：崩中日久成白带，漏下多时骨髓枯。以致骨节筋骨俱为酸痛，渐成下消大症。虑其防增内烧，宜扶阳明兼之肝肾之液，统摄奇经，是其大法也。拟方候正明眼。

之，当作滋。雪记。

西党参钱半　沙蒺藜钱半　绵杜仲五钱　川续断二钱　炙龟板三钱　杜阿胶钱半　大生地四钱　川白薇一钱　菟丝子钱半　桑螵蛸钱半　建莲须一钱

连服，通以济涩，腿膝酸楚稍缓，赤白带下未止，稠黏气臭。脉现虚弦，舌心露光。腰膝，脏内暗消。此气虚营弱，冲任失守，以致胃中浊液注渗膀胱，又复吸引肝肾心脾之真精之下行胞脉，随渗随泄，遂至日进水谷不能充养精神、内填骨髓，肌肉内为消耗，筋骨皆为不利。再拟扶阳明，助经脉之长，滋肝肾之液，壮水之本，佐以入秽浊气味为之导引。所谓漏久恐崩，宜通宜清。遵圣经，为古法，非杜撰也。

之字衍。

西洋参钱半　沙蒺藜钱半　柏子仁钱半　海螵蛸三钱，炙　大生地四钱　川白薇钱半　炙龟板三钱　茜草根一钱　川杜仲五钱，炒　川续断钱半　杜阿胶二钱　川楝子一钱二分　鲍鱼肉三钱，焙炙

按：经来赤白，下如漏卮，偏左少腹作痛，咳嗽喷嚏抚摩痛甚，似属湿浊下注实证，惟以心慌头晕，腰背关节酸楚，大便艰难，舌心少苔，脉虚弦，当属肝肾积亏，奇经暗损见第。此老于清通之中，仍寓收摄之意，实《内经》四乌鲗骨一藘茹丸方法，参入洋参、熟地、阿胶、沙苑子、绵杜仲通补奇经，以

金铃子、福橘络为引，老到极致。复诊扶阳明，兼滋肝肾，统摄奇经之法，可谓别具慧眼。三诊腿膝酸楚稍缓，而赤白夹杂，稠黏气秽，舌见抽心，脉现虚弦，漏久恐崩，深以为虑。扶阳明以滋冲脉之源，滋肝肾以固奇经，以秽浊气味，同气相求，引入奇经，守经方四乌鲗骨一藘茹丸圣法，用龟甲、阿胶、生地、白薇、杜仲、续断守护奇经，非熟读《灵枢》《素问》，娴熟女科者，焉能有此功夫。

蒋右，丹徒

气虚阴亏已久。春脉当弦，弦中常硬。肝气弛强，虚中化风，风阳不息，摇动阳明，肺经清肃不行，虚病反变实象，痞胀痛见。升少阳，和阳明，以畅肝舒气法。

真人参七分　绿升麻三分　白归身钱半　老苏梗钱半　於白术钱半　醋柴胡八分　钩藤钩四钱　广陈皮一钱　甘草节三分　生谷芽五钱　金橘皮一钱

春动阳升，厥少阴用事，有升无降，气升火升痰亦升。气平则痰平，火降则痰消。无形幻为有形，乃气聚痰涌，守补不可，破气不可，非温胆不可。胆为甲木，肝为乙木，上升之气从乎厥少。天符岁合少阳厥阴现在用事，和甲安乙，中安气即和，必无痞闷气胀之患。竹茹化痰，得清虚之气；人参味甘微温走肺，所以补气有肺热相替之功。一开一合，盖此恙不可疑虑，放心服之汤剂。圣人立法，奥妙玄机，非拘本草呆论之义也。

真人参五分　白归身二钱　江枳实八分，麸炒　化橘红一钱　云茯苓三钱　粉甘草三分　姜汁炒竹茹八分

王左，三江营

左脉弦涩，右脉濡滑，按不应指。寒生湿，湿生饮。内饮治肾，外饮治脾。腹为太阴，太阴者脾也。脐为少阴，少阴者肾也。少腹属厥阴，厥阴者肝也。肾病带动肝胃，胸饱气满胀闷而痛，汩汩有声。上焦如雾如霖，中焦如沤，下焦

如渎。清浊混淆，脏病带动六腑。所服诸方井井有条，毋庸他歧，仍请一手调治可也。

云茯苓三钱　甜於术三钱　安桂心四分　炙甘草五分

脚　气

陈右，苏州。

脉来虚数而弦。肝脾两病，肝病善痛，脾病善胀，肝病治脾。脾虚生湿，湿热伤阴，血海空虚，以致天癸短少，过宿不一，色淡而少；晚来气逆，饮食不香；小腿及足肿，浮肿按之如泥，时肿时消，肝气、脚气、湿气三至，合而混杂，清浊混淆为患，口苦舌干，加之时令暑湿司权，发动外湿，勾动内湿。拟以三补三泻合五苓散，开太阳以走湿邪之法。

砂仁米炒熟地八钱　云茯苓五钱　山萸肉四钱　川黄柏钱半　盐水炒泽泻三钱　安南桂五分　结猪苓钱半　粉丹皮三钱　土炒怀山药四钱　於白术三钱

昨进阴阳七味合四苓之品，而气逆颇平，食饮已增，浮肿渐消，口苦舌干已润。惟肠孔仍然未除，腹中时觉饱胀，间而隐隐作痛，大便频泻，舌苔皮黄。现今天之暑热之令一动，地之湿浊必腾。法宜大橘皮汤加减，服二三剂之后，候清气上升，浊气下降，再为更政。

孔乃红之误也。门雪记。

结猪苓钱半　安桂心五分　冬白术五钱　冬瓜子三钱　云茯苓五钱　广陈皮一钱　生木香八分　六一散四钱　福泽泻三钱　海南子一钱

首进阴阳七味合五苓之法，气平食增肿消，口苦舌干皆润。惟肠红能全除。继进大橘皮汤，而肠红已止，胃阳未开，饮食后仍觉频频胀闷不松。皆肝气、脚气未平之故，脾阳泛运之施，以戊己合四苓，以

红下当有未字。雪记。

泛或是乏。雪记。

丸代煎，徐徐调养，将前阴阳七味过七日服一剂，大橘皮每日服一帖，以杜复萌之虑。

狮头党参三两　红糖炒山楂肉三钱　西归身三两　冬瓜子三两　野於术五两　广木香五钱　结猪苓一两五钱　大白芍三两，肉桂水炒　云茯苓五两　福泽泻三两　福橘红一两五钱　苡仁米二两　炙甘草五钱

上药共为细末，红糖为丸，如梧桐子大，每服三钱。

按：夫木土为仇，土虚木来乘侮，亦势之必然。脉来虚数而弦可知矣。脾虚生湿，湿热伤阴，血海空虚，天癸短少，过宿不一，色淡而少。晚来气逆，饮食不香，皆土虚木横之象。小腿及足浮肿，按之如泥，时肿时消，断为脚气。肝气、脚气、湿气三至，合而混杂，清浊不别，亦因于土虚木实，升降失序所致欤。矧时序暑湿当令，以阴阳七味合四苓散补癸水而升太阳，复其云开雾散，开阖升降之佳境。固然，复诊气逆平而饮食增，浮肿渐消，惟肠红未除，腹中饱胀，隐隐作痛。天之暑热令行当空，地之湿浊必腾，师《准绳》大橘皮汤方意，辟浊升清，肠红飧泄已除。食后仍觉胀闷如昔，施以戊己合四苓之意，丸以代煎，徐图功效，将前阴阳七味丸汤方，过七日服一剂，大橘皮汤每日服一剂，杜绝后患。从此案用药进退，可知天人合一之理焉。

杨左，苏州

阴损于阳，阳不生阴，阴不化气，气不外卫，阴不内守，补阴不易，补阳尤难。阳气者，精则养神，柔则养筋。阴平阳秘，精神乃治。补阴阳之法，愈服愈虚，思食入于阴，长气入于阳，水精四布，阴阳揆度以为常也。卫者，胃也。胃不行津，脾不行液，液化为汗不为内养，湿痰随之。拟神术大半夏法，掺合四君子增易治之，以观进退。

冬白术五钱　法半夏三钱　粉甘草五分　炒谷芽二钱　云茯神五钱　六神曲三钱　广橘红一钱二分　炒苡仁三钱　西党参八钱　荷叶包陈仓米三钱

谢，道台

左脉沉而不静，关弦尺小，是郁损心阴，气化为火，液变为痰，阴虚于下，阳升于上，右脉滑疾，气分有痰有热，左手小，右手大，病在气分，气火交并于上，上盛下虚，舍空则痰火居之。补阴无速效，暂拟清上实下，再议大补真元。

孩儿参钱半　福橘皮八分　西枳实三分　黑袾秫五钱　云茯苓三钱　制半夏钱半　生甘草五分　淡竹茹八分　甘蔗汁一杯，过口

荷叶包饭炭五钱，煎汤代茶，时时饮之。

昨方加枳实二分，蔗浆过口。因胸膈渐宽，是方未服，夜间颇得安卧一二时辰。今，马振翁夫子加中生地、大贝母、血琥珀，良法甚安。虽云枳实有推墙倒壁之功，右脉滑大，气分湿痰非此不化。三五分非用其力，借其气以化之。用补易去病，难病不去，徒补无益，但亏损已久，若不救胃生阴，真元失养，上虚下损，补亦无济。直陈管见，然否，请正。生地暂用一二日，待胃气大苏之时，生熟地并进，则妙矣。仍候振翁先生裁正。

孩儿参二钱　川贝母钱半　福橘红八分　香谷芽三钱　白茯苓三钱　半夏粉钱半　青皮络一钱二分　血琥珀八分　淡竹茹八分

每服清气化痰丸二钱。

吴右，高邮

外强中干，心虚中虚，气虚气痛，血不养肝，气干中胃，阳明不和，遍身气串无定，下座酸酸，心中懊侬，则火气上升，面部紫赤，心痛气阻无时，百病丛生，皆出于虚，痰郁所致，湿热不行。拟三补三泻，化肝肾之郁湿，以纳虚阳，兼调

营卫之治。

太子参二钱　炙甘草五分　红糖炒白芍三钱　福橘皮一钱二分　云茯苓三钱　大生熟地各四钱　福泽泻钱半　山萸肉二钱　於白术三钱　怀山药三钱　粉丹皮钱半　半夏粉二钱　糯稻根须五钱，切碎，用砂仁米，包扎，同煎

肝肾阴亏，气火升腾莫制，心虚不寐火升，懊侬在胸，目珠作瞕，气串而痛，痛甚则阻。肝为起病之源，肾乃传病之所，上升之气从厥少。肝无补法，补肾即所以补肝。地黄既受，仍以三补三泻，以丸代煎，徐徐调养。

大熟地八两　福泽泻三两　杭白芍二两　福橘皮一两　云茯苓四两　山萸肉四两　牡丹皮三两　白燕根三两　怀山药四两　沉香三钱，磨汁，和入地黄同蒸

上药共为细末，用整玉竹八两熬膏，入夏粉四两、红砂糖三两，收膏和丸，服三钱。

不　寐

周左，仙镇。

阳不潜阴，寤而不寐。年逾古稀，心气不足不能下焦于肾，肾虚不能上达于心，心肾不交，致生不寐之病。非阳气留于阳不能行于阴，非跷脉涩可比。半夏秣米和卫也。此属神不安于舍，魂魄无依矣。

大生地五钱　杜阿胶三钱　生甘草五分　广木香五分　云茯神三钱　大白芍二钱　夜交藤三钱　新生鸡子一枚，煎汤代水

恙缘已载前方，鸡子阿胶地黄汤，服之颇得安眠，效机之兆。无如肝气肝火太旺，兼之心营未充之至，慎勿操劳烦心，仍宜原方增味，接效乃佳。

大生地七钱　生牡蛎八钱　杭白芍三钱　广木香五分　白茯神三钱　夜交藤三钱　清阿胶钱半　生

焦，应作通；秣应作秫；卫，应作胃。门雪记。

年逾古稀，心气虚而不能下通于肾，肾虚不能上达于心，心肾不交，即坎离未济，致生不寐之病。非阳气留于

甘草五分　新生鸡子二枚，煎汤代水

卧则血归于肝，气归于肺，心营不足，神不安舍，诸事纷纷来扰。血不养心，水不济火，肾乃神之主，心乃神之用，补肾故难，补心血更难，安魂魄尤难。所养鸡子混元一气，生地、阿胶平养肝肾，交藤、茯神以宁心，白芍以敛肝阳，甘草甘以化阴，牡蛎以介类潜阳之功，非泛之医也。候明哲正之。

孩儿参三钱　大生地五钱　左牡蛎八钱　生甘草五分　云茯苓三钱　大白芍三钱　广木香五分　白灯心五十寸　大熟地五钱　夜交藤三钱　洁青盐四分　竹叶心十片　桂圆肉三枚　新鸡子三枚

血不养肝，神不安舍，目下天之暑温发动，舌有板苔，湿热痰火扰乱神明，宜十味温胆汤加桂圆、灯心，或寐或不寐，亦效亦不效，浑身疼痛，胸胃不开。拟金水六君和阳明以调金水。

大熟地八钱　薄橘红一钱　夜交藤三钱　半夏粉二钱　白茯苓四钱　左牡蛎二两　金狗脊三钱　生甘草五分　当归身三钱　生谷芽五钱　秫秫米一两

按：年逾七旬，心肾不交，此属神无安舍，魂魄无依，心营亏损已极，投阿胶鸡子黄汤颇得安眠。加白芍和营敛阴，牡蛎介属潜阳，颇见殊功。奈炎夏火土司令，未免暑湿翕受，舌有板苔，痰火扰动神明，以十味温胆汤为治，亦效亦不效，或寐或不寐，无如遍体疼痛，纳钝胸闷，易以金水六君和阳明以济金水。由此可见病有万变，方亦万变，须明因时因地因人而异之理，始能活泼泼地，方病相契，而奏四两拨千斤之效焉。

阳，不能行于阴而阴跷脉涩可比，用半夏秫米汤和胃也。典出《灵枢·大惑论》：“岐伯曰：卫气不得入于阴，常留于阳。留于阳则阳气满，阳气满则阳跻盛，不得入于阴则阴气虚，故目不瞑矣。”王氏言阳气留于阳，不能入于阴而阴跷涩，义理相同也。以其病因有别，一以魂魄无依，故用阿胶鸡子黄汤；一以阳不入阴，用半夏秫米汤。证之虚实不同，用药判然有别焉。屏志。

郁　证

张左。

气结阴亏，七情内伤，五液俱耗，天地不泰，变生否卦，所服之药，皆在理路。速当怡悦开怀，心和气畅，慰以解忧，喜以胜愁，较之草根树皮，功劳百倍，除返观内守之外，岂知病真药假，络属无济耳。

络乃终之差误也。雪记。

孩儿参三钱　参贝陈皮二钱　法半夏三钱　秫秫穗三穗　川白蜜五钱

以长流水扬千遍煎药。

恙缘已著前十一日之方，服药两帖，尚能安卧，上结稍松。经以九窍不和，宜治阳明。肠胃为海，六经为川。脏不行腑，腑不传送，燥粪结于广肠，七情内伤，非五仁、脾约、通幽等法，庶可治也。欲降浊阴，先升清阳。势欲甚急，不能不尽其力。

太子参三钱　油当归三钱　广陈皮一钱　生熟谷芽各八钱　於白术二钱　绿升麻三分　生甘草五分　陈海蜇四钱　炙黄芪四钱　北柴胡八分　淡苁蓉五钱　鲜地栗三枚

每早服人乳一杯，外以老鸭一只、胰油三两、地栗五两、莱菔子一枚、生姜一片，煨汤时时饮之。一开胃中，一注大肠。胸次稍松，结燥已解，上吐胶痰，气不冲和之作痛，脉象沉细不起，中胃之气惫矣，不能砥定肝肾之逆，故而难以为力。和中胃，养肝肾，调气机，以冀吉人天相而已。

莱菔子一枚太少，当是莱菔一枚耳。雪记。

孩儿参三钱　淡苁蓉四钱　五味子五分　法半夏二钱　参贝陈皮二钱　醋磨木香五分　冬瓜子五钱，炒　小青皮一钱二分　生谷芽五钱　熟谷芽五钱　陈白蜜五钱

进和中胃以调肝肾，纳气归元，舒展肺气，以致机关虽利，气不冲和，郁结生痰，心境不畅。上升之

气从乎肝胆，下降之浊从乎膀胱。以苦降辛通，一开中上，一调肝胃，一法乾健，一助坤顺，此旋转造化之功也。

淡干姜五分　真人参五分　粉甘草五分　半夏粉二钱　川黄连五分　西枳实五分　炒竹茹二钱

来矣来矣，如何又心气逆，不能常通厥逆之气，自下上升，中胃不能砥定中流，右脉诊之弦硬，肝逆胃败之象。是否霞天晚照，欲求转机，必多纳谷为是。

真人参五分　半夏粉二钱　白茯苓三钱　生熟刀豆子各二枚　霞天曲三钱　广橘皮一钱　老白米八钱　生熟谷芽各四钱

按：七情内伤之病，须胜之以情志。“喜伤心，悲胜喜”“忧伤喜胜”之法，《内经》早言之矣。王九峰“返观内守”之嘱，授以“慰以解忧”“喜以胜愁”怡悦情怀之法，更胜药石一筹，恰与经旨相吻合。惜知之者不多耳。首诊治以半夏秫米汤、二陈汤、白蜜引阳入阴，尚能安卧，已获效机。复诊腑气燥结，欲降浊阴，先升清阳，以补中益气汤、雪羹汤加苁蓉复合为治，辅以牛乳、老鸭、胰油、莱菔汤，药食并重，恰到好处。三诊便已畅行，上吐胶痰，胸次稍松，病有向愈之望。惟脉象依然沉细，中流未能砥柱，投剂和阳明，养肝肾，调气机，煞费苦心，机关虽利，气不冲和，用甘草泻心汤苦降辛通，开中上，调肝胃，法乾健，助坤顺。其法不可谓不备，奈心气逆，厥气升，脉右手弦硬，想是病者深谋远虑太过，伤及心肝之体，体不足则用有余，非药石所可独任。心病还须心药医，务须开怀逸志，方克有济。

积　聚

周右，镇江。

思则气结，忧则气耗，尽力谋虑，劳伤乎肝，怒则气上，肝病善痛，脾病善胀，脉来沉弦，受病已深，七情六欲，皆有清浊混淆，渐成中满之患。慎之！慎之！升清降浊，尚在理路，春来脉旺，土虚难免，风波骤起。每早服济生肾气丸三钱，午后服十九味资生丸三钱。

潞党参三钱　绿升麻三分　冬瓜子三钱　生甘草三分　冬白术三钱　紫五味八分　广陈皮一钱二分　黄郁金五分　当归身三钱　上川朴八分

服药以来，腹内微响而胀，手按硬处揉则降浊。惟左边之硬，仍未移动。此乃肝积也。攻积成痞，破气成鼓。仍宜养脾肾，扶正气，以化之。

潞党参四钱　远志肉一钱　小徽虫（将军干）二钱　小青皮钱半，醋炒　冬白术四钱　菟丝子三钱　广木香八分　野料豆三钱　云茯苓三钱　红糖炒楂肉二钱　生甘草四分　鸡内金三钱，麻油炙

《难经》曰：积聚，积者不移，聚者不散。巢氏谓：七癥八瘕，瘕者假也，癥者真也。立斋先生云：攻则成痞，破则成鼓。惟有养正气以化之，培正气以消磨，是为正法。服药获效，原方加减。当此土虚木旺，仍恐增剧滋变。

扁豆皮三钱　干蟾皮一具　潞党参五钱　鸡内金三钱　小青皮钱半，醋炒　广木香四分　冬白术四钱　菟丝子三钱　山楂肉三钱　水红花子三钱　云茯苓三钱　生甘草五分　紫小豆三钱　五谷虫三钱

积聚癥瘕，虽有阴阳脏腑之别，气凝血滞之异，其分膏粱藜藿之殊，总云不离脾肾，扶正气以消磨。若进峻克之剂，图一时之畅利，正气必伤，不但中满，

逆之甚速。入春以来，痞胀未增，即是效机。原方加减。

潞党参三钱　孩儿参二钱　水红子三钱　菟丝子三钱　冬白术四钱　小青皮钱半　生甘草五分　红糖炒山楂三钱　白沙参三钱　云茯苓三钱　广木香五分　鸡肫皮三钱　五谷虫三钱　炙蟾皮一具

养正化痞，间日而投，其势未增，胀硬稍平，精神清晨稍好，午后胀势稍增。清浊混淆，以养脾胃，兼养肾元，缓缓消磨，不致增剧为妙。

潞党参五钱　小青皮一钱二分　菟丝子三钱　枸杞子三钱　白茯苓三钱　紫小豆三钱　红糖炒山楂三钱　炙鳖甲三钱　土炒冬术五钱

肺司百脉之气，肝藏诸经之血。水亏肝虚，火载血上。肺虚不能下荫于肾，肾虚子盗母气，咳嗽失血并见。相火内寄于肝，听令于心，君火妄动则相火随之。心有所思，意有所归，则梦泄之病见矣。有情精血易伤，以无情草木为补，声势必难相应，速当屏除尘氛，清心静养，水升火降，乃有济耳。拟方多酌。

大熟地八钱　福泽泻三钱　山萸肉四钱　熟附片七分　云茯苓三钱　怀山药四钱　粉丹皮三钱　安桂心五分　大生地八钱　麦冬肉三钱　童便一杯，冲入

按：徽虫即蟋蟀。尽力谋虑，劳伤乎肝。脉来沉弦，受病已深，积虑太甚，病由积年累月而成。春时风木司令，肝胆风火易升，早服济生肾气，午后服十九味资生丸，嘱意培补脾肾以固根本。前方仿补中益气演化，意在扶脾理气。药后腹内微响而胀，手按硬处，揉之矢气下泄，势已响应。二诊仍以培脾肾、调气机为务，参入干蟾皮、鸡内金、水红花子以磨痞消积，较前方已深入一层。积聚癥瘕，虽有阴阳脏

腑之别，气凝血滞之异，膏粱藜藿之殊，病名虽一，但人各人殊，应予细辨详察，不可一以概之。其治始终不离培脾补元，扶助正气之法。宗金代张元素“养正以助积”之旨，入春以来，痞胀未增，即是效机。顽症痼疾，不可等闲视之。病者有向愈之望，医者务须耐心期待，切忌操之过急！服药之后，胀硬稍平，清晨精神略为振作，午后胀势稍增，于扶脾胃养肾之方中，增枸杞子、炙鳖甲养肝体以柔肝用，应是图本之策。水亏肝虚，火载血上，咳嗽失血，心有所思，意有所归，则病梦泄。可见尘氛未屏，告嘱再三，终以桂附地黄丸益火生土，加麦冬、童便，虑温热之味引动心相之火，用心良苦矣！

抽　搐

孙左，句容。

曲运神机，劳伤于心。矜持志节，劳伤乎肾。思谋夺虑，劳伤乎肝。恙由劳心耗肾，肾不养肝，肝风振动，抽搐惊恐，心虚胆怯，触则酸楚无力，胸肋气胀不爽。肝气循乎两胁，脾络布于胸中。肝脾肾亏，气乏依附，游无定所，否象有诸。释拟涤虑怡悦畅怀，心得太和之气，恙自泰然。否则防延增剧，是否，高明斟酌。

西洋参钱半，粳米炒　远志肉一钱二分　白归身钱半　法半夏钱半　抱茯神三钱　熟枣仁二钱　杭白芍钱半，柴胡拌炒　莲子肉十粒　於白术钱半，蜜蒸　生甘草五分　广橘皮一钱二分　小红枣五枚

肺主皮毛，玄府疏而易感风邪，喉痒微咳，鼻流涕。从参苏饮、玉屏风加减，以治标病。

西党参三钱　炒枳壳八分　生黄芪钱半　白桔梗钱半，蜜炙　老苏梗钱半　法半夏钱半　青防风钱半　薄生姜一片　广陈皮一钱二分　炙甘草五分　白

云苓二钱　小红枣三枚

胸中阳气如离照当空，旷然无外，清虚之所，地气上升，否卦有诸，胀痛无定，或有或无，如浮云之过太虚。理当上病治下，摄纳肝肾。现兼感风未清，姑从标本合治。

野於术二钱，米炒　杏仁泥三钱　法半夏钱半　老苏梗钱半，蜜炙　西党参三钱　薄橘红钱半　白桔梗一钱，蜜炙　煨老姜一片　云茯苓三钱　白蔻壳五分，蜜炙　炙甘草五分　小红枣三枚

水之精为志，火之精为神。心藏者神，肾藏者志。心劳神损，肾劳精损。神志久虚，虚气不纳，胀痛无定。服药以来，标病已解，胀痛较平。释拟畅怀珍摄乃耳，应手为吉。

潞党参三钱　远志肉三钱　广陈皮钱半　大白芍三钱，肉桂三分拌炒　於白术三钱，米炒　熟枣仁三钱　法半夏钱半　桂圆肉五枚　云茯神三钱　白归身三钱　煨老姜一片

恙缘鄙见前方已申。服药以来，胀痛已平，精神较振。精生气，气生神。精气神为人生之三宝。先天乃立命之根基。仙经云：毋劳尔神，毋摇尔精，毋俾尔思虑营营。

熟地五钱，沉香炒　炙甘草五分　法半夏钱半　白云苓三钱　远志肉一钱二分　当归身三钱　煨生姜一片　於冬术三钱　酸枣仁三钱　福橘皮钱半　桂圆肉三枚

心为君主之官，神明出焉。肾为作强之官，伎巧出焉。精神藏于坎府，运用应乎离宫。《文选》云：石蕴玉而山辉，水含珠而川媚。悟得葆精之道，即是长

生之宝筏也。姑拟丸方，候政高明。

真人参一两　於白术三两　远志肉一两　广陈皮一两五钱　云茯神三两　粉甘草五分　酸枣仁三两　法半夏二两　大熟地五两　柏子霜一两　上燕窝二两　当归身三两

以上各药，拣选精品，遵古炮制，均为细末，用大有黄芪四两、肥玉竹八两、大橘皮八两、龙眼肉八两，熬膏和丸，如梧桐子大，每服四钱，开水送下。

按：平时曲运神机，矜持志节，耗伤心营肾液，水不涵木，掀动肝风，遂有抽搐惊恐，心虚胆怯之作，肝风内动，胆火随之，亦势所必然。肝足厥阴之脉循乎两胁，足太阴脾脉布于胸中，肝脾未能和谐，胸胁气胀不舒。以归芍六君子汤悦脾柔肝，加远志、枣仁、莲子养心怡神，用意周密。二诊气虚卫疏，触冒风邪，鼻流清涕，喉痒作咳，虚体受邪，以参苏饮、玉屏风为治，托邪外达。无如肺受风邪，引动地之湿气，上腾清虚之所，胀痛游移无定，取杏苏散、二陈、四君子三方复合为治。果然四诊神完气足，守黑归脾、二陈复合之法，更以丸方缓图，以竟全功。

肺　痿

李左，苏州，甲寅四月十八日诊。

少阴循喉，厥阴绕咽。龙火起于肾，雷火起于肝。肝肾阴亏，龙雷不藏，浮越于上，咽喉溃烂，饮食难进，咳嗽气喘，痰涎频吐，曾带多红，喑哑痰嘶，肺痿已著。近又心嘈、胸闷、便溏，脾胃又损，损怯所忌，时值暑令炎蒸。慎防增剧之虑，速屏尘清，洗心涤虑静养工夫，或可冀有生机。舍此法谋，徒凭药饵，恐无济也。何必乃耳？姑拟导龙入海之法。否然，望其高明斟酌。

清，或是俗，另案中有此句，乃尘襟也。雪又记。

九蒸大熟地一两　怀山药五钱　山萸肉三钱　熟附子八分　粳米炒麦冬三钱　福泽泻二钱　怀牛膝三钱　童便一杯，冲　蜜炙五味子八分　白茯苓三钱

按：肺痿是火灼金伤之证，病至咽喉溃烂，咳喘痰红喑哑，上源枯槁显然，复见胸闷便溏，已犯上损及中之戒。恰值炎暑交蒸，生理索然。此老以麦味地黄汤加附子八分，童便一杯冲服。冀其导龙入海，嘱其洗心涤虑，以期万一之望，未识能够如愿否。

周左，京口

心脉系舌本，脾脉连舌本，少阴循喉咙夹舌本。太阴不营舌络，机窍不灵，舌强语蹇。阳明之脉循乎面鼻外夹口环唇，口眼㖞斜，此内风内湿扰入阳明之络中虚，太阴脾络不和。现在午火司权，太阴湿土司天，未能骤补之理。

云茯苓三钱　白蒺藜三钱，制　生於术三钱　黑芝麻三钱　化橘红一钱二分　半夏粉二钱　肥玉竹二钱　淡竹茹二钱　白僵蚕二钱，米泔水浸炒　炙甘草五分　霜桑叶三钱　石决明八钱，先煎　苏合丸半粒，和服

肺　　痿

秦越人谓：上损从阳，下损从阴。过中不治，劳心肾之指膏，水不火，火烁金痿，以致喑哑气粗。左脉洪大无伦，阴与阳槁竭之象；右脉弦大，肺胃中伤，生气去矣。一水能济五火，肾水也。一金能行诸气，肺金也。肺痿不能下荫于肾，肾虚子盗母气。咳嗽烦冤者，肾气之逆也。鼻扇舌燥，五液俱耗，因于气为肿，四维相代，阳气乃损，如油昼灯残，仙丹无济矣。勉立一方，尽人心耳。

此数字殊费解，余意揣之，当是脂膏之误耳。水不济火，其间脱去一济字，是否候酌。门雪记。

昼（晝）乃尽（盡也。雪又记。

真人参八分，另炖，和　白沙参五钱　大生地八钱　孩儿参五钱　白桔梗五钱　麦冬肉二钱

外以肥猪肤二两、霉干菜二钱、新鸡子二枚，三味煎汤代水。

按：劳心肾之脂膏，水不济火，火铄金痿，言其病机；喑哑气粗，左脉洪大无伦，阴与阳槁竭之象，右脉弦大，肺胃中伤，生气去矣，言其病象。肾虚子盗母气，咳嗽烦冤者，肾气之逆也。鼻扇舌燥，五液损耗，因于气为肿，四维相代，阳气乃损，均是肺痿濒危之象。方用人参、沙参、孩儿参、麦冬、生地、桔梗，外以肥猪肤、霉干菜、新鸡子煎汤代水，聊尽人事之谋。《内经》有"病已成而后药之，犹渴而穿井，斗而铸锥，不亦晚乎"之训，更何论此危殆重症耳。

郑左

气虚中满，胀至缺盆，肚大脐突，青筋暴露，囊大腿肿，动则喘嗽，两脉俱弦，食不运行，土虚湿困。金匮肾气等法，皆在理路。但土虚木旺则为贼胀，无克制之灾。肺为水之上源，肾为水之本，膀胱为水之标。标本俱病，病势极矣。当以五苓开太阳，以走湿邪。书云：治湿不利小水，非其治也。

福橘络钱半　飞滑石四钱　白茯苓八钱　建泽泻三钱　土炒白术五钱　肉桂心四分　青防风钱半　炒苡仁三钱　川羌活八分　结猪苓钱半　生熟冬瓜子各五钱

脉症俱著，前方兹不复赘。惟清浊混淆，难以骤除。再拟东垣先生之法，以观进退。

酒炒当归三钱　潞党参五钱　新会皮一钱二分　太子参三钱　水炒柴胡五分　於白术五钱　生甘草三分　血琥珀末五分　醋炒升麻三分　冬瓜子五钱

咳　血

李左，京口。

天下无逆流之水，由乎风也。人身无倒行之血，由乎气也。气有余便是火，火不升血不上，络不伤血不出。咳血与呕血不同，咳血者脏血也，呕血者腑血也。腑血易治，脏血难疗。咳血八朝，计有数盂，昏有数次，左脉空芤无力，右脉浮数无神。此心火、肝火上炎之虑，慎防肋胀血涌之脱。速屏尘襟，清心静养，惟望血止食增，庶可望有生机。管见是否，明哲正之。

乌犀角藕汁磨，五分　云茯苓三钱　福泽泻盐水炒，二钱　煅花蕊石研，三钱　大生地酒炒，八钱　茜草根钱半　怀牛膝盐水炒，三钱　鲜地藕五钱　杭白芍酒炒，三钱　大麦冬米炒，三钱　粉丹皮酒炒，三钱　童便一杯，冲

据云服药以来，热退血止，饮食颇佳，乃转机也。觉有凉气上升，中央不健之象。姑拟健脾和胃。冬至阳升，尤宜善调，否防复萌之患，虑之。

人参五分　大熟地四钱　炙甘草五分　炮姜炭三分　白茯苓三钱　土炒杭白芍二钱　新会皮钱半　鲜藕节三枚　米炒於白术三钱　小红枣三枚

咳血涌溢，症势甚险。幸服药以来，咳血已止，饮食日增，乃佳兆也。咳嗽痰红上乏，午后虚热未清，夜卧不沉，神虚易惊，阴亏血损，难以骤复，必须安神静养，饮食培调，庶可云吉。仍仿复举之虑。

乏乃泛也，仿乃防也。门雪记。

真人参五分　炙甘草五分　当归身三钱　新会皮钱半　云茯神三钱　大熟地四钱　远志肉八分　广木香五分　米炒甜冬术三钱　大生地三钱　炒枣仁三钱　炮姜炭三分　鲜白藕二两　小红枣三枚

按：咳血八朝，计有数盂，昏厥数次，左脉空芤无力，右

脉浮数无神，君火引动相火上炎，娇脏受灼，阴络受伤，咳血盈盆，势颇凶险。亟用乌犀角五分（藕汁磨冲），重用大生地八钱（酒炒），丹皮、杭白芍各三钱（酒炒），此乃《千金》犀角地黄汤之制，用治热病，邪入心包及吐、衄、崩、漏诸血证，有药到病除之妙。花蕊石味酸涩，入厥阴经血分，能化血为水；鲜莲藕入足太阳血分，去瘀血，解热毒；茜草根入心、肝、肾、心包四经，凉血行血，治妇人崩中下血，月经不止（一名藘茹，《内经》有四乌鲗骨一藘茹丸，以治经闭）。三者联袂而用，去瘀血而生新血。麦冬味甘凉，养血生津，滋水之上源而养胃液；茯苓宁心安神，叶天士治吐衄诸血证，必用茯神；怀牛膝、泽泻、童便引血下行。童便治吐血乃民间所习用。服药而后，热退血止，饮食颇佳，颇获良效。惟觉凉气上升，盖方中诸药，性多寒凉，有碍中运，用四君子加炮姜砥柱中流，熟地、白芍养营敛阴。三诊咳血虽止，痰多上泛，午后虚热，寐不深沉。盖血去太多，虚焰上浮耳。前途未许乐观，仿黑归脾方意以杜后患。治此等重险危症，医者虽指挥若定，更须叮嘱病者眷属，切忌张皇失措，使病者心绪不宁。

类　中

张左，丹阳。

经以三阴三阳发病为偏枯易痿，四肢不举。三阳发病偏于左，三阴发病偏于右。右肢偏痿，舌强言謇，口喎于右，神忽耆卧，左脉小，右脉大。肾水不能涵养肝木，木动风生。脾营不能滋养四肢，偏于右本当地黄饮之。而现今湿痰不能运化，无如素体气分太虚。姑拟参附六君加味，但年近古稀，风烛草霜，堪可虑耳。方候高明裁之。

耆乃嗜之误也。饮下少一治字。雪记。（饮下尚少一子，方可句读。屏识）

真人参八分　白茯神三钱　熟附子五分　石菖蒲五分　於白术三钱　粉甘草五分　化橘红钱半　生姜汁一匙，冲　远志肉一钱二分　制半夏钱半据云恙原，服药后神识稍清，舌苔和而未灵，肢动乏力，饮食亦照如常，大便未通，小溲色黄。阴亏气弱，营卫津液未能灌溉。原方加减，候政。

老山人参五分　远志肉一钱二分　怀牛膝三钱　黑芝麻五钱　云茯神三钱　酒炒淡苁蓉三钱　薄橘红钱半　川白蜜三钱　大熟地四钱，附子五分代水炒　当归身三钱　制半夏钱半　生姜汁一匙，冲

按：类中之根萌，不离风火痰三者为患也。此例想是素禀肥胖痰湿之体，病由水不涵木，木动风生而起。舌强言謇，口㖞于右，右肢偏瘫，脉左小而右大，经所谓"有诸内而形诸外"是矣。无如痰湿壅盛，体气太虚，选方以参附六君加味，固其根本。所幸者，服药之后，神识稍清，舌体稍和，效机在望。惟大便未通，小溲色黄，渐露营阴不足端倪，仍守人参、茯神以固根本，重用熟地、苁蓉、归身、牛膝、白蜜滋营阴而养肝肾，借半夏、橘红、远志、姜汁涤痰涎而利机窍，妙在巧用五分附子，稍逗微阳，一扫痰涎之窝巢欤！

周左，福建

心为主宰，肾为根本。心之所藏者神，肾之所藏者志。劳心倍于劳肾。经曰：静则神藏，动则消亡。乐恬淡之能，守虚无之气。心胸以上，乃空灵之所，如离照当空，旷然无外。心为根，肾为蒂，蛰藏用事，又将行初之气，当迎机助力。

真人参五分　大熟地一两　明天冬三钱

类　中

张右，宜兴。

始因心脾受风，舌强难语，蔓延耳聋，不省人事，二便不知，两手发颤，夜热出汗，面色呆钝，精神迷惑，神志不灵。心脾肾三经之病，七情郁结之伤。症

延半载有余，非朝夕可能见效也。

西党参三钱　远志肉一钱二分　肥玉竹三钱　半夏粉二钱　云茯神三钱　生熟枣仁各二钱　粉甘草五分　生白芍三钱　於白术三钱　白归身三钱　夜交藤三钱　桂圆肉二钱

心为万物之灵，主乎神也；肾为万物之巧，主乎精也。遗尿遗屎，二便不知。书云：脏气绝而难以治之。自服药以来，神精稍起，面色稍和，手颤汗热嘴动俱平，脉象沉小而滑。此七情郁结不达之病，怕来痴呆之虑也。

心为万物之灵，主乎神也；肾为万物之巧，主乎精也。二语甚不妥当，当酌改之。雪记。（愚意改为：人为万物之灵，心所主宰；肾为先天之至巧，主乎精也。未知然否。屏识）

精，应是情之误也。门雪记。

西党参三钱　当归身三钱　粉甘草五分　首乌藤三钱　白茯神三钱　白蒺藜三钱，鸡子油炒　熟枣仁三钱　桂圆肉二钱　远志肉八分　於白术三钱　广木香五分

脉沉稍起，有滑数之象。舌可伸而尖赤。郁结化火生痰，二便未能通行。拟以泻心之法，宣畅阳明之治。

真川连四分　生甘草三分　淡黄芩一钱二分　鲜竹沥二钱　淡干姜六分　薄橘红一钱二分　半夏粉钱半　生姜汁二匙，冲　西党参二钱　小枳实五分

恙缘前方申说。服药以来，神情面色俱皆稍活，手颤口动已宁，溺管红，尚有哼声，二便未知，饮食如常。以调厥少，交通心肾，佐以宁神豁痰之法。仍防痰入心包之虑。

西党参三钱　酸枣仁三钱　化橘红钱半　小枳实八分　云茯神三钱　远志肉一钱二分　半夏粉钱半　鲜竹茹二钱　大熟地三钱　生甘草四分　广木香八分　青橄榄三枚，扑

按：病之初始，舌强难言，终非善候，渐次耳失聪颖，人事不省，二便自遗，表情木然，神识迷离，心脾肾三脏俱病，类中之象毕具。病延半载，深以为虑。选归芍六君加远志、枣仁、玉竹、龙眼为治，属意心脾两脏。服药而后，面容神情渐有起色，手颤嘴动俱平，热退汗敛，脉象沉小而滑，效机已殊，续方守归脾原意出入。三诊脉沉稍起而有滑数之象，舌可伸而尖见赤，二便不通，郁火化痰，易辙甘草泻心汤加竹沥、姜汁、枳实为治，清火涤痰。四诊手颤口动已平，神情面色皆稍灵活，终以豁痰宁神、交运心肾之法以善其后。此等险恶危急之病，胸有成竹，层次井然，岂常人所能取效哉！

蓐　劳

周右，丹徒。

产近三月，恙逾六旬，咳嗽痰多，甚则呕吐水食，乍寒乍热，晏早不一，往来不定，食少汗多，口不甘味。中伤于肺，气血肉亏。气虚生寒，血虚生热。阳虚自汗，阴虚盗汗。先哲云：产后百脉空虚，非大补气血为主。诸症以末治之。但胃为卫之本，脾乃营之源。酌以补土生金，养气血，化虚邪，戒烦劳，慎起居，珍摄善调，庶可向安。否则难免蓐劳损怯之虑。鄙见然否，高明正之。

肉，乃内也。为主下必增不可二字，文意方通，或当去二字亦妥，以求政之。门雪记。

潞党参三钱　炙甘草五分　醋炒绿升麻四分　川桂枝五分　白茯苓三钱　参贝陈皮钱半　法半夏钱半　醋炒北柴胡八分　米炒於术三钱　大白芍钱半　白归身三钱　蜜炙黄芪三钱　炮姜炭五分　小红枣五枚

前进加味补中益气，颇属安然，诸患微解。奈时值暴寒天气，阳虚不耐夜来独寒，脘腹觉痛。中阳失运，肝胃不和。姑拟建中，佐以和肝胃，以益阳气。

气属阳，阳旺则寒自去矣。然乎否乎，候质明眼正之。

潞党参三钱　炙甘草五分　蜜炙有芪三钱　川桂枝八分　云茯苓三钱　全归身三钱　新会皮钱半　炮姜炭八分　米炒冬术三钱　姜汁制半夏二钱　酒炒白芍二钱　炙升麻四分　南枣三枚　饴糖三钱　煨木香八分

按：产后三月，患逾六旬，咳嗽痰多，乍寒乍热，往来无有定时，汗多食少，甚或食入作吐，中伤肺损，气血二亏显然。产后百脉空虚，昔人早有定论，予补中益气汤培土生金，桂枝汤调和营卫，戒烦劳、慎起居之嘱，可谓无微不至。复诊果然病得安然，值暴寒天气，阳虚不耐夜寒，脘腹受病，守补中益气章法，于桂枝汤中参入理中方意，经方化裁之妙，于此可见一斑。名噪大江南北，岂偶然欤！

许左，清江

脉来虚数而弦，舌前无苔，舌后苔黄。血亏不能养肝，肝虚木来忤土，土虚水精不布，揆度失常，气化为火，液化为痰。肝病善痛，脐左尤甚，更衣则头晕汗多。肝虚阴不敛阳，虚阳上升，已属显然。此痛乃肝肾不足也。补肾养肝，是其法程。以脉症形象，自宜大补阴阳，但舌后半部苔厚而黄，中虚夹痰夹实，暂宜补中化痰之法。否则多酌。

西党参三钱　远志肉一钱二分　江枳实六分　薄橘红二钱　大熟地三钱　酸枣仁二钱　制半夏钱半　枇杷叶三钱，去毛，炙　云茯苓三钱　炙甘草五分

曹左，孟河

不晤兰言，时深渴想，顷奉手函藉稔。二令郎于十八日在晒台之中，忽然跌下，高有数丈，跌伤左腿委阳，流血不止，昏晕不知人事，牙关紧闭。进三黄宝蜡丸，喊叫一声，复

又人事昏迷。所虑者，脏腑气血紊乱，内瘀血壅闭。先拟七厘散救之，再进童便一杯，外以葱韭煎汤熏浴。然，再服汤剂，活血散瘀之法。惟望人事苏醒，方有生机之议。须请伤科医治要紧。

当归尾三钱　大生地五钱　怀牛膝三钱　川生军三钱　川芎一钱二分　桃仁泥三钱　落得打四钱　自然铜三钱　京赤芍钱半　散红花一钱二分　刘寄奴三钱　制乳没各一钱二分　真山羊血一杯，冲　磨入参三七钱半，和

李左，和州

一水能制五火，火之有余，水之不足，火起于下，上冲头面，溲数不固，间发便血，兼患手疡，半载未全，形丰脉小，阴亏气虚，湿热余气不化，时值春动阳升之令，不兴眩晕乃佳。

大生熟地各八钱　明天冬三钱　福泽泻三钱　怀山药三钱　云茯苓三钱　大麦冬三钱　山萸肉三钱　生甘草五分　白茯神三钱　西洋参三钱　粉丹皮三钱　青盐三分

夫人身之阴阳之论，阴者血也，阳者气也，惟阴难成而易亏，惟阳难长而易虚。古哲明训，补阴不易，补阳尤难，阴亏阳虚，最难调养，必须阴阳双培。乃进二冬二地合六味地黄增味之意，取三补三泻之性，补阴精之不足，平阳气之不调，使阴平阳秘之功，以营卫双疗之法。仍依前方加味进步，望其应手乃佳。

大生地八钱　明天冬三钱　福泽泻三钱　怀山药三钱　大熟地八钱　大麦冬三钱　云茯苓三钱　山萸肉三钱　西洋参三钱　粉丹皮三钱　金石斛三钱　霜桑叶三钱　桂圆肉三钱　干荷蒂三个

照前方加味合丸，以丸代煎，徐徐调治，慎之慎之。

米炒西洋参四两　朱染白茯神三两　盐水炒福泽泻三两　蜜炙粉甘草三钱　上燕根三两，去毛，烘脆　五味子三钱，去核，蜜炙　粉丹皮二两，米泔水泡　湘莲子二两，去心　云茯苓四两，人乳拌　怀山药四两，去须炒　红萸肉三两，去核，蜜炙　霜

桑叶三两，去筋

以上各药，须拣道地精品，遵法炮制，均研细末，用大生地二两、大熟地二两、明天冬二两、大麦冬二两、钗石斛二两、肥玉竹二两，熬膏和丸，如梧桐子大，每早青盐冲汤送服丸药三钱。

周左，金坛

旧患肠风血痢，读书劳倦即发，发则腹痛下血，血下痛止，延今十有余载，医治罔效。去夏五月，面麻如有游丝，服药亦未见效。客冬以来，又因抑郁忧伤，今春麻发遍体，足趾尤重。经以麻属气虚，木属血聚，兼之湿痰不运，尊恙血虚气弱，以致络脉不和，血不荣筋，慎防高发之虑。暂宜归脾六君合用。然否，高明裁正。

潞党参三钱　苡仁炒冬白术三钱　全当归三钱　福橘络一钱二分　白茯神三钱　酒炒生黄芪三钱　炙甘草五分　熟枣仁三钱　远志肉一钱二分　鳝鱼血炒丝瓜络三钱　块泽泻钱半　法半夏二钱　酒炒桑枝三钱　小红枣三枚

贺左，丹阳

脑为髓之海，鼻为肺之窍。胆热升于脑，以致辛頞鼻渊。数年以来，左鼻孔内作燥，浊涕频流不止，结块多而且大，逾冬则发，交冬则愈。今春发之尤甚，有时红浓，有时紫血成块，或流鲜血，兼之心烦神倦，头晕目花，乃肝肾阴亏，肺胃风热不化所致。宜上病治下，珍养乃佳。否则多酌。

西洋参五钱　天冬五钱　白茯苓三钱　生甘草八分　麦冬肉五钱　大生地五钱　怀山药三钱　羚羊片钱半　五味子一钱二分　福泽泻二钱　粉丹皮三钱　金石斛三钱　鲜桑叶三钱　白菊花三钱

进潜阳益阴分以养肝肾之品，其势似乎轻减。仍拟原方加味进步。

原方加鲜地藕八钱　鲜白藕汁一杯　梨浆一杯　甘蔗汁

一杯，兑服

案著前方，兹不多赘。服药既效，拟膏代煎，清补为是，应手乃佳。

西洋参三两　天冬肉四两　生甘草一两二钱　鲜桑叶一斤　白沙参四两　麦冬肉四两　福泽泻三两　白茅根二斤　大生地五两　怀山药四两　白菊花四两　青果汁一两二钱　大熟地四两　肥玉竹八两　鲜石斛五钱　鲜白梨三斤　五味子八钱　粉丹皮三两　磨羚羊二钱　白花藕三斤

以上各味，均为切碎，以铜刀用清泉水煎煮数百沸，滤渣取汁，以文武火加白蜜一斤收膏，每早晚开水和服两许。

王左，大港

胆热升于脑，则辛频鼻渊。延今十载，轻重不一。脑曰髓海，鼻曰肺窍。肾阴久虚，肺胃不展，风热不化，病久根深，虑难骏效。

猪胆汁炒柴胡一钱二分　荆芥穗一钱二分　炒大生地五钱，酒炒　川芎一钱　猪胆铸汁炒藿香钱半　辛夷头一钱，去毛　当归须三钱　薄荷叶八分　蜜炙桑叶二钱　西党参三钱　生甘草五分　香白芷一钱二分

殷左，合肥

人迎脉大，气口脉滑，中部沉弦。情怀抑郁，气逆于中，肝郁心慌不畅，木犯中宫，气不冲和，机关蹇利，痰饮作阻，食道难以通行。七情伤其内，六淫感于外，标本皆病。六淫标病易治，七情本病难疗。思则气结，忧则气耗。土虚木旺则为贼，能无克制之灾。水升火降则为和，赖黄婆以撮合，乃有欢欣之举。心胃不安，中无太和之气，必得怡悦开怀，冀其结解乃佳。先以标本合治，再拟养心安中、和胃调气为是。否则多酌。

蜜炙升麻四分　西党参三钱　全当归二钱　福橘皮钱半　蜜炙柴胡八分　炙黄芪钱半　冬白术二钱　生甘草五分　霞天曲三钱　地栗汁一杯，冲入

接来恙原，初六日晚服药，吐痰吐药两口，夜间虽得睡卧，不无神思恍惚。此心肾不交，胃不调和。五更时进米汤、大菜汤，安然如故。日昨服药半小碗，米汤二三碗，觉宽，气机流走，由喉自腹，响动有声，但未能十分开畅。六淫标病易治，七情本病难疗。仍以原方加减，望其解郁畅怀，心和气舒，吉人庶可天相矣。

蜜炙升麻四分　西党参三钱　霞天曲三钱　生甘草五分　蜜炙柴胡八分　炙黄芪钱半　福橘皮钱半　生熟谷芽各二钱　全当归三钱　冬白术二钱　大荸荠三枚

王左，凤阳

肝肾素虚，常多便溏。客秋忽泻，继而便血痢，每昼夜六七次。服阴八味，痢势虽减，血黏不已，先后不一，肠鸣气虚，湿热不化。暴痢宜清宜逐，久痢宜温宜补。法拟理中合补中意，不延休息肿满乃佳耳。

潞党参三钱　炙甘草五分　醋炒柴胡一钱　煨木香八分　云茯苓四钱　炒当归三钱　炒白芍三钱　炮姜炭八分　炒冬术三钱　醋炒升麻五分　新会皮钱半　川红曲一钱

服药二剂，瘀血虽止，肝肾气虚难以骤复。原方加蜜炙大有黄芪三钱。

脾主清阳，上升则健；胃司浊阴，下降则和。进理中补中之品，血痢已止，肠鸣颇定，肝肾气虚焉能骤复。经云：损其脾胃，调其饮食，适其寒温。循法善调，康豫乃佳。否则仍防复举之虑。多酌明裁。

潞党参三钱　醋炒升麻五分　广陈皮二钱　全当归三钱　云茯苓三钱　醋炒柴胡一钱　大白芍三钱　煨木香八分　炙甘草五分　枳实炒白术三钱　芡实粉三钱　湘莲子三钱　炮姜炭四分　小红枣三枚

经以清气在下，则生飧泄；浊气在上，则生䐜胀。进东垣先生之法，瘀血已止，肠鸣颇平，气虚一时难以骤复，务须节食慎调，庶可望其渐康。否防复萌之虑。

每早进水泛资生丸三钱。

潞党参三钱　枳实炒於术四钱　土炒当归三钱　炮姜炭八分　白茯苓五钱　醋炒柴胡一钱　广木香八分　湘莲子三钱　炙甘草五分　醋炒升麻五分　新会皮二钱

恙缘管见前方经以奉申。而血痢每月无休无息，肿满已见，幸而服药以来，血痢虽止，但脾胃之亏非朝夕所能复也。姑拟丸饵代煎，以缓缓调理，不致复举之虑，庶可望其全吉。

土炒潞党参三两　土炒归身三两　土炒白芍三两　面煨木香四钱　人乳拌云苓四两　醋炒柴胡八分　蜜炙升麻五钱　盐水炒橘皮一两　枳实炒冬术三两　醋炒升麻五钱　蜜炙黄芪三两　去心莲子三两

上药共研细末，用荷叶包陈仓米煎汤，叠丸如梧桐子大，姜枣汤服三钱。

张左，无锡

阴络伤则血内溢。素有痔患便血，每逢秋令举发。今夏忽然尿血，日渐增剧，以致阴亏气虚，湿热不化。现又脾胃交伤，食少面黄，兼之年经花甲，延之防增肿满之虞。多酌明裁，勿懈。

大生地四钱　土炒当归三钱　藕汁炒白术三钱　粉丹皮二钱　大熟地四钱　醋炒升麻五分　盐水炒泽泻二钱　炒冬瓜子三钱　白云苓三钱　醋炒柴胡一钱　土炒怀山药四钱　炒苡仁三钱

诸液混浊，皆属于湿。湿热伤阴，心相火旺，尿血变为淋痛，延今十余日，小便痛如刀割。进补阴益气合阴八味加减服之，痛淋稀缓，奈年过六旬以外，大非所善。先宜急则治其标，缓则治其本。暂拟八正合掺阴八味，候血止痛平，再议调养。是否，政之。

盐水炒生地八钱　孩儿参三钱　川瞿麦三钱　甘草梢一钱二分　盐水炒川柏一钱二分　怀山药三钱　川萹蓄三钱

细木通一钱二分　囫囵滑石三钱　粉丹皮二钱　赤茯苓三钱　车前子四钱　猪外肾一具　入食盐三分

胡左，苏州

咳为肺病，呕为胃病。脉来沉滑而数，气郁痰结于上，肺胃风热不展，中气亦虚，肝胆之气上升。所服之药，皆在理路。冬令脉沉，是主脉也。脉滑数者，气化为火，液化为痰，痰化为热，热化为风。法宜人参苏杏温胆合掺之治，舒其肺胃，和其厥少，候气平痰顺则自愈矣。

真人参七分　杏仁泥三钱　小枳实二分　白茯苓三钱　老苏梗钱半　法半夏二钱　淡竹茹一钱二分　薄橘红二钱

今岁厥阴风木司天，少阳相火在泉。眉棱骨得唠则痛，风木扰犯阳明，气痰作阻，升之不透，痰郁不舒。仍拟温胆合苏杏之法。

西党参三钱　老苏梗钱半　江枳实八分　白茯苓三钱　於白术三钱　杏仁泥三钱　淡竹茹二钱　生甘草三分　孩儿参四钱　钩藤钩二钱　制半夏二钱　化橘红二钱

陈左，福建

年逾三二，客冬感受寒凉，左肋气痛，积寒犯胃，呕吐胀痛不安。今春不已，吐之饮食酸水，少腹气攻带动肝肾之气上冲，湿热停饮不化，或结或舒，加之小便不畅，溲赤而红，此关格已著之象，病势已深，虑难奏捷。姑拟霞天五苓二陈法，服之得效，乃有生机。多酌明眼，勿误。

川桂木一钱二分　福泽泻三钱　制半夏二钱　生橘红二钱　炒冬术三钱　赤茯苓三钱　生甘草四分　飞滑石三钱　霞天曲三钱　猪苓三钱　煨生姜三片　红砂糖三钱

进霞天五苓二陈之法，已服三剂。左胁气痛稍平，呕吐已止，精神觉得渐爽，惟两乳及膻中时时作胀。此肝逆未宁，气机向未舒畅。既获效机，仍原方加减进步。

川桂木一钱　冬瓜子三钱　结猪苓三钱　化橘红钱半

炒冬术三钱　上沉香八分　白茯苓三钱　法半夏钱半　霞天曲三钱　小青皮一钱二分　嫩姜渣八分　饴糖三钱

接进霞天二陈五苓法，幸喜诸患皆平。初七日晚刻，忽然复发，呕吐异常，吞酸嘈杂，胸肋不爽，酸水痰涎并见，小溲赤红，仍然不利。中宫痰饮停聚不宣，下焦湿热相抟不化，六脉沉弦而滑，深可虑也。法拟苓桂术甘合左金之法，以观进退，应手乃为佳兆。

白茯苓三钱　炙甘草五分　淡干姜八分　贡沉香八分　安桂心八分　炒吴萸一钱二分　炒半夏二钱　点红椒十粒　炒冬术三钱　炒川连四分　宣木瓜钱半

吴左，高邮

始因肝郁不舒，满面灰黑，胸中嘈杂，不寐，膊腿酸楚无力，阳虚火升，头目眩晕，如坐舟中。今春服人参再造丸，始知大补真元，谁知诸恙较前尤甚，心烦，寤而不寐，嘈杂更甚。阳虚自汗，中虚气弱，肝不条达。法拟养心安中，和肝调胃，营卫双疗，得效乃吉。慎勿烦劳，劳则伤神，烦则耗气伤血。经云：动则生火，静则生水。火平水静，则自安矣。

西党参三钱　大白芍三钱　远志肉一钱二分　女贞子三钱　白归身三钱　云茯苓三钱　羚羊片一钱　酸枣仁三钱　旱莲草三钱　炙甘草八分　鲜石斛三钱　鲜桑叶三钱　桂圆肉三钱　糯稻根须三钱

心之所藏者神，肾之所藏者精。火升则眩晕，火降则遗泄。坎离不济，天地不泰，否卦见矣。心肾不交，寤而不寐，营卫不和，心悸怔忡。阴虚盗汗，阳虚自汗。阳属腑气，主外卫；阴属脏真，主乎内营。总之，阴阳双亏，难以双培。议以十全养荣合鸡子阿胶增味之治。十全养荣，取其气血并补之意；阿胶以益阴分，养心肾；鸡子以混元一气，血肉有情，以其情而补其形。然而，有情精血既伤，以无情草木培补，徒赖药饵，何必乃耳。为人生若能保守真元不泄，虽不能延年益寿，庶可却病保身乎。

西党参五钱　炙甘草一钱二分　生熟地各五钱　五味子一钱二分　云茯苓五钱　白归身三钱　远志肉一钱二分　清阿胶三钱　冬白术三钱　杭白芍三钱　酸枣仁三钱　蜜炙黄芪三钱　新鸡子一枚　桂圆肉二钱　浮小麦五钱

呕吐　呃逆　恶露

熊右，本城。

经以中阳胃败，气痰交阻，则生呕逆。加之产后血去太多，胎下恶露未净，气血紊乱不调。营出中焦，资生于胃。胃中空虚，虚不能补，生意由此败矣。胃不冲和，大事难允。所服之方，皆在理路。病势已深，虑难有效，勉以生化安胃安中，益气破瘀法救之。望其得效，再议生机。否防骤起风波之虑。多酌，高明视之要紧。

允，应是免字。门雪记。

全当归三钱　红糖炒山楂三钱　益母膏二钱　炮姜炭八分　川芎一钱二分　炙甘草四分　福橘皮一钱五分　童便一杯　桃仁泥一钱五分　生熟刀豆子二一粒　荷叶包老米八钱　红砂糖三钱

据来恙缘，进前之方，呕吐虽止，呃逆已平，咳嗽渐减，惟言语不清，乃心营不足之至。口舌生糜，舌底两傍亦生泡点，其色紫赤，幸而不痛。左腿膊有时冷至大腿膀，四肢发凉者，气分不足也。仍以原方加减治之。

白归身二钱　山豆根一钱二分　炙甘草八分　杏仁泥三钱　大白芍一钱五分　小青皮一钱二分　益母膏二钱　北沙参三钱

按：此案呕吐、呃逆与恶露不净并见，上为中阳不足，土虚木横，痰气交阻，下则产后血去太多，恶露不净，二者相权取其急。血晕之险，迫在眉睫。此老以傅青主生化汤扩充以治，有章有法，精妙绝伦。方中取味辛气温，养血行血之全当归为主帅，辅以行血而不伤新血，养血而不留瘀血之益母草膏，以为主治之核心，佐以上行头目、下行血海之川芎，助当归祛瘀务尽之力；桃仁甘苦性平体润，去滞生新，缓肝急而润肠燥，于产后血失太多、恶露未净者最为相宜。炮姜味辛苦而性热，守而不走，暖心肝祛阴寒而引血归经，于中阳不足，恶露未净之例，最为合拍。老陈米味甘淡，淡养胃气，微甘养脾阴，利小溲而去湿热，与炙草、红糖为伍，稼穑作甘，补中缓急，安抚已受邪之地。生熟刀豆子配福橘皮温中下气，疏理痰气而平呃逆。荷叶味苦性平，升举清阳而散瘀血，伍以红糖炒山楂消积散瘀，破气化痰，于此呕逆、恶露未净者，如合符节。童便咸寒，善消瘀血而疗血晕，以其血去太多，为未雨绸缪之计，防患于未然。复诊固然呕吐止而呃逆平，惟心营不足，虚焰上浮使然，口舌生糜，舌底两旁亦生紫赤泡点，原方制小其剂而善其后。治此等急危病症，举重若轻，足见其于岐黄之学，非一朝一夕可以成就哉！

茅左，京口

肝虚生风，脾虚生湿，气虚生寒。风寒湿三气杂至，合而为痹。痹生于湿，湿串于脾，脾为风抟。初起为斸痹，延今三月未愈。脉不鼓疾，气血大亏。血不养肝，肝不荣筋，肢体握不能动。目下，大气发泄，湿热又将起发，势若贼去城空。心肾不交，目眩头晕，夜来寤而难寐。实症变为虚象，攻补两难。清热耗气，利湿伤阴。宜服二妙地黄丸，此后接服健步虎潜丸。今拟葳蕤汤，下养肝肾，上和阳明，视其进退也。

西党参三钱　远志肉二钱　全当归三钱　广木香一钱二分　白茯神三钱　酸枣仁三钱　肥玉竹五钱　福泽泻三钱　炙黄芪三钱　炙甘草五分　夜交藤三钱　怀牛膝三钱　桑叶筋五钱　忍冬藤三钱　桂圆肉三钱

西党参五钱　炙甘草三钱　川杜仲三两　福泽泻二两　云茯苓四两　怀山药三两　川续断二两　山萸肉三两　冬白

此下是丸方，与上不连也。党参五钱，上下不合，当是五两之误耳。门雪记。

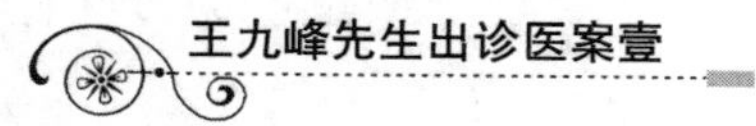

术四两　怀牛膝一两　大熟地四两　粉丹皮二两

上药均研细末，用嫩桑枝一斤、肥玉竹八两，熬膏，加白蜜和丸，每服三钱，开水送下。所忌动风动湿、耗气伤血之物。

韩左，五港洲

上肿为风，下肿为湿。诸湿肿满，皆属于脾。诸痛疮疡，皆属于心。先疮后疟，三日一至，名曰大疟。始因夏伤于暑，秋受于湿，暑湿浸淫，脾肺肾三经之病。肺为水之上源，肾为水之根本，脾胃为水之堤防，膀胱为水之标。中虚不能砥定中流，肺虚不能主持诸气，脾虚纳谷不能运化，标本俱病，殊为可虑。每早服济生肾气丸三钱，午后服十九味资生丸三钱。拟方候正。

西党参三钱　北柴胡八分　块泽泻二钱　大腹皮钱半　赤茯苓三钱　绿升麻四分　白当归三钱　白蔻壳八分　冬白术三钱　冬瓜子三钱　广橘皮钱半　煨木香八分

引：生姜一片　大枣二枚

进补土和脾，升清降浊，开太阳，利湿于膀胱，乃王道之法，无过于此。惟囊肿腹膨未消，中央失运，饮食少思，午后神疲，脉沉且细，按之无力。病势深沉，多访明眼酌之。

西党参三钱　广木香五分　大腹皮钱半　扁豆皮三钱　白云苓三钱　化橘红一钱五分　干蟾皮一具　五谷虫三钱　於白术五钱　鸡内金二钱　桑白皮三钱　麦芽八钱

王九峰先生出诊医案贰

尾疽

陈左，天中节初诊。

病经多日，阴虚则生内热，阳虚则生外寒。阳属腑气，主乎外卫；阴属脏真，主乎内营。由气血两伤，饮食困顿不香，精神疲倦无力。现今痔漏多时，又生漏管，间或胀坠而痛，粪前粪后带血。上焦本虚，下焦津液又耗，起居维艰，以则神志不宁，更加腰俞以下，尾闾之上，肿则不显，硬而不坚，症名尾疽，疼痛难忍。恙处乃肾脉经行之路，要害之区，患难急效。今拟补中益气加减之法，候其有效，再议进步可也。

西党参五钱　云茯苓三钱　炒柴胡八分　炒黄芩钱半　炙黄芪三钱　当归身三钱　福泽泻钱半　新会皮五分　冬白术三钱　绿升麻五分　炙甘草五分　制首乌一两五钱，代水

肺移热于大肠，相为表里。病久气虚，裂肛下坠而痛。下焦之津液为火热所耗，大便结燥，解则不能得便，血行不止，疼痛似如刀割。痛则不通，通则不痛。症属热湿火三合而成，名曰血痔之患。法宜泻火通利，祛湿养阴。外用膏散，以定痛也。

当归尾三钱　川生军三钱　肥知母三钱　地榆炭三钱　京赤芍二钱　生黄芩二钱　川黄柏二钱　槐

花炭三钱　大生地八钱　福泽泻二钱　生粉草一钱二分　黑山栀三钱

按：平昔操劳思虑太过，心脾不足，血气两伤，饮食困顿，神疲肢懈，中气下陷，血虚营热，移热大肠，痔漏多时，又生漏管，间或胀坠而痛，便前便后带血，津血伤之又伤，血不养心，神驰不敛，漏管胀坠又痛，神志岂能宁静，更有甚者，腰俞之下，尾闾之上，又患尾疽，肿硬疼痛难忍，犹如雪上加霜，病上添病，患处又是督脉循行部位，难求速效，病名虽属外科，实与劳伤心脾、气血两亏紧密关联。此老高瞻远瞩，从中虚气陷落目，用补中益气汤升举清阳，确是明智之举，加黄芩之苦泄，泻大肠经之热，泽泻渗湿于热下，匠心独运。妙在重用制首乌一两五钱，代水煎药，养血润燥，养血宁神，如将帅布阵，棋高一着矣。无如大便燥结，痔血不止，疼痛如刀切割，亟用生地、归尾、赤芍凉营泄热；山栀、黄芩、知母、黄柏清气血之火；生川军攻逐推荡，泻火解毒，祛瘀生新；槐花、地榆凉血止血，善清大肠之热；泽泻渗湿于热下；生草泻火解毒，甘守津还。此老不独以内科驰誉大江南北，其外科用药，配伍精致，与专业外科者，不相伯仲矣。

溺窍肿痛

阴阳总宗筋之会，而阳明为之长。内有精溺二窍，异出同门。溺窍肿痛，溲便不能，戳刺乃通，皆由湿热伤阴，气火内结为患，兼有忍精为害，心火郁结，相火不畅。每晨服滋肾丸二钱，盐汤送下。

龙胆草八分　大生地八钱　川萹蓄二钱　川牛膝一钱二分　福泽泻三钱　元参心三钱　川瞿麦二钱　赤茯苓三钱　益元散四钱　海金沙一钱二分　细木通八分　白灯心二分

进龙胆泻肝之法，而热势稍平，膀胱之湿热未清，肿痛尚未消平，小溲不能爽利。仍从清利清通，分行小水之法。

大生地八钱　野料豆三钱　生甘草八分　赤茯苓三钱　麦冬肉四钱　龙胆草八分　飞滑石三钱　大泽泻三钱　细木通钱半　黑元参三钱　生山栀三钱　生苡仁四钱　琥珀末八分　竹心廿片　水葱二尺

初十日，加车前子四钱、冬葵子三钱，减龙胆草、野料豆。

按：此老熟读经书，阴阳总宗筋之会，而阳明为之长，内有精溺二窍，异出同门，迥出凡流。溺窍肿痛，溲便不利，一由湿热伤阴，气火内结，一由欲念妄动，忍精不泄，心相火郁而然，每晨服滋肾通关丸盐汤送下，汤方宗龙胆泻肝汤加益元散、海金沙、灯心，引心经之火，从小肠火府而下泄。复诊肿痛尚未清平，小溲未能爽利，用龙胆泻肝汤、导赤散两方互为出入，妙在用水葱二尺为引，别有巧思。

不寐　遗泄

石左，巧月初四日。

左寸动滑，肝脉虚弦，尺部虚大，按之数疾，心肝肾三阴不足。右脉濡滑，气虚有痰。客秋暑热伤阴，阴虚内热。肾不养肝，水不济火，火升于上，水亏于下。下损从阴，上损从阳。心肾不交，肾之阴虚，肝之阳强，不寐多遗。人身三阴难成而易亏，补阴不易，补阳尤难。速当壮水滋木，以镇阳光。

大熟地八两　山萸肉四两　白沙参三两　牡蛎粉五两　云茯苓四两　粉丹皮三两　燕窝根三两　沙苑子三两　怀山药四两　福泽泻三两　甘枸杞二两，盐水炒　五味子一两二钱

上药遵古炮制，均研细末，用桂圆肉八两、贡淡菜三两、麦冬肉三两、夜交藤三两、龟鹿二仙胶各二

两、大福橘三枚，熬膏和丸，如梧桐子大，每服三钱，开水送下。

按：病由客秋暑热伤阴而起，阴虚内热，心肾不交，肾虚肝亢，不寐多遗，经年未瘳，脉左寸动滑，肝脉虚弦，尺脉数疾，心肝肾三阴俱现不足，而右脉濡滑，气虚有痰。方宗参麦地黄丸、龟鹿二仙膏立法，丸以代煎，徐图功效。其于参麦地黄汤中，加燕窝根、沙苑子、甘杞子、五味子金水相生，研为细末，取贡淡菜、桂圆肉、麦冬肉等柔润多汁之品，与龟鹿二仙胶各二两，熬膏和丸，使其润燥得宜，巧妙天成，可谓煞费苦心。

风　温

程左，桃月十六日诊。

风邪蕴伏于肺胃，咳嗽痰结，气不舒畅，舌白头眩，薄暮身表寒热，脉浮滑而紧，咳甚气粗，中焦少畅。法以疏解，延恐增喘之虑。多酌。

信前胡钱半　薄橘红二钱　粉甘草四分　白桔梗一钱二分　青防风钱半　云茯苓一钱二分　老苏梗一钱二分　牛蒡子八分　杏仁泥三钱　法半夏钱半　核桃仁二钱　小葱头三寸

前进杏苏二陈之法，表邪已解，咳嗽未止，痰多舌腻。仍以前方加减。

十七日，加炙苏子一钱二分、大贝母钱半、葶苈子八分、小青皮一钱二分，减去前胡、防风、苏梗、甘草、核桃、葱须、牛蒡子。

按：温邪蕴伏，春时气暖多风，风邪外薄，肺胃受病，咳嗽痰咯不爽，咳甚气粗，薄暮身表寒热。苔白，脉浮滑而紧，肺气失宣显然，治用杏苏二陈汤加防风、前胡、桔梗、牛蒡、葱头，疏风涤痰，法甚可取。复诊风邪虽去，痰热留恋，咳嗽痰多，舌苔尚腻，前方去疏风之品，加苏子、象贝、葶苈、青皮，着意肃肺涤痰，理路清楚，可师可法。

中风

周左，五十一岁，四月初二日诊。

肝阳化风，风扰阳明，风温痰郁内结，忽然口眼㖞斜，头面木木不舒，肢节麻麻，转运不爽，舌强痰涎，言语不清，脉来滑疾。因日前肝木动前，体气虽虚，急则治标，再议治本。虑其暴厥，多质明眼裁之。

前乃萌也。门雪记。

白当归四钱　明天麻三钱　炙僵蚕三钱　制半夏二钱　川芎一钱二分　白附子钱半　细蒺藜三钱　化橘红二钱　云茯苓三钱　川秦艽二钱　川全蝎二个　鲜石菖蒲八分

熏洗方：青防风五钱　全当归五钱　霜桑叶五钱　野菊花三钱　宣木瓜三钱　净蝉衣三钱　煎汤洗浴。

芎归牵正法已服二剂，㖞斜痫症木木已和，脉之滑疾已平，语言未清，肢体转动未爽。阳明风热不清，胞络湿痰未尽，时而眩晕欲倒，间或呕恶欲吐，甚则痰涎随口而流，非所宜也。仍宗前法加减治之。

全当归三钱　薄橘红三钱　白全蝎二个　炙僵蚕三钱　川芎一钱二分　制半夏二钱　炙甘草一钱二分　白蒺藜三钱　白云苓三钱　大秦艽二钱　制天麻二钱　霜桑叶三钱

前方迭进五剂，颇获效机，而诸恙皆和。仍照前法加减，再服三剂，以观进退。

白当归三钱　肥玉竹四钱　炙僵蚕三钱　霜桑叶三钱　大白芍四钱　半夏粉钱半　薄橘红二钱　白菊花三钱　云茯苓三钱　白蒺藜三钱　制天麻二钱

川石斛五钱

服药以来，口眼㖞斜已正，头面木木已和，肢体麻麻已舒，语言已清，脉之滑疾已平，势欲渐复之意。仍宜清养肝肾以平虚阳眩晕，以丸代煎，慢慢调理。慎之！慎之！否防复萌之虑。

当归身四两　明天麻一两五钱　半夏粉二两　白蒺藜四两　杭白芍四两　大胡麻三两，另研入　杜橘红一两　白僵蚕二两　云茯苓三两　炙甘草五钱　制首乌六两　霜桑叶五两

上药遵法炮制，均研细末，用肥玉竹八两、桂圆肉三两、枸杞子三两、甘菊瓣三两、鲜石斛二两、青果膏二两，熬膏和丸，如梧桐子大，每晨开水送服丸药三钱。每晚临卧时外用鸡子十枚，从早至晚，不断火浮起。

生荷蒂三元　桂圆肉三钱　青果肉二枚　淡菜七枚　泡汤服之。

按：风木当令时节，肝阳化风，风扰阳明，痰郁内结，忽然口眼㖞斜，言语不清，舌强流涎，头面木木（木木乃麻木），肢节麻麻，转运不爽，脉来滑疾。急则治标，用全蝎、僵蚕、天麻、白附子、白蒺藜、秦艽搜风通络，半夏、云茯苓、橘红、鲜石菖蒲涤痰开窍，当归、川芎养血柔肝，配伍细致周密，不愧一代名宿；外以防风、全当归、桑叶、野菊花、木瓜、蝉衣煎汤沐浴，舒筋活血。内外相引，取效更捷，果然二剂而应，口眼㖞斜、头皮麻木已和，脉滑疾已平，惟眩晕欲倒，呕恶欲吐，口流痰涎，肢体转动未爽，风痰尚未息化，宗前方迭服五剂，效机已著，再服三剂，口眼㖞斜已正，头皮木木、肢体麻麻诸症均告屏退，语言已清，脉滑疾已平，症势已入坦途。乃取归、芍、胡麻、桑叶、天麻、蒺藜、僵蚕等养血平肝诸品为主，佐以半夏粉、橘红、云茯苓化痰之品，研为细末，巧用玉

竹、杞子、鲜斛、菊花瓣、龙眼肉、青果膏等柔润之品，熬膏和丸。每晨开水送服三钱，取意丸者缓也，徐图功效。临卧时外用鸡子十枚，从早至晚文火煮令浮起，用汤泡生荷蒂三元、桂圆肉三钱、青果肉二枚、淡菜七枚予服，细揣其意，取浊药清投之法，滋液升清，用心良苦。

噎　塞

顾左，午月初一日诊。

脉见中弦而慢，中伤气逆，胃失冲和，机关不利，痰饮阻食，三阳结病已成，殊堪大虑。

西党参三钱　绿升麻三分　白当归三钱　新会皮一钱二分　冬白术三钱，米炒黄　软柴胡八分　炙甘草五分　半夏粉一钱二分　北五味子五分　桂附八味丸三钱，代汤煎药

痰饮作阻，胃失中和，气逆而胀，得嗳方舒。法拟温中理气，以和胃也。防延中满膈症之虑。

酒炒当归三钱　白蔻仁五分　云茯苓三钱　杏仁泥三钱　酒炒香附钱半　法半夏钱半　化橘红钱半　煨木香八分　沉香炒白芍三钱　炒冬瓜子三钱

引：煨姜二片　饴糖三钱

按：噎塞一名噎膈，《素问》以三阳结谓之膈。此案脉见双弦而慢，可见中伤气逆，胃失冲和之用，痰饮阻食，机关不利使然。此老用桂附八味丸代水煎药，取益火生土之意，以饮为阴邪，非温不化也。二诊用酒炒当归、沉香水炒白芍、杏仁泥，取辛以润之也；法半夏、化橘红、茯苓、煨姜温化痰饮；蔻仁、香附、木香开郁结而畅中州；妙在饴糖一味，补中缓急，以顽症久病之躯，徒用辛香以耗气伤中也，是为见病不见人者之戒。

经候不匀

左应作右，四月初三日，经候不匀。

陆左，四月初三日。

肝为血之海，脾为血之源。虚则生风，以致天癸不调，头痛腹鸣泄泻，经行紫黑，或前或后，七载不齐，时而午后寒热，脉象沉弦而滑，按之颇不得神。病郁至阴，宜和肝脾兼理阳明之法。

西党参三钱　米炒冬术三钱　大砂仁一钱二分　制半夏二钱　云茯苓三钱　醋炒香附子钱半　煨木香八分　广陈皮钱半　蒲黄炒阿胶三钱　酒炒当归尾钱半　益母膏三钱，和服　饴糖三钱

初六日，加酒炒白芍三钱、炒条芩钱半，去半夏、砂仁。

初八日，加银柴胡钱半、粉丹皮二钱，去陈皮、饴糖。

按：夫木土为仇，肝为藏血之脏，以血为体，气、火、风为用，肝体不足，肝气有余，营亏木郁，经候不匀，或先或后，病延七年，脾土受制，中流未能砥柱，腹痛肠鸣，脉沉而滑，按之无神。久病之躯，用党参、米炒冬术、云苓、饴糖栽培生气，以治其本；二陈和胃化痰，调畅气机；蒲黄炒阿胶、酒炒归尾、益母膏养肝体以柔肝用，为固本之治。复诊气已调畅，去半夏、砂仁不用；加条芩以清肝热，白芍和营敛阴，以经血紫血而用；初八日加银柴胡、丹皮，其意亦同。

袁左，辰月初二日诊

肝病善痛，脾病善胀。肝气循乎两肋，脾络布于胸中。会厌开合失常，气堵食噎，饮食不思，清浊混淆，胀痛并见，素有便血，多年阴络之伤，湿热郁结，其势甚小，惟噎膈大可虑也。但天地不泰，则否卦见矣。法拟缓中和胃，得效乃佳。

西党参三钱　绿升麻四分　怀山药三钱　新会皮钱半　炒冬术二钱　炒柴胡八分　冬瓜子四钱　法半夏二钱　当归身三钱　炙甘草五分　生姜三片　小红枣三枚

肝为发生之始，脾乃资生之源。肝病实脾，脾病治胃。胃司浊阴，下降则和；脾主清阳，上升则健。纳谷主乎胃，运化主乎脾。脾为生痰之源，胃为贮痰之器。痰之标在乎脾，痰之本在乎肾。肾气通于胃，脾络布于胸。胸胃不宽，则不思饮食，神疲脉小而滑，按之无力，清浊混淆所致。宜东垣先生升清降浊法，佐以调和脾胃之治。

土炒党参三钱　酒炒当归三钱　炒六曲三钱　煨木香八分　土炒冬术三钱　醋炒升麻三分　白蔻仁四分　炒麦芽三钱　连皮赤苓三钱　炒柴胡八分　炒冬瓜子三钱　炒怀山药三钱　荷叶包饭炭五钱　生姜三片　红枣三枚

初八日，加法半夏二钱，减升麻、柴胡。

初九日，加大泽泻二钱、薄橘红钱半，减当归、蔻仁。

初十日，加炒苡仁三钱、湘莲肉三钱，减赤苓、荷叶包饭炭。

宿伤留瘀，咳嗽痰红

季左，午月初八日诊。

始因跌扑伤肝，肋胀蓄瘀，咳嗽痰红，其味腥臭，左乳之傍胀而且痛。客秋调治已痊，今春病又复萌，脉来滑数不静。此余气未清，仍调肺胃，佐以平嗽破瘀之法。

桃仁泥三钱　大白芍钱半　牛蒡子一钱二分　枸杞皮二钱　杏仁泥三钱　大贝母二钱　生甘草五分　炒条芩一钱二分　白桔梗钱半　磨参三七四分　活水芦根一两　梨浆一杯，冲　白茅根八钱　童便一杯，和服

初九日，加麦冬肉三钱、云茯苓三钱，去三七、枸

杞皮。

初十日，加白苏子二钱、法半夏一钱二分，去牛蒡子、黄芩。

咳减痰清，腥臭已解，胸肋胀痛已平，气机未和，肺胃湿热不清，而内伤始终未复。仍防咳增涌血之虑，勿可轻视。

白沙参三钱　白桔梗钱半　京赤芍二钱　生甘草五分　云茯苓三钱　老苏子二钱　蜜冬花钱半，包　大贝母三钱　瓜蒌仁三钱　法半夏钱半　白茅根八钱　童便一杯，冲服

按：病由去岁夏末秋初，跌扑闪挫，瘀伤肝经血络，胁肋胀痛，引及左乳旁胀而且痛，咳嗽痰红，气味腥臭，势非轻可，至秋初调治已痊，今春风木当令，瘀伤咳嗽复萌，脉来滑数不静，势非小可。此老见微知著，用三七、桃仁、童便行瘀活血，牛蒡、桔梗宣畅肺气，条芩、地骨皮以清泻肺热，杏仁、大贝化痰止咳，白芍、甘草酸甘化阴，梨汁、茅根润肺凉血，其尤可玩味者，桃杏仁、活水芦根取千金苇茎汤之半，去痰热而不留瘀血，清轻灵透，势出天然。次日去三七、地骨皮，是见血止热清，加麦冬以润肺金；初十日去牛蒡、黄芩，咳嗽已见轻瘥矣。果然四诊咳减痰清，腥臭已除，胁肋胀痛亦平，症势已入坦途，终以润肺止咳竟功。

王左

脾为资生之本，胃为生化之源。气痰作阻，中宫失运，气响聚散无常，脉来滑疾兼有弦象。调脾胃，理气机，以化痰，是其正法。

西党参三钱　白当归三钱　炒白芍三钱　炒冬瓜子三钱　冬白术三钱　绿升麻四分　制半夏钱半　白檀香八分　炙甘草五分　炒柴胡八分　新会皮一钱二分

服升清降浊之法，胸闷稍开，上下串响稍平，脉之弦滑

稍和。总之,中央不运,脾胃失调。脾主清阳,上升则健;胃司浊阴,下降则和。仍宜前法加减主治。

西党参二钱　绿升麻四分　炙甘草五分　枸杞子三钱　炒白芍二钱　炒柴胡八分　新会皮一钱二分　冬瓜子三钱　炒当归三钱　大熟地三钱　怀山药三钱　小红枣三枚

进补阴益气法,兼养肝肾,胸闷已宽,上下串响已定,脉之弦滑渐和。惟中脘之气尚有升逆,喉间不舒,虚烦少寐,心营不足之至。肝之不足,脾之阴虚。虚则补其母,实则泻其子。肝病实其脾,脾病和其胃。胃和则卧安。拟以养心脾之法。

西党参三钱　远志肉一钱二分　白归身三钱　广木香五分　云茯苓三钱　熟枣仁三钱　甘枸杞三钱　桂圆肉三钱　大熟地五钱　炙甘草五分　北五味五分　生姜一片

前进补阴益气,接服黑归脾法,颇合机宜,胸次上下俱宽,惟腹中不甚舒畅。此清阳不升,浊阴不降。仍依前方略为增易治之,以观进退。是否,多质明眼主裁。

杨左,四月十八日诊

肝郁中伤,肺胃阴亏已久,气机不利,咽中不爽,以致气痰作阻。养肝肾以纳气,是其法程。因胸次不开,气不调达,先以舒肺胃兼和肝郁之法,然后再进前方。

西党参三钱　冬白术二钱　化橘红钱半　枇杷叶三钱,刷毛　云茯苓三钱　粉甘草五分　法半夏钱半　淡竹茹三钱　大地栗三枚　麦冬肉三钱　生姜一片　大枣三枚

十九日,加五味子八分、陈海蜇三钱、小青皮八分。

二十一日,加佛手片钱半、佩兰叶钱半,去姜枣、枇杷叶。

解郁畅中,舒肺胃,理气机化痰法,胸次已开,气未调达。仍以六君子增易治之。

白沙参三钱　粉甘草四分　化橘红钱半　香佩兰钱半　云茯苓三钱　小青皮一钱二分　粉半夏钱半　白蔻壳八分　大贝母二钱　炒白芍二钱　沉香屑八分

恙缘已载前方。前进香蔻六君橘皮竹茹,以及解郁舒

肝、畅中和胃，其势似乎轻减，无如病深药浅，最难骤效。手太阴清肃不行，足阳明乏顺行之气，气痰作阻，以致咽中不爽。肺胃已展气化，养肝肾以纳气归元。十味温胆加减，如法修制，共为细末，外用大麦冬二两、陈海蜇三两、北五味子八钱，熬膏和丸，每服三钱。

丸饵调治以来，阻隔已顺，食道已行，喉中左傍尚有气逆不舒，脱肛向来升提，阳明气虚未复。仍宗补阴益气煎法，加减再服。

西党参三钱　绿升麻四分　当归身三钱　新会皮钱半　大熟地三钱　醋柴胡八分　炙甘草五分　法半夏钱半　怀山药三钱　麦冬肉三钱　生姜二片　小红枣三枚

服十味温胆汤剂合丸法，太阴阳明气道已和，咽喉气阻已爽，脱肛未痊，口舌间或作麻。此心营未足。口乃心之门，言乃心之声，舌乃心之苗。中气未足也。仍拟补阴益气合六味地黄法，以丸代煎。

西党参三两　怀山药三两　福泽泻一两　炒柴胡八钱　大熟地五两　山萸肉二两　炙甘草五钱　绿升麻三钱　云茯苓三两　粉丹皮二两　白当归三两　新会皮一两　半夏粉一两五钱

玉竹膏为丸，如梧桐子大，每服三钱。

眩　晕

江左，五十二岁，壬子桃月初二日诊。

粪前血乃近血，粪后血乃远血也。已历多年，兼有痔患。客春以来，头昏而晕。今夏之间，昏跌在地，房屋视如倾倒，汗出如珠。现在头空眩晕。晕为虚病，昏为实病。太阳筋抽，心悸如铃，闻响即惊，遍身肉瞤筋跳，目花耳鸣，然大呼大叫，两膝酸软，脉来虚而弦。此肝肾阴虚，虚火上炎，木动风生，扰入脑髓之海。肾水亏而不能滋养肝木，龙雷之火有升无降。龙火起于肝，雷火起于肾。法拟育阴平肝，滋养肾水之法。

西洋参二钱　生牡蛎一两　云茯苓三钱　沙苑蒺藜三钱　麦冬肉三钱　石决明一两　大生地八钱　紫河车三钱　五味子八分　肥玉竹五钱　鲜石斛三钱　贡淡菜三钱

初五日，加福泽泻二钱、粉丹皮二钱，去紫河车、五味子。

初六日，加山萸肉五钱、怀山药四钱，去淡菜、沙苑蒺藜。

三月初十日复诊：迭进参麦增味法，虚阳稍平，眩晕稍定，耳鸣自汗皆清。仍宜阴八味增燥，益水之源，制火炎之炽。候水升火降，阴阳调和，则诸风诸火、诸虚百损自然退矣。

八味增燥，燥为损之误。

大熟地八钱　福泽泻三钱　盐水炒知母二钱　生牡蛎八钱　云茯苓四钱　粉丹皮三钱　盐水炒黄柏钱半　石决明八钱　怀山药五钱　红萸肉八钱　鲜石斛三钱　鲜桑叶八钱

进知柏八味合滋阴潜阳法，太阳筋跳、头昏耳鸣俱已清解。惟自汗未能全止，心悸未能平宁，脉象未能宁静。此心营不足之至，虚阳上扰未降。仍宜滋养肝肾，以益水制火，火降水升，清心静养功夫，自臻康吉。

白归身三钱　云茯苓三钱　山茱萸八钱　熟枣仁三钱　杭白芍四钱　福泽泻二钱　柏子霜一钱二分　麦冬肉三钱　西洋参三钱　甘草水洗小草八分　贡淡菜七枚　桂圆肉二钱

十四日，加龟板八钱、羚羊角二钱，去小草、泽泻。

十六日，加鲜首乌八钱、安石斛三钱，去柏子霜、淡菜。

按：宿有痔疾便红，去春风木司令，曾病头昏而晕。今夏火气发泄之际，曾头昏跌地，房屋视如倾倒，汗出如珠，而今头空眩晕，惊悸肉瞤，目花耳鸣，甚或大喊大叫，脉现虚弦，显系肝肾积亏，虚焰上浮，木动风升，扰入脑髓。治以生脉滋水之上源，生地、河车、淡菜峻补真阴，鲜斛、玉竹清养肺胃，使金水相生，化源不绝，此神来之笔，非老手不办；牡蛎、石决咸寒之味，介属潜阳；云苓摄神定惊，用以为使，配伍至善臻妙。二诊去紫河车、五味子，虑其滋腻酸收太过，有碍灵动之机，加丹皮凉肝、泽泻引火下行，亦有巧思。三诊去淡菜、沙苑蒺藜，加山茱萸、山药，使处方更近六味主旨。四诊眩晕稍定，耳鸣自汗轻瘥，以知柏八味益水之源，息火之炽，重用鲜桑叶增其平肝之力。五诊头昏耳鸣、颞额筋掣俱已轻瘥，惟自汗心悸未能弋获，脉象未能宁静，用归身、龙眼肉、白芍以养心血，炒枣仁、柏子霜、小草以宁心神；十六日去淡菜、柏子霜，加鲜首乌、石斛，足见其心悸已宁，取胃药以收全功焉。

舌菌　舌疳　重舌

朱左，四十五岁，戊寅正月二十二日诊。

舌乃心之苗，心脉系舌本，脾脉连舌本，少阴循喉咙夹舌本。舌右紫硬，不耐火灼，脉来沉数，按之颇不宁静。七情不适，暴怒伤阴，久怒伤阳。酒湿化热，水不济火，火炎上亢，水亏下焦。谨防舌菌、舌疳之患。必得清心寡欲，息虑宁神，心肾得太和之气，水升火降，乃有济也。

大生地八钱　元参心四钱　羚羊片钱半　地骨皮五钱　麦冬肉六钱　福泽泻三钱　钗石斛三钱　生

甘草一钱二分　象贝母三钱　粉丹皮二钱　炒槐花钱半　莲子心十四颗　竹叶心廿片

心乃肝之子，肝为心之母。抑郁伤于肝，肝为风木，木能生火，火属于心，心境不畅，郁结不舒，舌右自生紫硬，时干作燥，咽物焮痛。热伤阴分，气伤营分。暴怒伤于肝，久怒伤于气。气久生郁，郁久生痰，痰多生湿，湿痰不结，乃为佳兆。必得怡悦开怀，郁解肝舒为是。原方加减治之。

大生地八钱　枸杞皮五钱　佛手片钱半　大贝母三钱　元参心三钱　山栀皮二钱　钗石斛三钱　羚羊片三钱　小青皮一钱二分　莲心廿粒　竹叶心十四片　青果汁一酒杯，和服

恙缘已载戊寅正月之方。服药以来，舌根渐次平宁，操劳肝郁有伤，心营心境不畅，舌右青筋暴露，兼带紫黑之色。气分郁热，肝失调达，必得怡悦开怀，心得太和之气，气火不聚，湿痰不结，乃为佳兆。

大生地四钱　金银花三钱　大白芍四钱　云茯苓三钱　镑羚羊一钱二分　生甘草八分　钗石斛三钱　象贝母二钱　海浮石一钱二分　洁秋石二分　枸杞皮三钱　荷叶心三元

怀抱不畅，郁损心阴，舌右青筋暴露，色紫而热，尖赤作燥。此心境郁结之病，草木功劳不能令人欢悦，必得返观内守，怡悦开怀，心畅血和，乃能有济耳。仙经云：六淫标病易治，七情本病难疗。仍以前法进步。

大生地八钱　熟枣仁四钱　生甘草八分　参贝陈皮一钱二分　麦冬肉五钱　远志肉一钱二分　半夏粉钱半　天精叶（枸杞叶）三钱　白云苓四钱　鲜石斛

四钱　大地栗三枚　海蜇头三钱,泡淡

三月十三日丸方:恙缘申著前方,毋庸复赘矣。舌乃心之苗,舌下垫舌名曰重舌,心境郁结、七情不适之病,必得静养,怡悦开怀,心得太和之气,不致结痹乃佳。

西党参四两　酸枣仁三两　白归身三两　粉甘草八钱　云茯苓三两　远志肉一两二钱　杭白芍四钱　参贝陈皮一两四钱　大生地四两　怀山药四两　半夏粉二两　荸荠粉三两　清阿胶三两　佩兰叶一两　白桔梗一两　山栀皮一两二钱

上药均研细末,外加大麦冬四两(熬膏)、鲜石斛二两(熬膏)、青果汁一茶杯、甘蔗汁一钟,和入白蜜为丸,如梧桐子大,每服三钱,开水送下。

按:舌乃心之苗,此人人皆知,难得洞晓心脉系舌本,脾脉连舌本,少阴循喉咙夹舌本,重舌关乎心脾肾三脏,认证真切,不愧一代名流。

此乃情志之病,书所谓心脾积热,告嘱病人须清心寡欲,息虑宁神,高人一筹。方取生地、玄参、麦冬、石斛等甘寒生津,咸寒救液,徐图根本;莲子、竹卷心、地骨皮、丹皮、槐花清心凉营,象贝母化痰散结,泽泻疏导火府,乃釜底抽薪之策。宜乎二诊之后,舌根渐次平宁,效如桴应,必得返观内守之嘱,超乎草木之功焉。二诊用青果汁,四诊用雪羹(地栗、海蜇),三诊增海浮石、秋石等咸寒之味,引火下行,此等历练老到功夫,岂三年五载可以成功焉。丸方尤为此老所独擅,参、苓、山药微甘养脾阴,归、芍、地、胶滋营阴,均锉细末,与地栗粉和合;取麦冬、鲜斛熬膏,与青果汁、蔗汁、白蜜融洽为丸,深思熟虑如此,岂一朝一夕之功焉,今人焉有如此心思于此哉!

噎　膈

吴左，三十岁，壬午三月初八日诊。

会厌开合失常，咽中不爽，间或干燥不润，气痰作呕，食入有碍，似乎搅拌。咽喉者，乃呼吸之门也，出入之衢也。燥舔气之患也，皆由抑郁伤于肝，肝火升于肺。肺为诸气之长，肝为发生之始。拟解郁舒肝，清咽利膈，是为正法。久延殊属不宜。

银柴胡三钱　生甘草八分　福泽泻二钱　牛蒡子三钱，糯米炒　麦冬肉二钱　白桔梗一钱二分　山萸肉二钱　怀山药四钱　当归须二钱　云茯苓三钱　粉丹皮二钱　大生地八钱　鲜荸荠三枚　海蜇头三钱

十二日，加青皮络二钱、福橘络一钱二分、佛手片八分、川石斛三钱。

十四日，加人参须钱半、大白芍三钱，去怀山药、牛蒡子。

案立前方，不多赘矣。仍当前法，解郁舒肝，以清咽利膈，兼润肺胃，以化热痰，接效乃佳。

西洋参三钱　福橘络二钱　羚羊片二钱　青木香四分　大麦冬三钱　青皮络钱半　钗石斛三钱　黄郁金五分　五味子八分　沉香屑八分　粉丹皮二钱　山栀子一钱二分　白檀香末八分　大地栗二枚　陈海蜇三钱

每早服越鞠二陈丸二钱五分，每晚服归芍地黄丸三钱。

按：会厌开合失常，咽中不爽，干燥不润——食入有碍，似乎搅拌——症状形容，生动逼真。杨仁斋《直指》为燥舔气之患，言中肺为诸气之长，肝为发生之始，真行家也。以解郁舒肝、清咽利膈法治，方取六味地黄方法，一以金水相

生，一以滋水涵木，徐图根本，配麦冬、桔梗、牛蒡以开呼吸之门户，伍银柴胡、当归须以舒肝气之郁悖，最为难得者，鲜地栗、海蜇头化痰结而不伤津液。复诊加青皮络、福橘络、佛手片，使诸药引入血络，尤有巧思。四诊易辙，以生脉散润呼吸之机关；羚羊片、山栀子、粉丹皮以挫肝经郁火；郁金、檀香、沉香、青皮络、福橘络舒展气机而和脉络；仍宗雪羹汤方以开痰结；以其为久延之病，非朝夕可以建功，取越鞠二陈丸早服以治标，归芍地黄汤晚服以固本，真老手也。

蒋右，巧月初四日看

诸湿肿满，皆属于脾。上肿为风，下肿为湿。湿热下注，故身半以下浮肿甚重，肿处疼痛。非起外症，乃阴凝阳结不化，理用五苓增味法。奈病久气血皆亏，又值土衰木旺。经云：东方之仇木宜安，西方之子金宜固。

西党参三钱　赤茯苓四钱　安桂心五分　当归身三钱　冬白术三钱　福泽泻二钱　飞滑石三钱　炒苡仁三钱　怀牛膝二钱　怀山药四钱　生姜二片　红枣三枚

初六日，加汉防己钱半、扁豆皮三钱、稆豆皮三钱、冬瓜皮三钱。

初八日，加大腹皮钱半、川黄柏钱半，去当归身、安桂心。

初十日，加粉丹皮二钱，去滑石、姜枣、西党参、冬瓜皮。

痛痹　咳嗽　气喘

顾左，东台，五十二岁，壬午三月初三日诊。

痛痹在左，已历数载，去秋尤甚，左胁皮肤皆痛，或麻木不仁，客腊添增咳嗽气喘，痰黏不活，舌苔白而且腻，肩胛串痛，午后稍平，腰与腿上下皆疼，坐卧步履维艰，脉来沉滑，推之则结。气血郁结，湿痰化饮，饮为阴邪，治之甚难。先以苓桂术甘，服后再议。否则多酌。

全当归三钱　葶苈子钱半　杜橘红一钱二分　云茯苓三钱　杭白芍钱半　半夏粉一钱二分　川桂枝五分　抱茯神三钱　生冬术三钱　羚羊片一钱二分　生甘草五分　酒炒桑枝三钱

支饮治肺，苓桂术甘合金水六君加羚羊葶苈服后，气之上下疼痛稍平，咳时痛由肩胛窜痛，子午尤甚，两胁胀痛。饮为阴邪，非温不可。肺为娇脏，非和不可降。肝为刚脏，非柔不宁。病延数载，结痼已深。脉来沉滑，按之颇不流通。大费周章，五痰诸饮大定。养生篇及薛立斋先生极为详细。未识高明又有心裁否。姑从阳明和之。

西党参五钱　当归身三钱　绿升麻四分　新会皮钱半　生冬术三钱　炒白芍三钱　小柴胡八分　半夏粉钱半　炙甘草五分　甜葶苈钱半　煨生姜八分

治阳明以利肺饮，而咳嗽痰少，肩背疼痛即肌肤之痛，俱已轻松，时而麻麻木木，腰与两肋胀痛未解，腹内漉漉有声，饮邪可知矣。仍以原方加味。

原方加菟丝子三钱、云茯苓三钱、杏仁泥三钱。

辰月十二日：服药以来，腰肋胀痛渐次平宁，两肩及背卧早仍然串而疼痛不已，子后稍安，睡则左侧不能仰卧。此肝家之气逆不降也。加之时时痰嗽，连日精神疲倦，久延非所宜也。仍从初方加减治之。

云茯苓三钱　生冬术三钱　葶苈子钱半　半夏粉一钱二分　川桂枝五分　粉甘草五分　羚羊片钱半　化橘红一钱二分　云茯神三钱　当归身三钱　甘蔗汁一杯，冲

腰肋胀痛，清晨至午全止，微劳腹痛，皮肤骨痛麻木较前大减，两肩背不卧不痛，卧则串痛不安，咳

嗽较前已减，精神仍是疲倦。肺主皮毛，又主一身之气。阳明主肌肉。气血郁结，肺胃不和，湿痰化饮为患也。

西党参三钱　云茯苓三钱　薄橘红一钱二分　羚羊片一钱二分　於白术三钱　粉甘草五分　半夏粉一钱二分　葶苈子三钱　川桂枝五分　甘蔗汁一杯　白萝卜汁三匙

湿痰凝聚化为饮，温宣化而不能畅，反成胸腹作痛。肺胃所遏，又兼咳嗽痰黏，苔白，神疲倦怠，劳动咳嗽气粗，肢节木木而痛。肝主筋骨，肺主皮毛，阳明主肌肉。脉来濡滑无力。仍从清化为法。

蜜炙麻黄四分　葶苈子钱半　法半夏钱半　煨木香八分　杏仁泥三钱　白芥子五分　薄官桂五分　苦桔梗钱半　云茯苓三钱　玉苏子二钱　白蔻仁三分　甘蔗汁一酒杯，冲　白萝卜汁三匙

按：苓桂术甘合金水六君方法中，复入羚羊桂枝汤，法甚巧妙，服后气之上下疼痛稍平，效如桴应。二诊、三诊、四诊以金水六君，与羚羊桂枝交替为用，方随病转，活泼泼地。末诊以咳嗽痰黏，劳动气粗，易辙麻黄汤合三子养亲汤方法，使药与证符，着实有力。

类　中

冯左。

风中经络，口鼻㖞斜，语言不清，舌绛尖赤，饥则发振，饱则作闷。肝肾不足，中伤胃弱，阳明不和，风木上忤，头昏目晕，晕则心愦作呕，欲吐不畅。类中之候，已延载余。先宜益水养肝以化痰法。

西党参四钱　冬白术三钱　白归身四钱　夜交藤四钱　云茯苓三钱　炙甘草八分　大白芍四钱　法

半夏二钱　肥玉竹四钱　大麦冬四钱　化橘红二钱　桂圆肉三钱

口鼻㖞斜稍正，语言渐清，口吐白痰，舌尖作干。中虚气弱，阳明不和，水亏不能涵养肝肾，肾虚炎于上，头眩目晕。亏损已极，难以骤复。

米泔水炙僵蚕钱半　远志肉一钱二分　肥玉竹四钱　白归身三钱　大麦冬肉四钱　抱茯神三钱　粉甘草五分　大白芍四钱　西党参五钱　半夏粉钱半　夜交藤三钱　桂圆肉二钱

养心肾，和阳明，化风痰，口鼻㖞斜已正，语言渐进清朗，口干舌燥已润，白痰少吐。仍从前方加减进步，接效乃吉。

米泔水浸炒白僵蚕二钱　肥玉竹四钱　炙甘草一钱　半夏粉一钱二分　鸡子黄油炒蒺藜三钱　西党参三钱　白茯神三钱　当归身三钱　粳米炒大麦冬四钱　夜交藤三钱　远志肉一钱二分　桂圆肉钱半

初四日，加清阿胶四钱、明天冬四钱，去桂圆肉、半夏粉。

初六日，加淡苁蓉三钱、熟枣仁三钱，去白僵蚕、冬白术。

十二日，加羚羊片二钱、钗石斛三钱，去淡苁蓉、白归身。

十四日，加山萸肉八钱、福泽泻二钱、大生地八钱。

按：病延载余，气阴已伤，舌光作干，亏损已极，金水六君固护气液为主，祛风涤痰仅用僵蚕、远志、半夏、橘皮。三诊口鼻㖞斜已正，语言渐近清朗，口干舌燥渐润，原方加鸡子油炒蒺藜颇有新意。四诊去桂圆肉，半夏粉，加清阿胶、天冬，意在涵养真阴。五诊去僵蚕、冬白术，加苁蓉、枣仁。

六诊去苁蓉、归身，加羚羊片、铁石斛。加减出入之间，可窥见证势渐入坦途。七诊重用萸肉、生地至八钱，以竟全功，与今人一见中风，动辄涤痰息风，不知元气之存亡，相去天壤矣。

噎　塞

孙左。

脉来沉弦，右脉欠和。肝郁中伤，气机不利，阻逆不食。年逾七二，肺胃干槁，广肠结燥，三五日更衣一次，下焦之津液不润可知矣。此三阳结病，老古名家，立法最难。总以濡润柔和。未识高明另有心裁，否则多访明眼酌之。每进黄牛乳一杯、生姜汁三匙，冲服。

西党参三钱　大熟地五钱　酒化苁蓉三钱　绿升麻三分　冬白术二钱　怀山药四钱　土炒当归三钱　春柴胡七分　炙甘草五分　新会皮一钱二分

服药二帖，兼食牛乳，颇为舒畅，知饥要食，泄浊之气更为宁顺，每午食饭一碗不甚艰难。但中气久伤，清虚日馁，升降不能自由自便，以致机关不能畅利。原方加减，冀其和顺为妙。

西党参三钱　怀山药四钱　春柴胡八分　白归身三钱　云茯苓三钱　炙甘草五分　绿升麻三分　肉苁蓉三钱　大熟地八钱　五味子三分　新会皮一钱二分　枇杷叶三钱，包扎

升清降浊，调中调气，机关颇为顺利。惟中气虚馁，运化失常，面食牛乳多食未免停滞，饱闷不饥不食。原方加和中和胃，不致阻食为妙。

西党参四钱　冬白术三钱　炒六曲三钱　炒冬瓜子四钱　云茯苓三钱　炒怀山药三钱　炒麦芽三钱

香佩兰二钱　升麻三分　当归三钱　新会皮钱半　陈半夏钱半　荷叶包饭炭五钱　蛀小麦三钱

按：年逾七二，肺胃干槁，广肠结燥，阻逆不食，三五日始得更衣，下焦津液涸竭可知。黄牛乳一杯、生姜汁三匙，甘凉辛润，和养阳明，别出心裁；党参、冬白术、山药微甘养脾阴，复中州乾健之用；熟地、苁蓉峻补真阴，救下焦之枯竭。用药至臻完善，宜其服药二帖，知饥能食，六府宁顺，每午食饭一碗，胃之生机来复。复诊加枇杷叶三钱，顺其肃降之用。三诊虑其多食面食牛乳，有积滞之碍，于六君子汤加六曲、冬瓜子、佩兰、荷叶包饭炭、蛀小麦，复其蠕动之机。

呕吐　咳嗽　吐血　衄血

周，连城州，壬午桃月初八日诊。

肝为发生之始，胃为生化之源。肝胃素昔不和，以致食多吐食，后因咳嗽失红，延今二载，时发时愈，发则呕吐。咳嗽为肺病，呕为胃病。而现交初春之令，肝木上升之际，咳甚吐衄，大块鲜红，两肋作胀而痛，右傍不能稳卧，卧则有碍。此中伤肺损，肝肾亦亏。脉来浮大而芤，按之颇不宁静。症属险候，大非所善。法以犀角地黄主治。

真犀角八分，磨汁，和　生杭芍四钱　麦冬肉四钱　紫菀肉二钱　大生地八钱　炙甘草一钱二分　五味子八分　黑元参三钱　粉丹皮二钱　磨参三七八分　清阿胶八分　杏仁泥三钱　鲜白藕二两　鲜地藕八钱，先煎　童便一酒杯

进犀角地黄之品，而热势稍平，衄血止而吐血未宁，火升则咳嗽，咳甚则喉干，目赤耳鸣头轰，食凉物而心平，时时进梨浆，刻刻服藕汁，稍济其事。六脉洪大而数，交阴发热，天明不能安卧。如此之火，其

势颇重，非大剂养阴清热，不可热解神安。火平血止，水升火降，肝肾并纳，庶可有望向安。更宜静养功夫，珍摄善调为是。否然，多质明裁，勿误。

真犀角八分，磨汁　天冬肉六钱　肥知母三钱　龟板胶四钱　鲜生地一两二钱，取汁　大麦冬八钱　大贝母三钱　清阿胶四钱　生白芍四钱　鲜石斛四钱　磨参三七八分　生山栀五钱　活水芦茎一两　卷心竹叶廿片　磨陈黑墨一钱二分，冲服

每早开水和服枇杷膏五钱、雪梨膏五钱。

每晚以青果浆、白藕汁各一杯，冲服。

按：此案非平常病例所可比拟，一则素禀木火体质，肝制中胃，容纳失司，木叩金鸣，肺失清肃，是以呕吐，咳嗽，时发时愈，延误二载未愈，现交初春木旺之际，咳甚吐衄，大块鲜红，胁肋胀痛，右傍势剧，阳络受伤矣。脉来浮大而芤，按之颇不宁静，势属险候。王九峰识高望远，投大剂犀角地黄汤凉营泄热，犀角用至八分，生地八钱，已属大剂；玄参、阿胶咸寒救液，济肾水以靖龙雷；鲜白藕祛瘀血而解热毒；三七化瘀止血；童便味咸引血下行；丹皮、白芍凉血和营以柔肝用；紫菀、杏仁肃肺宁络，用药不可谓不周。药后热势稍平，衄血止而吐血未弭，火升喉干目赤，头轰耳鸣，交阴发热，六脉洪大而数，心相烈焰，非同小可，非大剂养阴清热，何以克挡？守原方制大其剂，鲜生地一两二钱取汁，麦冬倍其量至八钱，加茯苓六钱，龟板胶四钱，知母三钱，以为泻南补北之用，挫其炎威！陈京墨止血之用，习沿已久，前贤以为血见黑而止，信哉！鲜石斛、活水芦根性味甘凉，保胃生津；早服枇杷膏、雪梨膏，晚饮青果浆、白藕汁以助药力。用药如用兵，临场布阵，须尽心尽力，方克有济。

溺　血

辰月初七日。

溺血者血去无痛，有痛者乃为赤淋。初起无病，延今二载，精神日颓，饮食不甘，进之不□，虚烦不寐，溺管胀痛，小便频数，混浊不清，日轻夜重，时时淋下，点点滴滴不禁，脉来虚数而滑。阴伤湿热不化，心经之火移热小肠，膀胱不藏，致有水泉不止之患。州都不约，肾气无权，所服之药，井井有条。姑拟上病治下之法。是否，多质明眼酌之。

西党参五钱　怀山药四钱　赤茯苓三钱　绿升麻三分　大生熟地各一两六钱　白归身三钱　福泽泻三钱　柴胡八分　冬白术三钱　甘草梢八分　冬葵子四钱　细木通钱半　童子便一杯　青盐一分

昨进升提清固之法，小解稍畅，溺管胀痛已松，淋沥微减，混浊不清，湿热未尽，神疲食少，交阴骨痛而蒸。此阴分虚而不能敛阳，浮阳之火不敛于心，心经之火移于小肠，肾水亏而不能滋养肝木。仍宜清养肝肾，以益阴宁神，兼以分利湿热之法。

西洋参四钱　柏子霜二钱　福泽泻三钱　赤茯苓三钱　麦冬肉三钱　益智仁二钱　六一散四钱　怀山药四钱　大生地八钱　细木通钱半　鲜小蓟三钱　灯心一分

初九日，加生苡仁四钱、湘莲肉三钱、金樱子三钱，去益智仁。

十二日，加大白芍四钱、山萸肉八钱，去木通、小蓟。

十八日，加元武胶三钱，去怀药。

按：病延二载，精神日颓，饮食不甘，虚烦不寐，溺管胀痛，小溲混浊不清，日轻夜重，时时淋下，点点滴滴，甚或不禁。脉来虚数而滑。阴虚之体，虚焰上浮，移热小肠，膀胱不藏，证候病机，昭如日月。治用党参、苍术、山药甘味补中，斡旋中州；生熟地、归身补心之体；木通、赤苓、葵子、泽泻泻心之用；升、柴导元气以上旋；童便、青盐咸味下行，使心经之火，从小肠火府而下泄。配伍精致，次序井然。二诊小溲较畅，溺管胀痛亦松，淋沥微减，效机已殊。取洋参、麦冬滋水之上源，配生地、山药金水相生；柏子霜润心之体，木通、赤苓、六一散、泽泻导心经之火从小肠火府而下泄；益智缩泉，小蓟止血，仅作治标者也。三至五诊，证势稳妥，药味仅作一二味增减，但其间亦颇可寻味也。

曾右，南圩，壬午桃月初七日

肝为起病之源，胃为传病之所。肝不和则气胀，胃不和则气痛。痛堵梗塞，似瘕非痞，痛胀不舒，延今十有余载。年例交春即发，时时阻胀，痛吐并见，得吐乃松，气血郁结所致。肝宜柔则和，胃宜温则平，气宜舒则降，痰宜化则消，是为正法。

野郁金一钱二分　广木香八分　酒炒当归三钱　酸枣仁三钱　台乌药八分　坚槟榔八分，磨汁，和　醋炒白芍三钱　远志肉一钱二分　云茯神三钱　炙甘草五分　法半夏钱半　金橘饼一枚

服四磨加减之法，胀势已松，气道稍和。惟心虚头晕，四肢无力，神疲脉小。仍宜养心脾，兼以和肝，佐以调胃理气之法治之。

当归身三钱　远志肉八分　云茯苓三钱　醋青皮一钱二分　炒白芍三钱　熟枣仁三钱　炙甘草五分　黄郁金八分　山茱萸三钱　粉丹皮二钱　檀香屑八分

十一日，加象贝母三钱、白蔻仁四分，去甘草、山萸肉。

十四日，加陈佛手一钱二分、参贝陈皮一钱二分。

丸方：西党参三两　远志肉一两　白檀香八钱　当归身三两　冬白术三两　酸枣仁三钱　广木香五钱　杭白芍二两　云茯神三两　炙甘草五钱　福橘络一两二钱　青皮络一两二钱

均研细末，用桂圆肉四两、乔饼一枚，熬膏为丸，加红糖打糊为丸，每服三钱。

陈左，壬午桃月初六日

中伤气闷，不思饮食，心虚无力，子后睡卧不宁，心胃不开，气不和畅。经云：胃不和则卧不安，气不舒则坐不宁。先宜黑归脾法去芪增味之治，再议调理也。

西党参三钱　白归身二钱　远志肉一钱二分　煨木香八分　炙甘草五分　冬白术二钱　酸枣仁三钱　柏子霜一钱二分　云茯神三钱　夜合花三钱　生姜一片　红枣二枚

初八日，加青皮络一钱二分、炒白芍三钱，去柏子霜、夜合花。

初十日，加泽泻三钱、炒冬瓜子三钱、山萸肉三钱，去甘草。

十二日，加荷叶包饭炭三钱，去党参、白术。

气　淋

乔左，壬午三月初六日诊。

小水不禁，气虚淋滴，下关无约，肾气不固，州都不藏。此心火移热于小肠，膀胱湿积之患。时而茎中胀痛，春分已过，饮食如常，浑身疼痛，右昆仑及脚跟牵抽痛甚。现在亦不上火，阴来敛阳之象。

西党参一两　蜜炙芪五钱　乌鲗骨三钱　远志肉一钱二分，甘草水炒　大熟地一两　甜冬术四钱　炒枣仁三钱　炙甘草五分　北五味五分　广木香五分　当归身三钱　柏子霜钱半　陈仓老米三钱　桂圆肉三钱

初八日，加福泽泻三钱、芡实粉三钱、莲蕊须一钱二分、生苡仁三钱，去当归身、广木香、远志肉。

养阴清热莫妙，犀角地黄迭进二帖，火势平而血已大减。惟肝肺蕴热，不敛浮阳之火，火升则咳，咳甚咽干，午夜尤甚，阴分虚而肝阳旺，鸡鸣心烦，难以稳卧。脉象左浮大而芤，右弦数而洪。仍防肋胀上涌，势为难图矣。仍宜参麦汤增味之治，以观进退。

西洋参四钱　大生地八分　茜草根三钱　肥知母三钱　麦冬肉八钱　云茯苓三钱　紫菀肉三钱　象贝母三钱　北五味八分　淡阿胶三钱　藕汁一杯　梨浆一杯

连进清火解热之剂，血虽止而咳不宁。肝火焚金，木叩金鸣，肺叶变焦之象。内伤已著，难以骤复。肝宜柔之，肺宜润之，嗽宜平之。望其水升火降，庶获生机。然否，多酌。

西洋参四钱　玉苏子二钱　云茯苓三钱　蜜冬花钱半　麦冬肉三钱　杏仁霜三钱　川贝母二钱　枇杷叶二钱，包扎　南沙参二钱　川文蛤粉二钱　蜜炙桑皮八分　童便一杯

服药以来，咳血渐平，火势已减，左右不能侧卧，卧则有碍。肝肺之气不降。肝升在左，肺降在右。肺司百脉之气，肝藏诸经之血。肺不伤不咳，络不伤血不出。法宜清金润燥以平肝木，接效乃佳。再议膏滋之法。

白沙参四钱　麦冬肉三钱　白桔梗钱半　蜜沸草钱半　孩儿参三钱　玉苏子二钱　川贝母二钱　蜜杷叶二钱　云苓片三钱　蜜紫菀三钱　叭哒杏三钱　大白芍四钱　元武板二两，煎汤代水

肺司百脉之气，肝藏诸经之血。肝为发生之始。肺为五脏之华盖，六叶两耳二十四孔，按二十四气，

最为娇脏，不禁邪侵，犯之毫毛必咳。咳久伤阴，阴虚阳升，水不济火，火灼金痿，失血多期。幸服药来，渐渐得效，无如未尝全愈，而现今血虽止而咳尚未宁，肝肺交伤，心营不足之至，水亏木旺，难以骤复。以膏代煎，缓为调养为是。

大生地八两　天冬肉六两　西洋参三两　清阿胶三两　大熟地八两　麦冬肉六两　孩儿参三两　元武胶三两　当归身四两　山萸肉五钱　云茯苓四两　怀山药四两　杭白芍四两　福泽泻四两　粉丹皮三两　柏子霜一两二钱　熟枣仁四两　远志肉八钱　玉苏子三两　杏仁泥一两二钱　白花藕一斤　雪花梨一斤　白茅根半斤　青橄榄半斤　鲜石斛四两

同熬干沸，滤渣，以白蜜枇杷膏收膏，每服五钱，开水和下。

按：小水不禁，淋下点滴，时而茎中胀，考《素问》以膀胱不利为癃、不约为遗溺，此案遗溺与淋证并见，足见膀胱气化失司。王九峰言其心火移热于小肠，膀胱湿积之患，不为无见。方用黑归脾汤培养心脾，可谓滋苗灌根，加北五味收敛耗散之精气；柏子霜气芳沁脾，体润养心；乌鲗骨味腥气秽，同气相求，直入茎中溺窍。初八日复诊去归身、木香、远志，加泽泻、芡实、莲蕊须，可谓去取得宜。

陶左，大江，壬午三月初九日

腰乃肾之府，肩背酸痛不能抬举，右边卧久则咳，咳甚胁胀不舒，气机不能和畅，肝肾不足之至。阳明太阴不和，筋屈不伸，先和肝胃。

全当归五钱　云茯苓三钱　西党参三钱　制首乌八钱　宣木瓜钱半　甜冬术三钱　肉苁蓉二钱　片姜黄钱半　酒炒白芍二钱　川秦艽二钱　酒炒桑枝五钱

肩井酸楚不能抬举，服药以后，腰痛稍轻，右边能卧，卧久仍咳，咳甚筋牵，伸屈不便。仍和肝胃法。

西党参三钱　当归身三钱　制首乌四钱　川秦艽钱半　白茯神三钱　炒白芍三钱　肥玉竹三钱　川独活钱半　肉苁蓉二钱　宣木瓜一钱二分　片姜黄一钱二分　炙甘草五分　酒炒桑筋三钱　小红枣三枚

十三日，加金毛狗脊三钱、丝瓜络三钱，去肉苁蓉、片子姜黄。

十五日，加熟地黄三钱、补骨脂三钱，去秦艽、川独活。

十七日，加五加皮二钱、忍冬藤三钱，去甘草、肥玉竹。

徐左，浙江

肝之积曰肥气。肝郁气滞，凡拂意嗔怒，气不舒畅。脾不健运，加之思虑烦心，肋胃筑筑然跳动，安睡即好，乃中虚也。现在湿伤于脾胃，则呕吐腹痛泄泻。急则治标。

西党参三钱　大砂仁一钱二分　煨木香八分　新会皮钱半　炒冬术三钱　制半夏钱半　福泽泻三钱　炙甘草八分　云茯苓二钱　广藿梗一钱二分　炒焦楂三钱　煨姜二片

脾不伤不泄泻，胃不寒不呕吐。吐则伤阳伤胃，泻则伤脾伤阴。呕吐泄泻，胃寒积饮，湿邪混淆，腹鸣且痛。仍宜温理。

炒党参三钱　白蔻仁八分　大腹皮一钱二分　炒枳壳钱半　炒冬术二钱　炒吴萸八分　肉果霜八分　赤苓三钱　焦楂肉三钱　煨木香一钱二分　炒怀药三钱

初四日，加炒苡仁三钱、薄官桂五分，去吴萸、大腹皮。

初六日，加湘莲肉三钱、炒六曲二钱，去广木香。

脐　漏

殷左，壬午三月初七日。

脐属少阴，出水者，湿归于肾也，久而化热成脓，数年不能完固，时出稀脓，脐漏之象。为三兄之方，颇是良谋大法。凝以黑地黄脾肾双培，冀其应手乃吉。

凝，乃拟之误也。雪记。

真茅术米泔水浸，黑芝麻炒，钱半　大熟地八钱　五味子三分　炮干姜三分　冬白术米炒，三钱　大南枣三枚

黑地黄已服五剂，去脾肾之湿，迢迢立著，药不傍离，功专胜湿而健脾，脐漏之患可以收功。

疑此四字，是超超立著，待酌。门雪记。

大熟地一两　冬白术三钱　福泽泻二钱　炮干姜四分　真茅术二钱，照前法制　五味子四分　炒槐花三钱　大南枣三个

按：脐漏，乃外科颇少见之证。此老明其所因，脐属少阴，出水者，湿归于肾也；详其证候，久而化热成脓，数年不能完固，时出稀脓；言其治法方药，脾肾双补，黑地黄丸，真茅术（米泔水浸，黑芝麻炒）一钱五分、冬白术（米炒）三钱、炮干姜三分、大南枣三枚温补脾阳，大熟地八钱、五味子三分峻补肾水。服药五剂，功专胜湿而健脾，脐漏之患，可以收功。原方制大其剂，加泽泻增其化湿之力，加炒槐花以为凉血清营之用。以内科声名远播者，竟能熟知外科罕见之证，真大家也。其后马培之、余听鸿均内外兼擅。

风寒伏热

袁左，杏月初三日诊。

风寒伏热，头痛咽痛，身倦畏寒，表热，口舌苦，苔白，有汗，身热不解，脉来浮大而紧。先以清解，防其延绵之虑。

炒柴胡一钱二分　川羌活一钱二分　牛蒡子钱半　生甘草四分　甘葛钱半　青防风钱半　白桔梗一钱二分　炒射干八分　淡豆豉二钱　杏仁泥三钱　小葱须五分

表邪得汗已解，身热退之未尽，头眩咽痛俱平，舌色微黄，苔尚未宣，小水赤短。仍从清理。

杏仁泥二钱　炒栀子三钱　白桔梗一钱二分　炒芩钱半　大贝母二钱　薄橘红一钱　山豆豉八分　白灯心一分

按：此案内有伏热，外被风寒，畏寒头痛，身热不为汗解，咽痛口舌觉苦，苔白而脉来浮大而紧，经所谓有诸内而形诸外。方用柴、葛、羌、防以散风寒，葱、豉透邪外达，射干、牛蒡子清热利咽，桔梗、杏仁轻宣肺气，配伍至臻完美。表邪得汗而解，里热未靖，予栀子豉汤轻清透邪，黄芩、大贝直清里热，杏仁、橘红以助肺肃，灯心为引，使心火从小肠而下泄。

王左，年三十岁，壬午桃月初九日

先天薄弱，后天不振，中阳不能健运，以致胃寒积饮，不耐寒凉，辛苦劳动则饮食少思，胸中胀满，呕吐酸水，加之浮火时升，兼有湿邪所困，故而精神不足，少壮年华正气皆虚。速当静养培补，桂附八味增味善调，以丸代煎，冀其复元为妙。

大熟地八两　怀山药四两　制附子五钱　新会皮一两　云茯苓四两　福泽泻二两　安桂心五钱　法半夏五钱　山萸肉四两　粉丹皮二两　益智仁一两五钱　白蔻仁三钱

均为细末，姜枣煎汤，叠丸如桐子大，每早开水送服三钱。先合一料，服完更方再服。

咳　血

庞左，漂水，壬午三月初十日。

去岁春夏失血，调治已痊。今春后复又举发，痰中带红，背胀，右胁疼痛，加之咳嗽气急，春动阳升，肝火上承，木叩金鸣，甚则喉舌生干，脉来洪大而芤，夜来寤而不寐，动则自汗。先拟滋阴平嗽，以敛肝阳之法。

承当作乘。雪记。

大生地五钱　荆芥炭八分　杏仁泥三钱　女贞

子二钱　麦冬肉三钱　老苏梗一钱二分　白桔梗钱半　旱莲草三钱　云茯苓二钱　怀牛膝钱半　大白芍四钱　白茅根五钱

十二日，加白沙参三钱、大贝母二钱、茜草根三钱，去老苏梗。

十三日，加玉苏子二钱、蜜冬花钱半（包），去荆芥穗、怀牛膝。

十六日，加福橘红八分、紫菀肉钱半，去女贞子、旱莲草。

按：方可取，效亦显。生地、麦冬、女贞、旱莲滋肺肾；苏梗、杏仁、桔梗平痰嗽；白芍、云苓敛阴宁神；荆芥炭、茅根止血而不留瘀。十二日复诊、十三日再诊，症势渐入坦途，依势稍作增损，加减出入之间，亦有深意存焉，宜细细揣摩。

伤寒夹湿

王，辰月初四日初诊。

感冒寒邪，头眩身倦，舌白苔薄，表热恶风，脉来浮滑，小便短少。先以疏解，防其延绵之虑。多酌。

老苏梗二钱　荆芥穗钱半　香白芷一钱二分　淡豆豉三钱　青防风钱半　川秦艽三钱　杏仁泥三钱　赤芍钱半　广橘红钱半　法半夏钱半　生姜一片　葱白二寸

春初来势甚重，头痛身痛，恶寒发热，入夜神烦不安，舌苔薄白，渴不喜饮，胸闷泄泻，脉来浮紧而滑，未得正汗。仍以表里双解。

川羌活钱半　当归三钱　川独活二钱　淡豆豉三钱　川桂枝一钱二分　川秦艽三钱　炒枳壳钱半　杏仁泥三钱　法半夏二钱　广橘红钱半　鲜姜皮八分

昨进羌活桂枝表里双解之法，得汗未透，邪热稍解，头眩身痛稍松，口渴不欲多饮，舌苔仍白，夜烦谵语，脉来弦滑，小便赤色。症势仍重，防其化热传变。多酌要紧。

北柴胡钱半　炒芩钱半　青蒿梗三钱　杏仁泥三钱　煨葛根钱半　炒川朴钱半　赤苓三钱　薄橘红三钱　法半夏三钱　六一散四钱　小青皮钱半　鲜姜皮八分

进柴葛解肌之法，幸而表邪已解，里滞未宣，苔黄，口渴神烦，脉数而弦，化燥来派，心烦内热，小便不利，脉气未通。法从清解，仍防肢凉神昏之变。多酌为是。

蒌仁泥三钱　青蒿梗三钱　炒川连五分　炒山栀三钱　大贝母三钱　炒黄芩钱半　淡干姜八分　净连翘钱半　六一散四钱　赤苓三钱　细木通钱半　车前草二棵

邪化为热，滞变为痰，痰热内扰，口渴，神烦不宁，苔黄干燥，化热来派，内烧欲饮，腑气尚未通畅，脉象弦洪而数。症势仍属险候，防其神昏肢冷生变。多酌为要。

大生地八钱　山栀子三钱　肥知母四钱　肥玉竹三钱　麦冬肉五钱　连翘壳钱半　大贝母三钱　生石膏八钱　粉丹皮三钱　飞滑石三钱　细木通钱半　陈胆星八分　灯心一分　竹叶十四片

痰火化燥，口渴唇焦，时时欲饮，内烧烦躁，似乎下坠，意欲更衣不下，舌红苔黄、尖赤少津，交午狂乱，目赤颧红。法当清下，防其呃逆神昏内陷之变。多酌人看，勿误。

鲜生地八钱　元参心五钱　酒生军五钱　鲜石

斛三钱　麦冬肉六钱　大白芍三钱　风化硝三钱　陈胆星一钱二分　西滑石三钱　天花粉八钱　大竹叶廿片　芦根一两

昨夜更衣两次，痰火稍平，唇焦口渴，时时欲饮。阴分大伤，仍宜养阴清热，以化痰火，防生他变，多酌要紧。

鲜生地八钱　元参心三钱　粉丹皮二钱　龟板八钱　麦冬肉六钱　天花粉三钱　鲜石斛三钱　大白芍三钱　山栀子三钱　卷心竹叶十四片　礞石滚痰丸二钱，入煎

法拟养阴清热，固正化痰。脉来平静，余波未尽，仍恐骤起风波之虑。

银沙参三钱　生苡仁三钱　生鳖甲五钱　大贝母三钱　大白芍四钱　赤茯苓三钱　鲜石斛三钱　法半夏钱半　麦冬肉五钱　陈老米三钱，包　大荸荠三枚　陈海蜇三钱

养阴分，和胃阳，固正气，清内热，以化热痰之法，小心节食。慎之！

北条参三钱　元武板八钱　薄橘红钱半　冬瓜子三钱　云茯苓三钱　生谷麦芽各二钱　佩兰叶钱半　安石斛四钱　杭白芍四钱　炒黄芩钱半　白粳米三钱　梨皮三钱

按：初诊头眩身倦，表热恶风，舌苔薄白，脉浮滑，小便短少，已露寒邪夹湿端倪，用葱豉、荆防苏芷、二陈杏仁，周密细致，极其稳妥。二诊头疼身痛，恶寒发热，入夜神烦，更增胸闷泄泻，脉浮紧而滑，来势非善，用羌活桂枝表里双解，得汗未透，邪热稍解而夜烦谵语，小便色赤，苔尚白而脉仍弦滑。症势非轻，虑其邪从热化，用柴、葛辛散，蒿、芩清透，杏、朴、夏、苓、六一辛淡化湿，步步着实，表邪宣解，里滞未

化，所虑者苔黄口渴，神烦脉数。势已化燥，用上下分治之法，连翘、山栀轻清透邪，川连、黄芩、蒌仁、象贝清火涤痰；干姜、赤苓、六一、木通、车前驱湿下行。奈痰热内扰，口渴神烦，苔黄干燥，且腑气未通，脉弦洪且数，险候未逾，方用竹叶石膏汤直清阳明里热，生地、麦冬、玉竹甘寒救津，象贝、陈胆星清化痰热，木通、滑石、灯心驱湿下行。然痰火化燥，劫伤津液，交午狂乱，目赤颧红，苔黄舌赤少津，神昏内陷之险，迫在眉睫，用增液承气加味，急下存津，腑气畅通，痰火稍平。但阴液大伤，时时欲饮，增液汤加花粉、石斛、龟板、白芍甘寒生津，咸寒救液；得力于礞石滚痰丸、山栀、竹叶相伍，力挫痰火之肆虐，一场恶战，终于平息。终以甘寒生津，芳淡化湿，借助雪羹之力以靖余波。不愧为沙场老将，水来土掩，兵来将挡，取胜于从容之间，运筹于帷幄之中。

喘　脱

吴左，四十五岁，达士巷，三月十二日出诊。

肺司百脉之气，肝藏诸经之血。旧有肝气失红之病，复患喘咳异常，每交春令秋令，痰内带红，痰沫浮上，红血沉下。近年咳喘较前愈甚，入夜不能安枕，喉内水鸡之声，行动喘息尤甚，入春以来，气不接续，闷绝欲脱。书云：诸喘皆属恶候，诸气膹郁皆属于肺。肺乃诸气之长，肝为发生之始。肝肺痰郁不舒，痰饮为患，势难脱体。

西党参三钱　蜜炙麻黄根四分　炙甘草五分　葶苈子钱半　云茯苓三钱　蜜炙五味子三分　半夏粉一钱二分　杏仁泥三钱　生於术二钱　蜜炙白苏子二钱　川贝母二钱　蜜炙冬花包，钱半　生姜汁一匙　银杏二钱，打入进前方咳嗽稍平，肺胃痰沫遏郁不宣，气不舒畅，脊心肩井仍然酸痛。肝郁肺病，痰饮为患，急难奏捷。前方加减，接效乃佳。

狮头党参四钱　蜜炙麻黄根四分　炙黑甘草五分　葶苈子钱半　生於白术三钱　炙五味子三分　炙桑皮五分　半夏粉钱半　云茯苓三钱　蜜水炒苏梗钱半　炙杷叶钱半，包　白桔梗钱半　银杏二钱，打入　慈菇汁一酒杯，冲服

恙原前方已著，仍宜定喘平嗽，降气化痰，以清理肺胃之法。

白沙参三钱　甜葶苈一钱二分　炙桑皮八分　金沸草钱半，包　云茯苓三钱　薄橘红钱半　甜桔梗一钱二分　玉苏子钱半　川贝母二钱　法半夏钱半　叭哒杏三钱　慈菇尖三钱

按：内有失红宿痰，交春秋季节，辄作痰红，咳喘，其为肺肾不足之体可知。近年较往昔为尤甚。卧难着枕，喉间痰鸣如水鸡声，行动喘急，显见体虚病实征象。今春至今，气不接续，闷绝欲脱，岌岌可危矣。肝肺气郁不舒，用参术苓草匡正扶元，固其根本，配苏子、杏仁师参苏散、杏苏散之意，益气除邪，降气化痰。虑其喘脱之险，葶苈、五味同用，一泻肺以行水，一敛精以纳气；半夏、川贝化痰，一取温燥，一用清润，不偏不倚；冬花、银杏为伍，一温润以止咳，一益气以定喘；蜜炙麻黄根配生姜汁，散寒邪而畅肺气，以其虚实兼杂。用药周到精致，二诊即见效机。守方稍事增损，苏梗易苏子，加桑白皮、枇杷叶，助娇脏肃降之力；桔梗易款冬花，利于祛痰；慈菇汁为此老所喜用，考本草慈菇除胸胃之热，于痰热蕴肺者颇为合辙。三诊加白沙参、甜杏仁(叭哒杏)、金沸草以竟全功，亦从体虚病实之全局着眼，以此平和醇正之方而救此等闷绝欲脱之危急重症，举重若轻，非久经

沙场者，焉能有此功力！

虚　劳

吴左，丹徒，四十二岁，壬午三月十二日。

始因络伤失血客寒，日夜咳嗽异常。今春洒渐寒热，口干舌燥，身体疲倦，不思饮食，发烧之时，多渴欲饮，头痛夜热心烦，脉来浮大，按之无力。肺胃两伤，营卫俱病。经以劳者温之，损者益之。念见建中加减是为理路，仍请一手调治，附以为法。候正。

洒渐：洒淅之误也。门雪记。

见当是兄字。又记。

白归身三钱　川桂枝七分　麦冬肉三钱　苏叶梗钱半　炒白芍二钱　杏仁泥三钱　肥玉竹三钱　炙甘草五分　云茯苓三钱　生姜三片　红枣三枚　饴糖三钱

十四日，加煨木香八分、怀山药二钱，去桂枝、苏叶梗。

十六日，加泽泻二钱、粉丹皮三钱，去炙草、饴糖。

按：建中汤加归身、麦冬、玉竹、云苓、苏叶梗、杏仁，中款中的。

薛右，三十五岁，壬午四月初三日诊

脉来沉滑无力，沉者痰也，滑者湿也。湿痰填于太阴，则中央不运，清浊混淆，腹中响胀，胸次不开，少腹作痛，不耐肥甘滞腻。气不舒畅，湿痰不化。拟东垣先生升清降浊之法。

米炒党参三钱　酒炒当归三钱　新会皮一钱二分　制半夏钱半　土炒冬术三钱　醋炒柴胡八分　炙甘草四分　炒枳实八分　云茯苓三钱　醋炒升麻四分　白檀香末八分　煨姜一片

升清降浊，连进二帖，中阳稍畅，食不甘味，神疲倦怠，

脾胃未和。脾主清阳，上升则健；胃司浊阴，下降则和。和其脾，开其胃。胃属戊土，脾属己土。脾己胃戊，湿痰为困。仍当宣理，佐和戊己，是其正法。

西党参三钱　冬白术二钱　赤苓皮三钱　炒枳实八分　云茯苓三钱　焦茅术钱半　炒苡仁三钱　福泽泻二钱　炒冬瓜子三钱　炒当归三钱　荷叶包陈仓米三钱

服三剂后，外以资生健脾丸四两、香砂六君子丸三两同拌，每早开水送服三钱。

便　血

耿左，壬午桃月十二日。

气虚湿热逗留于广肠，大便夹血，脾伤气胀，腹鸣隐痛，脉来弦象。肝木乘土，土虚脾阳不运。防其腹大，先宜香砂六君加桂心法。

制香附钱半　西党参三钱　生甘草五分　新会皮一钱二分　缩砂仁八分　炙白术二钱　赤茯苓三钱　半夏粉钱半　上桂心四分　炒地榆二钱　炒槐花三钱　湘莲肉二钱

便血未止，湿热不化，气虚胀坠，腹鸣响痛。脾胃未和，肝之阳强，脾之阴虚。手足间或干热。宜补中益气法增易治之。

冬白术三钱　绿升麻四分　当归身三钱　煨木香八分　广陈皮一钱二分　北柴胡八分　炙甘草八分　焦茅术一钱二分　菟丝饼三钱　生姜一片　红枣二枚

十八日，加元胡索一钱二分、制香附钱半，去菟丝饼、焦茅术。

西党参四两　当归身三两　远志肉八钱　广木香八钱　冬白术四两　粉甘草八钱　酸枣仁二两　黄郁金四钱　云茯神三两　安桂心钱半　怀山药三两

福泽泻三两

均为细末，姜枣煎汤，红糖为丸，每服三钱，开水下。

按：补中益气增易法以治，末尾师归脾意，为丸缓图，以血为远血，故治法如此。

咳　嗽

周左，仪征，壬午三月十三日。

渐为淅之误。

咳嗽延将一月，洒渐寒热，卧则咳嗽尤甚，天明咳嗽增剧，先咳有痰，后咳白沫，饮食不香。寒郁金伤，痰郁肺胃。拟小建中增味治之，防其中伤痰饮之患。

川桂枝五分　炙甘草五分　制半夏钱半　广陈皮钱半　炒白芍二钱　杏仁泥三钱　苦桔梗钱半　老苏梗一钱二分　白茯苓三钱　生姜一片　红枣二枚　饴糖二钱

服药后，卧咳虽止，痰不易吐，甚则喉中咽嗌不润。初咳属寒，久咳属热。仍以前方加减。

去桂枝、苏梗、桔梗、生姜、红枣、饴糖。

加北沙参三钱、大贝母三钱、牛蒡子钱半（研）、生苡仁三钱。

服药以来，寒热已解。咳出于肺，痰生于胃，有声无痰，火郁肺金。昨进汤剂，卧则不咳，起则方咳，咳仍无痰，声音干塞，咳甚心虚，肺胃尤未舒展。法宜清金，则使痰活而咳馁矣。未能骤补。

米炒牛蒡子三钱　杏仁泥三钱　蜜炙马兜铃一钱二分　半夏粉钱半　酒炒嫩黄芩一钱二分　云茯苓三钱　白桔梗一钱二分　大贝母钱半　蜜炙老苏梗钱

半　粉甘草五分　生姜汁一匙　川白蜜三匙

十八日，加米炒麦冬三钱、川百合三钱，去苏梗、黄芩。

二十日，加五味子五分、薄橘红一钱二分、诃子肉一钱二分，去马兜铃。

二十四日，加玉苏子钱半、白沙参三钱、炒白芍二钱，去牛蒡子。每早服清气化痰丸三钱，开水送下。

丸方：大熟地八两　福泽泻三两　玉苏子二两　薄橘红八钱　云茯苓三两　山萸肉四两　杏仁泥三两　半夏粉八钱　怀山药四两　粉丹皮三两　川贝母一两二钱　燕窝根三两

以上各药，如法炮制，均为细末，用炼白蜜为丸，如梧桐子大，每服三钱五分。

按：咳延匝月，洒淅寒热，卧则咳甚，天曙咳剧，病为寒郁里伤，痰郁肺胃，以小建中增味为治，着眼于寒邪。三诊寒已化解，干咳无痰，声音干塞（恐是涩之误，屏识），易辙清肺化痰。末诊丸方以六味地黄丸加苏子、杏仁、橘红、川贝、燕根为丸，以收全功。可见病无常形，医无常方，全在随机应变，灵活应用。

遗　泄

陈左，四十五岁。

王海藏先生云：脑曰随海，髓海空虚，心肾亦虚。水火气偏，神志不藏，健忘恍惚。舍空则痰火居之。心肾不交，客秋走泄，夜寐不醒。有梦至于心，无梦至于肾。肾虚精关不固，脾虚健运失常。肝虚生风，风木扰犯阳明则眩晕，目飞金星。脉来滑疾。每晨服天王补心丹二钱，午后服孔圣枕中丹

随乃髓之误；二至字为主字之误也。夜寐不醒，此则佳象矣，以心神恍惚，遗泄之人所病者多是失眠，以所用方证之，此当是失眠也，而此醒字，殊为可疑，余意或是酣字之误也，门雪记。

三钱。

三月十三日诊：

大生地四钱　抱木茯神三钱　彩龙齿五钱　夜交藤三钱　大熟地四钱　朱染麦冬三钱　左牡蛎五钱　柏子霜二钱　怀山药二钱　夜合花二钱　贡淡菜三钱　洁青盐一分

服药后，脉象和平，尺寸未应，建忘恍惚。水火气偏，心肾不交。心为主宰，肾为根本。心之所藏者神也，肾之所藏者精也。精神生于坎府，运用应乎离宫。补攻培离，撇去尘情，徐徐调养，自有神清气爽之日也。

大熟地五钱　远志肉一钱二分　夜交藤三钱　九孔石决明八钱，先煎　云茯苓三钱　酸枣仁二钱　朱麦冬二钱　左牡蛎八钱，先煎　炙甘草五分　柏子霜二钱　福泽泻二钱　血龟板六钱　真淡菜三钱　秋石一分

养心营，益肾水，介属潜阳，和血敛阴，颇合机宜，诸患向安，阴阳有和恋之机。心主神明，肝藏魂魄，欲安风木，先补癸水。仍以前法增易培调，进步乃佳。

大生熟地各四钱　山萸肉四钱　鲜首乌三钱　金钗石斛三钱　肥麦冬三钱　怀山药三钱　柏子霜二钱　镑羚羊片二钱　朱茯神三钱　枸杞子四钱　桂圆肉三钱　水海参一两

水升火降之功，补坎培离之妙，午夜寐来相安，精神渐进清爽，心肾有交通之象，魂魄有归舍之机，阴阳有和恋之势，营卫有调和之兆。调和于五脏，洒陈于六腑。速去尘情，清心静养，水火既济，自臻

建乃健之误也，攻乃坎之误，培乃填之误，另一案中有尘清二字，余先拟易为俗字，以为较通，后见一案作尘襟，以为是襟字之误也，今见此乃知是尘情无疑，盖仅一点画之差耳。抄此册者，似于文理不甚明白，其错误每在依稀仿佛之间，以此推之，可得真相也。唯九峰原案不甚考究，每每有不甚可解处及文笔不承接者，不便擅更。读者但观其大意可尔，用药老到可贵者甚多，案语则多原文而少实际，于本症之主要点反多忽略，而喜引用经文套语，不问其切合与否，但以长为贵，甚至洋洋数百言，而无片语及正症者，令人读完之后，尚不察其何病也，此习之气，殊可厌。门雪记。

肝藏魂，肺藏魄，见之经文，王氏因造句之便并而一之，不足为训也。案中擅改原文之处不少，读者须加以审辨。又记。

康泰。

大生熟地各四钱　白归身三钱　远志肉一钱二分　枸杞子三钱　云茯苓三钱　大白芍四钱　酸枣仁二钱　夜交藤三钱　粉甘草五分　肥玉竹四钱　桂圆肉三钱　鲜桑叶三钱

按：年逾四十，尚有梦泄，夜不酣寐，健忘恍惚，脉来滑疾，断为脾虚失运，肝虚生风，扰犯阳明，颇有见地。朝服补心丹，暮服枕中丹，选药至精。疏方取二地、淡菜滋坎水，朱麦冬、柏子霜补心体，龙齿、牡蛎、茯神、交藤、夜合花宁心神，青盐作引，可谓铢两悉称。宜乎二诊脉象和平，已获效机，至尺寸未应，其由来也渐，补坎填离，确乎明智之举，撤去尘务之嘱，尤胜汤药一筹。方用熟地、淡菜、炙龟甲滋坎填离；麦冬、枣仁、柏子霜补心体，远志、云茯苓、交藤强心用；生石决、牡蛎介属潜阳，摄浮阳以归窟宅。三诊诸恙向安，依势稍事损益。四诊果然寐来神清气爽。五诊守前法以竟全功。

坎填，或以为培填相近，殆王氏故意用培字避熟欤，不知此字决不可以用培也，滋水以制火谓之取坎填离，所谓填者，填离中之一画，即是滋水以济离火，并非填补离火也，若作培字，则与原意相背矣，王氏之明决不至此，唯严格视之，补坎二字，亦与下文不甚呼应，必用取字方能合之，古人成句，有不可巧为改换，故此培即其一也。门雪记。

类　中

王左，五十七岁，庚辰二月十七日。

经以三阴三阳发病则易痿偏枯，四肢不举。三阴发病偏于左，三阳发病偏于右。左肢麻木，口眼㖞斜，舌强难言，肢体木木不爽，口内流涎，甚则呕恶，欲吐不畅。此类中之候也。

全当归三钱　白蒺藜三钱，去刺　明天麻钱半　白僵蚕一钱二分，米泔水炒　炒白芍二钱　川全蝎二个　小川芎八分　鸡血藤膏三钱　绵黄芪三钱　大熟地四钱　白附子钱半

二十八日据云改方，加大生地四钱、大麦冬三钱，去川全蝎。

三月初二日复诊：服药数帖，口眼稍转，四肢微举，体侧转运稍爽，言语渐和。仍以前法加减进步，应手再议丸药调理。

当归身三钱　大生地四钱　大麦冬三钱　白蒺藜三钱　炒白芍四钱　大熟地三钱　肥玉竹二钱　炙僵蚕三钱　云茯苓三钱　山萸肉三钱　鸡血藤膏三钱　夜交藤二钱

初四日，加化橘红钱半、明天麻二钱，去熟地、僵蚕。

初六日，加半夏粉一钱二分、福泽泻一钱二分，去天麻。

初八日，加枸杞子四钱、石决明六钱、左牡蛎八钱、安石斛三钱。

庚辰四月廿六日，丸方：服药以来，诸患向安，两足如常，四肢无力，口眼㖞斜已正，口内亦不流涎，舌强未清，语言謇涩未朗。故有阳明风湿未尽，而操劳烦心，舌本不和，肝肾阴亏之至。以丸代煎，徐徐调养。

全当归三两　西党参三两　大生地五两　鸡蛋黄炒白蒺藜四两　杭白芍三两　绵黄芪二两　大熟地四两　粉甘草五钱　云茯神三两　米炒冬白术三两　远志肉八钱　酸枣仁三两　川杜仲二两　川续断二两　菟丝子二两　广木香八钱

上药遵法炮制，均研细末，用桂圆肉五两、肥玉竹五两、大麦冬三两、石斛二两、鸡血藤膏二钱，熬膏和丸，每服三钱。

恙缘已载庚辰二月十七日之方，服丸以来，诸恙悉退，右手不能抬举，左足无力，言语已和，㖞斜已正，口不流涎。惟喉内不时干燥，咽嗌不能润泽。此肝虚生风，风热上炎，肾阴不潮。仍拟前方加减，合丸缓调为妙。

当归身三两　大生地五钱　云茯苓三两　鸡蛋黄油炒蒺藜三两　杭白芍二两　大熟地三两　抱茯神三两　豨莶草三两　白僵蚕五钱　川芎八钱　新会皮一两　白全蝎十条，洗净，酒炙　半夏粉一两二钱　福橘络八钱　夜交藤一两二钱　粉甘草八钱

均研细末，用肥玉竹五两、绵黄芪三两、大麦冬三两、钗石斛二两、大福橘三个，熬膏和丸，如梧桐子大，每服三钱。

按：经以"人年四十，阴气自半"为训，嘱人自惜生命，奈人有七情六欲，或名利羁绊，心神过用，暗吸肾阴，离火引动肝风上冒，而有类中之恙。年近花甲，忽然左肢麻木不爽，口眼㖞斜，舌强难言，口内流涎，甚则泛漾欲恶。疏方取全蝎、僵蚕、天麻、白蒺藜、白附子搜风通络，全当归、炒白芍、川芎、鸡血藤膏养营和络，绵芪、熟地以固根本，于衰年类中之症，周到熨帖。三月初二复诊已见效机，口眼稍转，四肢微举，体侧转运稍爽，言语渐和，去白附子、全蝎、天麻、川芎等息风通络之品，恐搜剔太过，有损真元之气。加玉竹、麦冬和养阳明，亦扶正达邪之意；生地、山萸肉、云茯苓滋水涵木，亦为固本之计；绵芪究属升举之品，有助肝风上冒之嫌，故去之。

初四、初六，症情渐趋平稳，依势稍事增损；初八日加枸杞、石斛滋肝养液，石决、牡蛎介属潜阳，冀收全功。果然逾月而后，口眼㖞斜已正，口内亦不流涎，惟舌强未靖，音声未朗，语言謇涩，以故有风湿未尽，又有尘务烦心羁绊，病情未能脱体，续以丸剂缓固，用参、芪、术、苓补脾土以培本元；生地、归、芍养肝体以柔肝用；枣仁补心体，远志强心用；菟丝、杜仲滋补肝肾，共研细末；取玉竹、麦冬、桂圆肉、石斛等甘

凉柔润之味熬膏，与鸡血藤膏为伍，和合为丸，颇有巧思。服丸以后，言语已和，㖞斜已正，惟咽喉干燥，右手不能抬举，左足无力，续以生熟地、归、芍、川芎等养血柔肝，配白蒺藜、白僵蚕、白全蝎、豨莶草、半夏粉、会皮、橘络、交藤等涤痰息风，取用玉竹、麦冬、铁斛甘凉益胃之品和养阳明，合绵芪、福橘熬膏和丸，以竟全功。

血虚生风，脾虚生湿。湿热蕴于皮肤，遍体生窠，瘙痒异常。诸虚肿满，皆属于脾。诸疮痒痛，皆属于心。治风先治血，血和风自灭。拟以祛风凉血之法，久延恐生疮患。

荆芥穗钱半　净蝉衣一钱二分　大生地五钱　白鲜皮一钱二分　青防风钱半　粉丹皮三钱　元参心三钱　白蒺藜三钱　生甘草五分　生苡仁三钱　地骨皮三钱　车前草二棵

祛风温，凉血热，和其脾，窠自不生矣，痒自不发矣，以免疮痍之患。

大生地八钱　地肤子三钱　生苡米三钱　净银花三钱　粉丹皮三钱　枸杞皮三钱　福泽泻二钱　生甘草五分　生苍术一钱二分　赤苓皮三钱　飞滑石三钱　车前子三钱

万，清江，四十五岁，壬午三月十四诊

七情不适，郁损心阴，水火气偏，神志不藏。心为主宰，肾为根本。曲运神机，劳伤于心。矜持志节，劳伤于肾。心神过用，暗吸肾阴。惊悸恍惚，怔忡善忘。此情志之病，必得慰以解忧，喜以胜愁，怡悦开怀，心肝肾得太和之气，自臻安吉。

大生地八钱　远志肉一钱二分　清阿胶蛤粉炒，二钱　彩龙齿三钱　麦冬肉四钱　酸枣仁三钱　夜交藤三钱　左牡蛎三钱　云茯神三钱　桂圆肉三钱　青盐一分　新生鸡蛋一枚，煎汤煎药

十六日，加白归身三钱、生杭芍四钱、桑叶三钱、荷叶蒂三枚。

十九日，加柏子霜一钱二分、山萸肉三钱，去桂圆、龙

齿、牡蛎。

辰月二十一日：肝气循乎两肋，脾络布于胸中。尽力营谋思虑，劳伤乎肝。心肝肾不足之病，郁而不达，静养为妙。脉来沉滑，是有郁湿也。

大生地八钱　远志肉一钱二分　真阿胶二钱　车前子一钱二分　麦冬肉四钱　酸枣仁一钱二分　夜交藤三钱　冬瓜子三钱　云茯神三钱　杭白芍四钱　桂圆肉二钱　新鸡子一枚，代水

脉来沉滑，肝肾郁湿不化，虽有七情之病，春升脉象不透，湿掩阳光，气化无权，当从滋肝肾以化郁湿之法。

大熟地七钱，苡仁炒　酒炒山萸肉三钱　粉丹皮二钱　制附片五分　云茯苓四钱　怀山药四钱　泽泻二钱　安桂心四分　车前子一钱二分　童便一杯，冲服

徐左，海州人，壬午三月十四日诊

痫厥起至幼年，举发无常，形壮脉滑，舌白而干。郁湿郁痰，痰火上扰心包，肝阳化风，风木上忤阳明为患。病延十余载，虑难脱体。先以半夏泻心法治之，以观进退。

西党参三钱　法半夏钱半　炒黄芩一钱二分　小枳实八分　冬白术二钱　炒川连四分　生甘草五分　淡竹茹二钱　白茯苓二钱　淡干姜三分　青橄榄三个

十六日，加粉丹皮二钱、栀子皮二钱，去干姜、黄连。

十八日，加大白芍三钱、黄郁金八分，去黄芩。

痿　躄

巴左，越河，二月二十六日。

经以三阴三阳发病，易痿偏枯，四肢不举。湿热不攘，大筋软短，小筋弛长，软短为拘，弛长为痿。秋疫之后，阳明受收不能资生化源，肝肾内亏，脉来细数而涩。精血不能灌流诸经，肾不养肝，肝不荣筋。

暴病伤经，久病入络。经病治肝，络病治脾。肝脾肾三阴俱亏，虑难奏捷。

西党参五钱　远志肉一钱二分，甘草水炒　白归身三钱　大白芍四钱　米炒冬白术三钱　熟枣仁三钱　炙甘草五分　肥玉竹八钱　炙黄芪三钱　广木香五分　白茯神三钱　桂圆肉二钱

痹生于湿，痿生于热。湿热伤阴，筋骨失荣。病延已久，养心脾，和肝胃，是其法程。心主血脉，脾司四肢。阳明多气多血，乃资生化源之本。仍宜前方加减，接效乃为佳兆。候酌明眼正之。

西党参三钱　远志肉一钱二分，甘草水炒　肥玉竹八钱　山萸肉三钱　冬白术三钱　酸枣仁二钱　粉甘草五分　泽泻二钱　云茯神三钱　首乌藤三钱　桂圆肉二钱　荷蒂三元

养心脾，肾胃开，食增。脾胃乃资生化源之本，气血为人生阴阳之根。惟痿痹已久，不能通经通络，势极难振。原方加减。

西党参三钱　远志肉一钱二分，甘草水炒　肥玉竹八钱　明天冬三钱　於白术三钱，苡仁四钱拌炒，同用　熟枣仁三钱　粉甘草五分　怀山药四钱　蜜黄芪三钱　麦冬肉三钱　龙眼肉三钱

三月初七日：服药已来，脾胃日振，饮食日增，精神较起，乃属效机。湿热尚未大除，昨夜微呕微泻，脾胃不和。议以原法作和阳明之治。

西党参三钱　远志肉一钱二分，甘草水炒　炙甘草五钱　肥玉竹八钱　冬白术四钱，苡仁五钱拌炒，同用　酸枣仁三钱　当归身三钱，去须炒　新会皮一钱二分　绵黄芪二钱　云茯神三钱　宋半夏钱半　白茯

苓三钱　广木香五分　桂圆肉二钱

左腹响胀，肝肾久虚，湿热不化，气机不能舒展，故脾胃未和，原方加味。

原方加冬瓜子五钱、车前子一钱五分。

四月初二日：迭进归脾加减法，饮食日增，精神渐起，脉涩较初滑而有力，惟腿足浮肿未消，痿痹之象未见动静。皆属气血之亏，难于骤复，湿热难以速除，王道无近功，多用自然有益。议以前方增易。

西党参三钱　炙黄芪二钱　冬白术三钱，苡仁五钱同炒　远志肉一钱二分，甘草水炒　云茯苓三钱　炙甘草五分　当归身三钱　熟枣仁三钱　白茯神三钱　制首乌五钱　肥玉竹八钱　冬瓜子四钱　广木香五分　桂圆肉五枚

展诵云函，敬稔贵恙服药后，饮食倍增，精神渐起，乃佳象也。足膝未消，痿痹未见动静。此真气不固，乃郁湿不化也。今拟方暂服二三剂，有效再进，无效即止，诊脉再议，并候日安不一。

西党参三钱　福泽泻二钱　怀山药二钱　炒苡仁三钱　冬白术三钱　结猪苓钱半　怀牛膝二钱　炒冬瓜子三钱　云茯苓三钱　炒黄柏八分　生姜二片　红枣三枚

按：病起秋疫之后，邪热疫毒，未免伤津劫液。胃为水谷之海，六腑之大原，又为五脏六腑之海，十二经脉之海。邪热鸱张，肺胃津伤，胃液干涸，失其承纳之用，气血何以资生三阴三阳，十二经脉何得濡润滋养。经不云乎：三阴三阳发病易痿偏枯。此之谓也。精血既亏，肝肾不足，无以濡养筋骨，脉形细数而涩，是其征也。

此老诠释经病治肝、络病治脾之理，肝脾肾三阴俱亏，

虑难速效。投归脾汤气血并调，重用玉竹、白芍，淡养胃气，微甘养脾阴。法之最善者也。诊之再三，稍事出入，以其病已久延，养心脾、和肝胃是其不易法程。盖心主血脉，脾司四肢，阳明为多气多血之乡，为病之根本所在。药后胃开食增，精神渐起，脉涩较初滑而有力，契合《内经》“治痿独取阳明”之旨，已有一缕吉兆在焉，惟腿足浮肿未消，湿热难以速除，是病之标，虽足痿未见动静。王道无近功，多用自有益，乃此老成功秘诀。若假以时日，其效不难想见。

张左，三十六岁，安东，壬午三月十五日

始因头疼身痛，继而眩晕不寐，延今载余。肝肾内亏，虚阳化风，风扰阳明，酒色二字速宜戒之。

大熟地五钱　福泽泻一钱五分　肥玉竹五钱　钩藤钩三钱　云茯苓三钱　粉丹皮钱半　白蒺藜二钱，去刺　川秦艽二钱　怀山药四钱　山萸肉二钱　明天麻钱半　川独活一钱二分，酒炒　新鸡子一枚，代水　桂圆肉钱半

进养肝肾以息风清热法，头疼身痛俱轻，眩晕渐平。症延载余，肝之不足，肾之阴亏，虚阳化风，风木上犯之患，极难奏捷。仍宜原方加减治之，进步乃佳。

大熟地八钱　怀山药四钱　双钩藤三钱　半夏粉钱半　云茯苓三钱　粉丹皮二钱　明天麻钱半　化橘红钱半　山萸肉四钱　福泽泻二钱　肥玉竹八钱　青果三枚

程左，宝应，癸未初夏

肺配胃中，为脏腑之华盖，六叶两耳廿四孔，按二十四气主之。肺气象日，至娇之脏，不耐邪侵，犯之毫毛必咳。庚辰寒客肺腧，宜服小青龙、小建中化邪外达。邪郁肺络，变生齁喘，发则难以安卧，延经四载，终身之累也。

麻黄根五分　熟石膏三钱　川桂枝五分　淡干姜四分

杏仁泥三钱　粉甘草五分　北细辛二分　半夏粉钱半　五味子三分　大白芍三钱　大红枣三枚

麻杏石甘已服二帖，咳齁稍定，喘息未宁，寒邪遏伏于肺，郁痰蕴结于胃。胃为水谷之海，为痰所遏，不能资生化源。仍以前法增易调治。虑其喘汗之虞。多质明裁，勿懈。

黑苏子二钱　杏仁泥三钱　麻黄根四分　炒白芍二钱　葶苈子一钱二分　薄橘红钱半　白桔梗一钱二分　云茯苓二钱　五味子八分　法半夏一钱二分　胡桃肉钱半　煨姜五分

初八日，加蜜冬花钱半(包)、白芥子五分、大贝母二钱，去麻黄根。

金左，年二十九岁，清江，癸未午月廿四日

童年齁喘，起自风寒，痰郁遏于肺胃，春秋冬令即发，间或逆逢，痰带血丝白沫较多，气急不能安枕。近年以来，愈发愈勤，正气及肾俱亏，金水交伤。年甫念九，已属壮岁年华。脉来濡滑无力，所谓形丰脉见空芤不实，可谓外强中虚之患。补则伏邪郁痰不化；疏则正气更伤。拟以补土生金，金来生水，水来制火，水火既济，病自效矣。时当火令司权，火来克金之际，以致病急药缓。温补燥热暂停，恐火气发泄，则喘脱矣。

西党参三钱　冬白术二钱　法半夏钱半　化橘红钱半　云茯苓三钱　粉甘草五分　杏仁泥三钱　紫苏叶钱半　冬虫夏草钱半　蜜冬花钱半　紫衣胡桃肉二钱

午月廿八日：脉来沉滑而疾，右得濡象。幼年哮喘，病入肺络，延今多载，正气肾气俱亏，不能化邪外达，用药一时难以奏捷。前进补土生金之法，稍获效机，无如病深药浅，奈久病宜以和调，养肺益肾。至于三子养亲及苏子降气，以及小青龙汤白果定喘诸法，取一时之效，非常服之法。今岁太阴湿土司天，少阳相火在泉，湿侵渍肺之际，又当一论可比，非泛泛风哮之治。现将天气发泄之时，用药尤当不易。

拟方多酌明眼。

西党参三钱　粉甘草五分　化橘红钱半　冬虫夏草钱半　於白术三钱　紫苏梗一钱二分　法半夏钱半　熟附片四分　云茯苓三钱　牡蛎粉二钱　核桃仁三钱

脉来沉滑而疾，右见濡象，诊之俱透，似火之象。气闷作吐，气升则头晕自汗，喉中有声，不能见风。但久病正气、肺气、肾气俱虚，一时难得骤效。仍以前法进步。

西党参三钱　冬术三钱　紫苏叶一钱二分　化橘红一钱二分　云茯苓三钱　甘草五分　苦杏仁泥二钱　法半夏钱半　牡蛎粉三钱　炒枳实五分　胡桃肉三钱　冬虫夏草一钱二分

六月初四日，加福泽泻钱半、苡仁米三钱、南沙参钱半，去枳实。

童齁延今廿载，八仙桂附疏解等剂遍尝无效。此虚中夹实，正气、肺气、肾气俱亏也。进参芪白术汤合苏杏补中，并开胸胃，颇合机宜。奈肺有伏邪，不能骤去，以丸代煎，徐徐调养，肺邪自化。须保身心，乃能有济。

荷月初六日丸方：西党参三两　於白术三两　化橘红一两二钱　苦杏仁三两　云茯苓三两　粉甘草五钱　法半夏一两二钱　紫苏子一两　牡蛎粉五两　福泽泻一两二钱　冬虫夏草一两　血燕根二两，此货欠缺

上药均研细末，用蛤蚧一双（童便浸，刮去鳞，麻油炙）炼蜜为丸，每服三钱，开水送下。

焦左，癸未六月廿四日诊

湿痰填中，中央不运，肺胃不展，气急痰多，喉内痰如水鸡之声，闷闷不能宣畅，舌苔滑白，脉不宁静，数滑不定。经云：诸喘皆为恶候。由于风邪痰郁而起，久延殊属不宜，恐成痰饮为患。治当散肺之风邪，清胃家之痰郁，庶可望有效机。否则多酌。

云茯苓三钱　麻黄根三分　葶苈子钱半　款冬花包扎，钱

半　冬白术二钱　法半夏一钱二分　紫苏叶钱半　粉甘草五分　白芥子五分　川桂枝三分　生姜一片　大红枣二枚

廿六日，服药以来，诸恙未解。原方去桂枝，加熟附子三分、黑苏子一钱二分。

进三子养亲加熟附子法，喘势已平，仍有痰嗽，寐来口内作苦作咸，乃心肾之气未调；加之咳嗽痰不易出，乃中虚也；左目多泪，肾不养肝也。

冬白术三钱　苦葶苈一钱二分　款冬花一钱五分，包　化橘红一钱五分　云茯苓三钱　杏仁泥三钱　法半夏一钱五分　粉甘草五分　大熟地三钱　白归身三钱　炙苏子一钱五分　象贝母二钱　紫衣胡桃肉三钱　白檀末四分

咯　血

俞左，清和月初二日诊。

肝火焚金，咳嗽失血，延经两月有余，清晨尤可，交阴尤甚，甚则痰少血多，胸肋一带牵来胀痛，不能左卧，脉来空芤无力。此肝肺两伤，木叩金鸣之象。先宜清金保肺，延非所宜。

孩儿参三钱　杏仁泥三钱　福橘络一钱二分　麦冬肉三钱　白沙参三钱　白桔梗三钱　川贝母二钱，去心　茜草根三钱　云茯苓三钱　生苡仁三钱　磨参三七八分，和　藕汁一杯，冲

服药二剂，咳平血淡咽干，肋胀且痛。肝肺气逆不降，火灼金痿，金不生水，水不济火，火升则珠，咳甚痰少红多，脉芤兼大，势有损怯之象。仍宜止血平嗽，肝肺并调。否则多酌。

太子参三钱　大生地八钱　藕粉炙白芍三钱　麦冬肉三钱　白沙参四钱　茜草根三钱　蒲黄炒阿胶三钱　生苡仁四钱　云茯苓三钱　川贝母二钱，去

心　磨参三七八分，和服　藕汁一杯　大红宝珠茶花二朵　梨汁一杯，冲

正月初六日诊：肝不藏血，肺不摄血，火旺失血，咳嗽肋胀夜难安，以咽干喉燥，虚火上炎。仍宜平肝养肺，血自止矣，咳自平矣，不必见病治病。

西洋参三钱　大白芍四钱　清阿胶三钱　生地八钱　麦冬肉三钱　川蛤粉三钱　元武胶三钱　川百合三钱　五味子五分　大红茶花二朵　磨三七八分　藕汁一杯

肺司百脉之气，肝藏诸经之血。血去过多，肝肺俱伤，气不足，食少咳多，痰少红多。肺不伤而不咳，络不伤而血不出。清金保肺，以平肝阳，是其法程。否然多酌。

西洋参三钱　清阿胶三钱　鲜石斛三钱　粉丹皮二钱　麦冬肉三钱　干生地五钱　生牡蛎八钱　生白芍三钱　五味子四分　明天冬三钱　白藕节三枚

参麦清金法迭进以来，虚阳颇平，咳血已减。肝肺皆伤，气阴交亏，虑难复元。拟以紫菀汤加味治之。

紫菀肉三钱　象贝母三钱　云茯苓三钱　清阿胶三钱　炒肥知母三钱　白沙参三钱　五味子四分　粉甘草五分　白桔梗钱半　干藕节三枚　枇杷叶二钱　松子肉二钱

十二日诊：服药以来，血虽止而咳嗽未平。肝阳上犯，火升于上，水亏于下，水火不能相济，病延已久，阴阳皆亏，夜热不寐，非所宜也。

玉苏子二钱　蜜桑皮八分　蜜沸草钱半　大白芍四钱　川贝母二钱　粉丹皮二钱　蜜杷叶二钱，包扎　云茯苓三钱　紫菀肉二钱　松子仁二钱　银条

参三钱

清金润燥，平嗽化痰，养胃生阴，阴阳和而后天地泰。候火降水升，则痰嗽自宁，虚阳自息，痰自化矣，血自止矣。更宜清心静养兼保肺，庶免风波不起。

白沙参三钱　玉苏子二钱　羚羊角一钱二分　白桔梗一钱二分　麦冬肉三钱　大贝母二钱　钗石斛二钱　杏仁泥二钱　蜜紫菀二钱　生苡仁三钱　榧子肉二钱

十六日：据云服药后，咳嗽已平，失红已止，惟心虚气虚，肝肺皆虚，六脉亦虚，加之络血去多，新血未充，难以复元，而现今夜热不寐，动则有汗，饮食所进无多，胃阳不和，阴阳尚未相济。仍从前法加减进步。

白沙参三钱　冬瓜子三钱　生苡仁三钱　霜桑叶三钱　云茯苓三钱　生谷芽二钱　川石斛二钱　象贝母二钱　福泽泻二钱　粉甘草四分　小红枣三枚

肝为起病之源，肺为传病之所。肝升在左，肺降在右。肺司百脉之气，肝藏诸经之血。肺无因而不咳，络不伤血不出。由络血去多，新血未尝充足，以致阴不敛阳，阳不潜阴，阴虚阳升，水不济火，火升于上，水亏于下。下损从阴，上损从阳。阳赖阴施，阴平阳秘。无阴不生，无阳不长。阴阳和而后天地泰，则否卦不生矣。刻下，汤剂已服多帖，大获效机。奈病势深沉，虑难骤愈，议以膏滋缓为调治。再者，酒色更宜速戒，清心静养，保守真元，庶可望痊。

西洋参四两　天冬肉四两　大熟地八两　龟板胶三两　孩儿参三两　麦冬肉四两　大生地八两　清阿胶三两　云茯苓三两　山萸肉四两　福泽泻二两

当归身三两　怀山药四两　粉丹皮二两　肥玉竹八两　大白芍四两

以上十六味，拣选精品，遵法炮制，用枇杷膏二两、青果膏二两、鲜石斛二两、甜梨浆二两、白藕汁二两，和入文武火收膏，每服五钱。

按：咳嗽失血，延经两月有余，晨减暮剧，痰少血多，胸胁胀痛，脉见空芤无力，来势非善。先宜清金保肺之剂，取太子参、北沙参、麦冬、贝母清金润肺；杏仁、贝母、桔梗、橘络、云苓化痰宁络；茜草根、三七、藕汁化瘀止血，可谓标本兼顾之善策。宜服二剂而见殊功，咳平血淡，惟咽干气逆，肋胀且痛，脉芤兼大，势已延入损怯一途，调治非易。复诊恪守清金保肺之法，太子参、白沙参、麦冬、川贝母润肺清金，大生地、蒲黄炒阿胶、藕粉炒白芍滋坎水以救辛金，茜草根、三七、茶花疏瘀止血，藕汁、梨汁清养肺胃，用药老到。三诊咳血胁胀，夜难安寐，咽干喉燥，虚焰上浮，一时难以平靖，守方以观进退，加川蛤粉、川百合引火下行，玄武胶滋水清金，五味子收敛耗散之正气，安抚已受邪之地。四诊血去过多，肝肺俱伤，食少咳多，痰少红多，势甚凶险，且犯上损及中之戒。王氏用生脉散力挽殆势；生地、阿胶、白芍、生牡蛎育阴潜阳；天冬、白芍、丹皮、藕节清泄营热；鲜石斛甘寒生津，急流转舵，力拔千钧，转危为安，殊见功力！五诊虚阳颇为平靖，咳血已减，佳兆焉，紫菀汤为治。以药而论，多为清肺润肺之品，仅紫菀、象贝、桔梗、枇杷叶、五味子以为涤痰治咳之用，果不其然，血势止而咳嗽未平。六诊继以润肺宁嗽为务，玉苏子、炙桑皮、炙紫菀、蜜沸草、炙枇杷叶、川贝母、松子等清肃纳降，相辅相成；更以云苓、丹皮、白芍等和营敛阴，潜摄虚阳，则肺金清宁，何虑其嗽不平焉。七诊用药，配伍精致，可师可法，沙参、麦冬、榧子肉敛能清纳肺金，羚羊角镇摄肝阳，紫菀、桔梗、象贝、杏泥、生苡仁止咳化痰，果然药到病除。八诊用药，以靖余波。末尾以膏滋缓图，以竟全功。

鹳口疽

周左，桂月十四日。

便处之后，尾闾之旁，红肿疼痛，鹳口疽生诸痈疮肿。由于气血凝结，随感而发，干于湿热，发于后阴。湿热生疮，易于生管成漏，势难消散。速宜解毒行脓，久则恐脏毒深入，有伤筋脉。素有内痔再串入大肠，内外兼伤，症难速愈。法以外用敷药，内服煎剂。拟方须候专料。裁政。

干当作关。

炒银花四钱　川黄柏一钱二分　白当归二钱　穿山甲二钱　净连翘一钱五分　粉甘草五分　京赤芍一钱五分　香白芷一钱二分　天花粉四钱　制乳香没药各一钱二分，冲服　小红枣三枚

托毒行脓，银翘消毒法，红肿微消，疼痛稍减，惟尾闾胀坠，大便前后带血，血痔之患，湿热积于广肠所致。仍以清毒泻热以消脏毒。久延虑防溃脓成疽。仍当多酌专料要紧。

金银花三钱　川黄柏一钱二分　地榆炭三钱　生黄芩一钱五分　净连翘一钱五分　枸杞皮三钱　槐花炭三钱　真川连五分　天花粉三钱　生甘草五分　车前子一杯

车前子如何用一杯耶，如是必有误，或是汁方可。门雪记。

肿消痛止，湿毒未清，便前便后未止。仍以解毒清热，以理大肠之湿。

便前便后之下，似乎缺少一血字也。门雪记。

净银花四钱　地骨皮三钱　槐花炭三钱　生甘草五分　连翘壳一钱五分　地榆炭三钱　生苡仁三钱　泽泻二钱　天花粉三钱　川黄柏一钱二分

按：鹳口疽属外科疾患，系罕见之症，王九峰虽以内科医名远播，然于外科罕见疾患，亦手到擒来，应付裕如。习

医者，虽以抚老悯幼为急，然于此等痛苦不堪之疾，能挽危难于顷刻，亦应被视为己任。爰引其紧要之处，择要录之。便处之后，尾闾之旁，红肿疼痛，鹳口疽生诸痈疮肿，由于气血凝结，随感而发，关于湿热，发于后阴。湿热生疮，易于生管成漏，势难消散。速宜解毒行脓，久则恐脏毒深入，有伤筋脉。方用托毒行脓银翘消毒法，取金银花、连翘、川黄柏、甘草清热解毒，当归、赤芍、穿山甲、白芷、制乳香、制没药托毒行脓，天花粉、红枣守护津液。药后红肿微消，疼痛稍减，惟尾闾胀坠，大便前后带血，血痔之患，由湿热积于广肠所致。治守清毒泻热以消脏毒之法，原方去当归、赤芍、山甲、白芷、乳香、没药，加川连、黄芩、地骨皮（枸杞皮）、地榆炭、槐花炭、车前子。三诊肿消痛止，便前便后血仍未止，续以解毒清热而理大肠之湿。上方去车前子，加生苡仁、泽泻。症属外科，此老于病名证候病机，了然如观螺纹，用药则托毒行脓，清毒泻热，次序井然，精致老到，前辈执此业者，十三科一以贯之，内外妇儿无不精通，而今之习医者，即于本科业务，亦草草了事，一遇疑难危急重症，头绪茫然，此习气不改，置病者之生命于何地？学者当以余言为棒喝，则幸甚！

惊厥动风

丙午清和月初四日初诊。

愚年老迈，素不精于幼科。刻因舍外孙年甫三龄，前日午后支乳母在后园游玩，观看金鱼戏水，忽然跌扑在地，卒倒无知，以致手足抽搐，口眼㖞斜，加之惊恐伤神，神离魄散，是以肝阳上犯，内风鼓动已成，似惊非惊，似厥非厥，六脉沉伏不起，重险之至。乘舆就诊，实难推诿，本不立方，姑念亲谊，勉拟一法，以息风阳，佐以定魄安魂，候人事稍苏，再进汤剂。须质专料，酌服

支应是与。门雪记。

要紧。

先以牛黄抱龙丸一粒、鲜菖蒲四分，金银二器煎汤和服。

抱者，保也。龙者，肝也，应东方青龙属木。木能生火，是木者火之母也。肝为心之母，心乃肝之子。母安则子安。心藏神，肝藏魂，保定神魂，惊自不生矣。此抱龙命名之义也。故治婴孩惊厥之症，四时邪疫，以及手抽搐，痰迷气急，人事不苏，极难等症，服之无灵验，功难尽述矣。

犀牛黄五分　陈胆星三钱　贡人参一钱五分　白僵蚕三钱　西琥珀一钱五分　天竺黄三钱　上辰砂三钱　明雄黄一钱五分　当门麝三分

炼蜜为丸，金箔、朱砂为衣，黄蜡封固。

进牛黄抱龙之品三点钟，人事稍苏，喊叫一声，仍是昏愦不醒。又服丸药半粒，并吹卧龙丹，半点钟时辰，幸得喷嚏二次，啼哭有声，二便已解，目定神呆，稍能活动，势欲转机之象。姑拟一方，以尽人力，应手乃佳。然否多酌。

绿毛橘红一钱二分　云茯苓一钱二分　小枳实五分　白僵蚕一钱五分　法制半夏一钱二分　粉甘草四分　陈胆星四分　大贝母一钱五分　双钩藤八分　姜汁炒竹茹八分　川郁金四分

四月初六日：昨服温胆二陈之法，人事渐清，咳吐痰涎，言语尚未清朗，时而目视彷徨。此肝阳痰火未平，间见呵欠频频，脉来滑疾兼有弦数之意。仍宜平肝化痰之法。

镑羚羊三钱　九孔石决明五钱，先煎　小胡麻一钱二分　大贝母一钱五分　白蒺藜三钱　生左牡蛎五

手下应有足字，无字之下应当加一不字，方合文意。此抄者漏之也。门雪记。

以至亲之外孙而立案，世故如此，非此老之圆滑，实以人情淡薄，责难之来，每每出于意外，不得不谨慎应付也。此风当时已然，于今尤烈矣，非局中人不能了解也。然观此案可知，前人记载中每有预计愈期，极重险之证，而能一诊即知其结果，如喻西昌为尤甚，后人读之，无不佩服其先见之神，实则皆事后补记，故神其奇说耳，若名家医案实录之内，从未见有此神断也，此则一例。门雪读后记。

钱　白附子一钱二分　薄橘红一钱五分　杭白芍二钱　白僵蚕二钱　大地栗三枚　白萝卜汁三匙

初七日：恙缘已著前方，诸患渐进向安。仍拟平肝化痰之法，不兴风波，乃为佳兆。服后回府，缓缓调理为是。

鲜石斛一钱五分　杭白芍一钱五分　化橘红一钱二分　大贝母一钱五分　羚羊片八分　青木香八分　法半夏一钱二分　炒栀子一钱二分　天竺黄五分　净连翘一钱二分　鲜荸荠三枚　青橄榄三枚

初八日：议拟宁神豁痰，平肝和胃之法。回府服数帖，缓缓清养，小心节食。慎之！慎之！

银沙参二钱　木茯神一钱五分　福泽泻一钱二分　生麦芽一钱二分　麦冬肉一钱五分　酸枣仁一钱二分　生苡仁二钱　生谷芽一钱二分　生白芍二钱　参贝陈皮一钱二分　青果膏半酒杯，兑服　金钗石斛一钱五分

按：此儿于前日午后，与乳母在后园游玩，观金鱼戏水，倏忽之间，跌仆在地，猝倒无知，手足抽搐，口眼㖞斜，慌乱紧急之中，亲生父女，岂有不求救于老父哉。翁虽老迈，又非专科，情急之中，岂能袖手旁观，况六脉沉伏，势甚危急，亟予牛黄抱龙丸、鲜石菖蒲四分，金银器煎汤和服。考牛黄抱龙丸中，牛黄、琥珀、辰砂、僵蚕以镇惊息风，胆星、竺黄、雄黄、麝香以涤痰开窍，人参以扶正达邪，于惊厥动风之危急重症，效如桴应。知父莫如女，服丸三点时分，人事稍苏，大叫一声，又服丸药之半，卧龙丹吹鼻，幸得喷嚏二次，啼哭有声，二便已解，亦有转机，续以温胆汤加胆星、郁金涤痰开窍，僵蚕、钩藤平肝息风为继。二日之后，人事渐省，咳吐痰涎，哈欠频频，语虽未朗，目视彷徨，脉滑疾兼见弦数，重用

羚羊三钱、九孔石决五钱、生牡蛎五钱、白僵蚕二钱、白蒺藜三钱、杭白芍二钱以镇肝息风，大贝母、白附子、橘红、地栗、白萝卜汁以涤痰开窍。初七日，诸症向安，仍守平肝化痰之法，以鲜石斛甘凉益胃，青橄榄下气消食。初八日，撤去息风涤痰之品，以甘凉益胃、养心怡神而竟全功。

王九峰先生出诊医案叁

鼻渊　寸白虫

王左，佛感州。

肾属水之源，虚则热。上热生风，风热并入于脑，以致辛额鼻渊，脑寒涕腥，低头即晕，抬头即清。痰多思睡，午后作迷。客秋至今，屡下寸白虫。此脾胃两病也。

额应是頞之误。

大熟地五钱　红萸肉三钱　制黄精五钱　使君子三钱　云茯苓三钱　福泽泻二钱　鲜萹蓄三钱　辛夷花三朵　粉丹皮三钱　怀山药三钱　榧子肉一两，去皮

脑为髓海，鼻为肺窍。脑为鼻渊，六腑之病，低头即晕，神迷思睡，每日仍下寸白虫。此脾肾寒湿所积，非泛泛可比，慎勿轻视。久防布子，难以脱体，为患不浅矣。治宜理脾肾，渗寒湿，则虫自不生矣。香脆生冷之物不可食之。

焦茅术钱半　炒熟地五钱　赤茯苓四钱　川黄柏钱半　焦白术三钱　制黄精五钱　淡干姜五分　鲜萹蓄三钱　苍耳子一钱二分　乌梅肉八分　鹤虱二钱　使君子肉五钱

引　榧子肉八钱　开口点红椒十四粒

虫以湿为窠，治脾以化之，此论治虫之总论也。

寸白与扁虫有异，寸白无妨，扁虫为害，类似蚂蝗，能小能大，尖嘴秃尾，越布越多，害人不浅矣。速宜理脾胃，化异虫。夫杀虫以初一起，至月半虫头朝上，易化之；十五以外，虫头朝下，难以杀之，虽用杀虫之药，如隔靴搔痒，无济于事，徒赖药饵，何必乃耳。

虫因脾虚生寒，大肠多湿，湿滞化虫，虫久腹大，体瘦肌干，面黄不食，渐成虫蛊矣。医药罔效乎？

炒冬术三钱　赤茯苓三钱　细鹤虱二钱　使君子五钱　炒苍术二钱　炒怀药四钱　白雷丸钱半　川楝子钱半　炒苡仁三钱　泽泻三钱　北沙参三钱　炒吴萸八分

引：乌梅肉三钱　榧子肉一两五钱　开口点红椒十四粒

接服丸方：西党参二两　焦冬术二两　枯明矾二钱　黑锡灰二钱　赤茯苓二两　炒怀药二两　醋坛泥二两　使君子一两二钱　焦茅术八钱　炙甘草四钱　食盐碱一两　川楝子一两

以上共为细末，用乌梅肉五钱、榧子肉二两捣泥，入米飞面二两，红糖为丸如梧子大，每服钱半，姜枣汤送服。

按：此病因脾肾积亏肇始：盖肾虚则热，上热生风，风热升入于脑，以致辛頞鼻渊，涕腥，头低即晕，痰多思睡，脾虚生寒，肠蕴湿滞化虫，虑其虫久腹大体瘦，肌干面黄而成虫蛊。治须培补脾肾以顾根本。首诊师六味增黄精为大旨；加辛夷善开肺窍，鲜萹蓄、榧子肉化湿热以杀虫。复诊以健脾渗湿为务，参入酸苦杀虫，合乎古圣法治。三诊点出渐成虫蛊，见微知著，合乎经旨。终以丸剂缓图，丸方取枯矾、黑锡、醋坛泥、食盐碱等味。从方书单方中拣取，煞费苦心矣。

膨　胀

程左。

经以脏寒生满病，脾虚生气胀。饥则伤胃，饱则伤脾。脾司清阳，胃行浊气，天地不泰，否卦见矣。年逾耄耋，真气已衰。仙经云：破气成满，攻痞成膨。又云：诸腹胀大，鼓之如膨，皆属于热；醋心吞酸，皆属于火；九窍不和，皆属阳明。虚中夹实，理应补火生土，奈土德不及，湿邪困遏于中，酿热为害。每早服济生肾气丸三钱，午后服十九味资生丸三钱，助坤顺而法乾健，但病势非轻，虑防肿满。多酌明裁。

西党参四钱　姜汁炒川连五分　姜汁炒竹茹二钱　淡干姜五分　白茯苓三钱　粉甘草三分　麸炒小枳实五分　法半夏二钱　冬瓜子五钱　白蔻仁四分　煨广木香八分

引：干蟾皮二张　小红枣二枚　焦麦谷芽各二钱

年逾古稀，胸膨腹胀，虚气湿气，清浊混淆，甚则漉漉之声响胀，胀甚不食，食入则阻而逆，逆则吞酸，心如倒醋，口苦而黏。脾胃不和，寒痰不化，胸痹之象。脾属己土，胃属戊土，脾胃戊己。久寒伤胃，久湿伤脾。脾主消导，胃主司纳。脾宜醒之，胃宜和之，湿宜燥之，痰宜化之，寒宜温之，气宜降之。气不宜破，寒不宜散，湿不宜利，胃不宜寒，脾不宜凉。此治法乃前贤也，非愚之杜撰也。后学之辈不可不慎也。

整瓜蒌三钱　白蔻仁八分　法半夏二钱　炒枳实一钱　薤白头三钱　苦杏仁三钱　炒吴萸八分　淡干姜八分　新会皮二钱　焦茅术钱半　炒白术二钱

炒冬瓜子三钱　黄郁金钱半　糯稻根须一两，代水

接来恙，缘本当奉命趋陪台端，奈足疾蹒跚，精神不振，不能任舟车之劳。况朱先生学问精明，用药妥当，即请诊视甚佳。但年高恙重，似难着力，尽其人心，以邀天命可也。妄拟大半夏法治之，仍请朱夫子斟酌服之可也。

真人参三分　宋半夏三钱　川白蜜五钱　用水扬之千遍，煎汤代茶，时时呷之。

接来恙，恙是函之误也。当是另一案，缺姓氏、住址，朱先生不知是何人，门雪记。

按：耄耋之年，引经文"诸胀腹大，鼓之如膨，皆属于热；醋心吞酸，皆属于火；九窍不和，皆属阳明"，虚中夹杂，殊难措手，加以湿邪困遏中州，酿热为实，症势更为复杂。早服济生肾气丸，午后服十九味资生丸，助坤顺而法乾健，非老手不办；煎方用黄连温胆汤、理中丸出入，合乎经方法度；妙在以干蟾皮、红枣、焦谷芽为引，使诸药直达病所。二诊胸膨气胀，漉漉有声，胀甚不食，食而阻逆，吞酸如倒醋，口苦黏腻。断为寒痰不化，证属胸痹，立以醒脾、和胃、燥湿、化痰、温寒、降气之法，气不宜破，寒不宜散，湿不宜利，胃不宜寒，脾不宜凉，尤为治此症之要诀，确从实践而来。方师瓜蒌薤白半夏汤、渗湿汤[《局方》：苍术、白术、甘草(炙)各一两，茯苓(去皮)、干姜(煨)各二两，橘红、丁香各一分。上㕮咀，每服四钱，水一盏半，枣一枚、姜三片，煎七分，食前温服]加吴茱萸、白蔻仁、苦杏仁、郁金、枳实辛苦泄降，以复气机之升降，是为脾胃升降失司、气化阻滞者取法也。

劳　伤

许左，吕城。

经云：人之十指各有所司。总云：十指通于心，独中指属厥阴，无名指属太阳。而指乃筋之余，齿乃肾之余，发乃血之余。心主血脉，郁损心阴，阴者血

也。肝失调达，在天为风，在地为木，在脏为肝，在声为呼，在体为筋。无寸筋不属于肝，无寸骨不属于肾。心劳于思，精以思耗。阳气者，精则养神，柔则养筋，以养心肝肾，筋骨自荣，血脉自和，不必徒事枝节，舍本求末。姑拟十全养荣之法，增味调治。

西党参三钱　冬白术三钱　白归身三钱　柏子霜二钱　云茯苓三钱　炙甘草五分　大白芍四钱　生熟地各五钱　酸枣仁二钱　远志肉钱半　赤首乌五钱　大蜜枣三枚

肝主筋，肾主骨，肺主皮毛，心为血之主，脾为血之源。气随血生，血随气长，长气于阳，随气于阴，无阴则阳无以化，无阳则阴无以生。阴者血也，阳者气也。气之余便是火，血之余便是水。水升火降，土旺金生，木本水源，血气同流则无病矣。五行相生则生，五行相克则克。五行按五经，故以五色为治。候五脏向安，六腑通调，则却病延年乎。

青葙子二十一粒　白菊花三枝　木贼草五寸　火麻仁七粒　黄杨脑七枝　黑芝麻二合　水杨柳一尺　土灵芝三钱　赤小豆十八粒　金银露一杯　清泉水煎药。

药以五色合五行，相治五经，接服五剂，以致调和五味，则五谷香矣。

按：经云人之十指各有所司。总云十指通于心，独中指属厥阴，无名指属太阳(指手厥阴心包络之脉，循中指出其端；手太阳小肠之脉，起于小指之端)。无寸筋不属于肝，无寸骨不属于肾，论颇精辟，深合经旨。心劳于思，精以思耗。阳气者，精则养神，柔则养筋，源自《内经》，而养心肝肾，筋骨自荣，用十全养荣汤加柏子霜、远志、赤首乌、大蜜枣方法以治，与劳伤于思之断，如合符节，使水升火降，金能生水，则五脏向安，六腑通调之论，已高人一筹矣。

中　风

王左，邗江，中秋节初看。

年近六旬，大解后忽然头目眩晕，心作呕恶，卒倒无知，人事模糊，舌喑口涎，痰壅气盛，目闭鼾呼，手撒遗尿，脉浮且大。平素肝肾水亏，外风勾动内风，风木扰入阳明重险之症。速宜救之，苏醒乃吉，防其闭脱之虑。多酌明裁，勿懈。

先以苏合丸一粒、鲜石菖蒲五分，煎汤和服，再进汤药。

明天麻三钱　化橘红二钱　制南星一钱二分　钩藤钩三钱　白附子二钱　法半夏一钱五分　大贝母二钱　白僵蚕三钱　小枳实一钱二分　小青皮二钱　生姜汁三匙　淡竹茹三钱

进天麻二陈之法，人事稍苏，舌强言謇气痰已平，眩晕不定，口涎不止，此外风内火扰犯阳明，心烦欲吐不畅，腑气三日未能通行。症势仍属险候棘手之象。法拟星附六君救之。

西党参三钱　粉甘草五分　刺蒺藜三钱　白附子三钱　云茯苓二钱　白僵蚕三钱　大白芍四钱　薄橘红三钱　生冬术二钱　白全蝎三枚，去足　制南星一钱二分　法半夏二钱　淡竹沥三钱　石菖蒲五分　生姜汁三滴，冲服

症势三日，幸而服药仍效，诸恙悉退，转机之兆。但痰火未平，言语不朗，舌尖作燥，头目不时眩晕，脉象渐和。仍宜清肝化痰，以介类潜阳法进步。再议。

当归身三钱　西党参三钱　石决明八钱　广橘

红二钱　杭白芍四钱　云茯苓三钱　生牡蛎八钱　制半夏二钱　白蒺藜三钱　大贝母三钱　元武板一两　鲜竹沥一酒杯，冲入

类中为患，东垣主乎气，丹溪主乎湿，河间主乎火，良由将息失宜，心火暴甚，肾水亏而肝木旺，水火不能制之，故卒倒无知。今已四朝重险之候，幸服药以来转机渐近，日日神识已明，口舌已和，脉大已平，大便已解。尚未透出，以平养肝肾，以益心营，进步乃佳。

西洋参五钱　白归身三钱　远志肉五钱　大生地八钱　麦冬肉四钱　杭白芍八钱　酸枣仁三钱　肥玉竹八钱　云茯苓四钱　山萸肉五钱　炙甘草八分　龟板胶三钱　鲜石斛三钱　桂圆肉三钱　梨汁半酒杯

按：年近六旬，便后忽然头目眩晕，心烦呕恶，猝倒无知，人事不省，舌喑口涎，痰壅气盛，目闭鼾呼，手撒遗尿，脉浮且大。内闭外脱，重且险矣，亟投苏合香丸、鲜石菖蒲灌服以济急，继以导痰汤涤痰开窍、平肝息风。复诊人事稍苏，气痰已平，舌强言謇亦瘥。然外风内火扰犯阳明，心烦欲吐，大便三日未行，症势未脱险境，投星附六君汤加僵蚕、全蝎、竹沥、姜汁、石菖蒲开窍息风。三诊诸恙悉退，惟言语未朗，头时眩晕，痰浊已化，风阳未靖，以介属潜阳，佐以养血涤痰。四诊神识已慧，口舌已和，脉趋缓和，以滋液养荣，以收全功，幸哉！

煎　厥

金左，嘉兴。

喘应作张。

阳气者，烦劳则喘，精绝，辟积于夏，使人煎厥。病起三年，每厥必先呛。肺为诸气之长，肝为发生之始。肺无因而不呛，木不动风不生。脉来沉滑而数，

舌见苔黄。素本善饮，脾受湿侵，上冲于肺，肺热熏蒸，湿热鼓动肝阳，阳化内风之痰内扰，扰于肝肺。肺司百脉之气，肝乃传病之源。先宜清心保肾，益水养肝，以化郁湿郁痰。否防内风上动，痰热扰入心包，则难以支持。木郁达之，火郁发之。

西党参三钱　真川连四分　酒炒黄芩一钱二分　老苏梗钱半　白茯神三钱　淡干姜三分　法半夏钱半　大白芍二钱　福泽泻二钱　小枳实四分　麦冬肉三钱　桑白皮八分　青果汁三匙　淡竹茹三钱　地栗三大枚，即荸荠

清风热，化郁痰，服而稍获效机。奈湿热熏蒸未平，间见气急而呛。经云：诸烟酒皆伤于肝肺。肺为妍脏，不耐邪侵；肝为刚脏，非柔不和。和肝润肺，以清化之。

妍乃娇之误。门雪记。

银沙参四钱　苏薄荷八分　粉丹皮三钱　嫩黄芩钱半　炒麦冬八钱　白茯苓三钱　福泽泻四钱　白桔梗一钱二分　大白芍四钱　炒苡仁四钱　甜梨皮三钱

按：煎厥之名，见于《素问》，缘于烦劳伤阳，精绝辟积于夏。病逾三年，厥前必先气呛咳，肺无因而不呛，木不动而风不生，脉形滑数，舌上苔黄。本好杯中之物，戕伤中州，积湿酿热，上冲于肺，肺热熏蒸，炎夏鼓动肝阳，阳化内风，证候病机，跃然纸上。治遵“木郁达之，火郁发之”之经旨。西党、麦冬、桑白皮、黄芩润肺清金，黄连温胆、半夏泻心互为出入，以化郁湿郁痰，妙在青果汁、地栗为引，清火化痰而不伤津液。复诊已获效机，奈时当暑令，湿热难以骤化，间见气急咳呛，清金润肺，分化湿热，兼以顾之，堪称老到允当！

颤震　眩晕

王右，常州。

阳气者，精则养神，柔则养筋。阴平阳秘，阳赖阴施，精神乃治。人身三阴，难成而易亏。无阴则阳无以化，无阳则阴无以生。补阴不易，补阳尤难。上虚曰眩，下虚曰晕。肾属水，水亏不能涵养肝木。木虚生风，风动阳升，皆属于肝。肝失条达，水不配火，火炎于上，水亏于下，下损从阴，上损从阳，阳事不振，实因精血内伤，劳心耗肾，谋虑伤肝，肝肾两伤，手足生热，头摇头晕，皆根本之病也。年逾六旬，乃类中之先声也。

西洋参四钱　云茯苓八钱　双钩藤八钱　生牡蛎八钱　麦冬肉四钱　山萸肉八钱　明天麻四钱　石决明八钱　大生熟地各六钱　枸杞子八钱　龟板胶四钱　怀山药八钱　鲜石斛五钱　圆眼肉三钱　鲜桑叶十四片

脉来浮大而沉，按之中空不实，皆属水亏火旺。肝肾不足，阴阳不能调和，水火不能既济，则心火肝火虚火来潮，以致眩晕多端。仍宜益水之源，佐以清养肝肾。进步乃佳。

当归身五钱　鲜生地八钱　天麦冬各八钱　清阿胶四钱　生白芍八钱　肥玉竹八钱　生熟地各八钱　龟板胶四钱　云茯苓八钱　山萸肉八钱　羚羊片二钱　甘枸杞子五钱

引：鲜桑叶十四片　鲜荷叶三钱　鲜石斛五钱

按：劳心耗肾，谋虑伤肝，乃此老之所长，重视情志致病，前后四诊，方法有序，层次井然，效若桴应，宜其名噪大江南北，岂偶然欤。

吴左，和州

肾气通于胃，脾络布于胸，肝气循乎肋，腰乃肾之府。

脾与胃相连，胃虚真阳不旺，脾虚健运失常。冬末春初，胸肋腰背胀痛，时呕清水，延今十有余载。久则防成反胃，当此壮年，早治为妙。每日清晨开水先服金匮肾气丸三钱，午后服归芍六君子增味善调，是其大法。然否，候正。明眼裁之。

酒炒当归三钱　土炒党参三钱　云茯苓三钱　新会皮一钱二分　醋炒白芍三钱　苡仁炒白术二钱　焦谷麦芽各二钱　法半夏钱半　蜜炙甘草五分　煨木香八分　煨老姜二片　小红枣三枚

经以诸痛属寒，诸呕属热，诸喘属虚，诸胀属实。实则即痛，痛则不通，通则不痛。痛当心脘，胸背板闷，胀痛不舒，左胁觉甚。左脉沉弦无力，右脉强劲无神，按之中空不实。每交春升之令，则肝气犯中，痰饮湿热，五郁不宣，诸痛胀并见矣。病十余年，虽然调治，未得除根。姑再拟方，温宣畅达，佐和胃阳，以观动静。

炒当归三钱　云茯苓三钱　炙甘草五分　公丁香五分　炒白芍三钱　炒冬术钱半　川桂枝八分　肉豆蔻八分　新会皮钱半　法半夏钱半　白檀香八分　安石斛二钱　煨生姜三片　饴糖三钱

经以阳维为病苦寒热，阴维为病苦心痛。痛则不通，通则不痛。昨进温理辛香之法，而痛势虽平，午后半夜仍然举发，发则由左腹气攻上逆，逆则膜胀，难以安卧。此肝肾不纳，木临土位。肝病实脾，脾病温胃。胃为水谷之海，脾为万物之本。脾与胃相连，肾与胃相通。脾胃和则胀痛定，逆气降则卧安。仍宜建中增易法。每日煨姜汤送服金匮肾气丸三钱。

酒炒当归三钱　酒炒金铃子三钱　川连炒吴萸七分　盐水炒橘红二钱　沉香水炒白芍三钱　醋炒元胡索钱半　枳实炒白术三钱　蜜炙甘草五分　人乳拌茯苓三钱　安边桂心四分　贡沉香末八分　煨姜二片　饴糖五钱

金匮健中，服之颇效，夜卧安然，胀势已松。惟胃阳未和，气机未畅，间或呕恶，舌苔时白时腻，脉象沉滑无力。昨夜已得大解，今进饮食颇香。得效之机已见，仍宗前法进步。

酒炒当归三钱　盐炒陈香橼一钱二分　炒建曲二钱　法半夏二钱　桂水炒白芍四钱　枳实炒冬术二钱　薄橘红钱半　焦谷麦芽各二钱　醋炒小青皮钱半　云茯苓三钱　煨姜二片　红枣二枚

殷左

经以肺热叶焦则生痿躄。肺为水之上源，金为水母，气为水源，膀胱为水之标。水亏于下，火炎于上，上虚曰眩，肝肾交亏，下虚曰晕。经脉失于荣养，加之操劳血虚，虚邪内动，邪之所凑，其气必虚。不治其虚，安问其余？上盛下虚，清上实下，为力甚难。脉来沉涩，按之不静。虚中夹实，实者湿也。肝虚生风，风扰阳明。日晨服三补三泻，兼养肝肾，以化湿邪；晚进补阴益气，以达虚邪。上下分治，未识明眼然否。

大熟地五钱　福泽泻三钱　怀山药三钱　五味子八分　云茯苓三钱　山萸肉三钱　大白芍四钱　肉苁蓉三钱　炙甘草八分　白归身三钱　粉丹皮三钱

鲜石斛三钱　大淡菜三钱　羚羊片二钱　西党参三钱　绿升麻四分　大熟地三钱　当归身三钱　云茯苓三钱　春柴胡八分　怀山药四钱　大白芍四钱　白蒺藜三钱　明天麻二钱　双钩藤三钱　桂圆肉二钱　荷蒂三个

肺　痿

王右。

肺朝百脉之气，肝藏诸经之血，肾司生命之本。咳嗽延今二载，声音不朗，劳动气急，心虚头眩，曾多见红，形神衰夺，脉来弦数而芤。肝肾水亏，不敛心肺浮阳之火，火灼于金，金不生水，水不济火，火升于上，水亏于下，下损从阴，上损从阳，阳赖阴施，阴平阳秘，阳盛阴衰，火焚金痿，殊属不宜。速屏尘情，清心静养，以平虚阳。益水滋肝，以免损怯之患。否则多酌明裁正之。

大生熟地各四钱　怀山药四钱　福泽泻二钱　粉甘草五分　天麦冬各三钱　山萸肉三钱　孩儿参三钱　鲜石斛三钱　云茯苓三钱　粉丹皮二钱　参贝陈皮钱半　白茅根八钱

肺若金钟，非叩不鸣。肝肾水亏，木火刑金。咳嗽音嗄，头晕心摇。根蒂久亏，肺痿日著。进三才地黄法，虽合机宜，必得静养功夫，蓄水济火，土健金生，庶臻佳境。

孩儿参三钱　云茯苓三钱　清阿胶三钱　甜冬术二钱　麦冬肉四钱　怀山药四钱　福泽泻三钱　生甘草八分　五味子八分　粉丹皮三钱　参贝陈皮钱半　枇杷膏五钱，和服　白茅根五钱　梨肉三钱

清金润燥，益水滋肝，兼养肺元之品服之，颇获效机，咳嗽已减十有大半。惟大解溏泄。火不生土，土不生金，脾胃未健之象。

仍以原方去麦冬，加款冬花钱半（包）、白扁豆三钱、红糖炒焦楂三钱

壮水涵木，补土生金。金为水母，胃为水源。咳嗽虽平，昨又见红。火升于上，水亏于下。时值酷暑伤阴，阴不敛阳，阳不潜阴。此火令司权，木火随之，肝木乘之。曾见多红肋胀脉芤。防其血涌之虑，尤当清心静养，服药应手乃佳。否则多酌明裁。

鲜生地八钱，取汁　粉丹皮三钱　清阿胶三钱　紫菀肉三钱　白沙参六钱　黑栀子三钱　元武胶八钱　肥玉竹三钱　云茯苓四钱　怀山药四钱　血见愁二钱

白花藕二两

血止咳平，肝阳未降，肝阴未和，间而咽嗌不润，痰见腥味。此金不生水，水不济火，火刑金痿之患。仍宜养胃生阴，益水济火，火升水降，自臻康吉。清心静养，庶可渐愈矣。

银沙参八钱　川贝母二钱　鲜石斛三钱　肥玉竹五钱　麦冬肉五钱　大生地八钱　云茯苓四钱　川百合二钱　北五味八分　白桔梗一钱二分　枇杷露二两，和服　梨浆一杯，兑

按：咳延二载，声音不朗，最不相宜，方书所谓“金破不鸣”是矣。咳多见红，形神衰夺，脉形弦数而芤，肺痿形征毕具，治颇棘手。此老用三才地黄法，平稳妥帖，告嘱速屏尘情，更胜药石一筹，奈病延二年，肝肾根株先亏，难求速效，再三告嘱静养功夫。治守壮水济火，培土生金之则，乃不二法门，以枇杷膏、梨肉、白茅根为引，殊见功夫。三诊颇获效机，咳减十有大半，乃佳兆也。惟大解溏泄，有上损及中之虑。撤去麦冬之凉润，加白扁豆、红糖炒山楂，仿培土生金之法。四诊虽治之得法，又见咯红，时值酷暑，暑热耗气伤液，殊不相宜，借元武胶、阿胶咸寒救液，峻补真阴，鲜生地、粉丹皮、血见愁、黑山栀凉血清营，泄络中之热，白沙参、肥玉竹润肺清金，云苓、山药培土生金，妙在白花藕散瘀血而解暑热，可谓妙药巧用！

痰　湿

赵左，大港。

肾虚真阳不旺，脾虚升降失常。饮食迟于运化，湿饮填于太阴，故中央不能宣畅。例于补火生土，原是一法。现在清浊混淆之际，脾受木克之施，不能勉而强之。先拟东垣先生之法，升清阳以降浊阴。再

议补脾和胃丸饵调之。

西党参三钱　春柴胡八分　新会皮钱半　霞天曲三钱　冬白术三钱　绿升麻三分　炙甘草五分　煨木香八分　怀山药四钱　白当归三钱　煨生姜二片　小红枣三枚　陈仓米八钱

脾主清阳，上升则健；胃司浊阴，下降则和。和其胃，补其脾，是其正法。奈肾气不足，胃气不和，火不生土，土败中伤之患，仍以养胃生阴、脾胃并调之法。

西党参三钱　苡仁米四钱　春柴胡八分　怀山药三钱　冬白术三钱　福泽泻三钱　绿升麻四分　冬瓜子四钱　赤茯苓三钱　六神曲二钱　当归身三钱　新会皮一钱二分

脾为万物之本，胃为水谷之海。脾虚生湿，胃弱生痰。痰湿困于太阴，则中央不能运化，午后则神疲倦怠，食少不饥。饥则伤胃，饱则伤脾。脾为生痰之母，胃为贮痰之器。仍宜助脾元、开胃口，以化湿痰之法，虑生肿满之增。然否，多酌。

炒西党参三钱　怀山药四钱　炒苡仁四钱　白蔻壳八分　炒冬术三钱　炒枳实六分　扁豆衣二钱　法半夏钱半　赤苓皮三钱　鸡内金三钱　薄橘红钱半　炒粳米八钱

养胃生阴，补脾渗湿，和中调胃，清理脾阳，神识颇爽，胃阳已香。仍宜原方加减进步。

加蛀青皮钱半、蛀小麦三钱、香莲子三钱，去白蔻壳、枳实。

恙缘已著前方，东垣先生升清降浊之法已服四帖，尚属平宁。心火生戊土，命火生己土，戊阳己阴。

阳明阳土得阴乃化，太阴湿土得阳始运。补命门以健中阳，调中胃以资生化源。治病从缘，隔一隔二，见病医病，缘木求鱼，岂可得耶。

潞党参三钱，焙　粉甘草五钱　全当归三两，酒洗　霞天曲三两，炒　云茯苓三两，人乳蒸　酸枣仁三两　燕窝根三两，去皮，炒　菟丝子三两，蒸　於白术三两，米泔水浸，黑芝麻蒸　远志肉三两　广木香五钱，醋磨

以上各药均选道地精品，遵法炮制，共为细末，用大福橘三枚、桂圆肉三两、枸杞子八两、须谷芽三两，熬膏和丸，如梧桐子大，每晨开水送服丸药三钱。

按：此共五诊，前四诊屡屡言及升清阳以降浊阴，和其胃补其脾是其正法。养胃生阴，补脾渗湿，脾胃并调之法，但细究其方，始终以党参、苍术、山药、赤苓、当归身为主体，且好用升、柴，似以李东垣补中益气汤方法，案语所述与处方内容未能契合密切。五诊丸方似属归脾汤一路，仅燕窝根一味，润养阳明，岂不遗憾！

不饥少纳

殷左，湾沟。

病起内伤外感，延今寒热难解，不饥少纳，脾胃困盹，肾不来潮，肾虚则胃关不健，中虚则运纳失常。天地不泰，变生否卦。春脉来弦，虽曰主脉在右，不宜两尺空虚。水升火降则为和，会和欢欣之举。木旺土虚则为贼，能无克制之灾。

困盹应是困顿，肾气不冲应是不充。门雪记。

春令木旺，脉见弦象，本是主脉。然其脉两尺空虚，则是肾真亏虚。案中言

经云：冬令蛰藏用事，君子固密则不伤于寒。奔驰劳动，汗出于肾，加之房事内损，肾气不冲，邪气不能御，则缠绵不已，以致虚不受补，补肾则碍中，燥脾则伤胃，势属棘手之象。惟有洁古老人仓廪法，一救中胃，一救肾源。心与胃相连，救肾关胃，嗣后养心

和胃。肾气通于胃窍，开于二阴。心火生戊土，命火生己土，资生化源之本。肾为生命之本。二本皆亏，即难医治。当此仓廪之法，服数剂以观进退。

银沙参四钱　香稻米八钱　怀山药四钱　湘莲子四钱　云茯苓三钱　炒苡仁五钱　淮小麦三钱　五谷虫三钱　冬白术三钱　干蟾皮三具　黑芝麻四钱　鸡内金三钱　粉甘草八分　大麦芽五钱　扁豆子三钱　小红枣五枚

外药酒方：孩儿参三两　白归身三两　枸杞子二两　甘菊瓣三两　云茯苓三两　大白芍二两　怀山药四钱　黑桑椹四两　真福橘三枚　冬白术三两　桂圆肉三两　大南枣五钱

以上各药拣选精品，泡米烧酒十五斤，隔水煮二炷香为度。每晚兑服陈酒，随量饮之。

客秋寒热起见，十月虽解，两肋之下一条硬块牵连，胸腹痞鞕三五处，攻胀不能纳食，背脊骨痛，两脉俱弦。木来克土，中伤胃损，肾气亦亏，内胀之患已著，大可虑也。肝脾肾内亏已久，难以奏捷。每晚虽服药酒，治法缓而不速。再以十全大补加味之治，取其气血双培，肝肾并补，引火归元，纳气归窟，庶可望有渐康。

潞党参三钱　川芎钱半　蜜黄芪二钱　淡苁蓉二钱　云茯苓三钱　全当归三钱　安桂心四分　麦冬肉三钱　甜冬术三钱　炒白芍二钱　制半夏二钱　冬瓜子五钱　炙甘草五分　大熟地五钱　福橘红二钱　制附子五分　生姜三片　红枣三枚

按：奔驰劳动，汗出于肾，加以情欲内损，外感缠绵不已，补肾则碍中，燥脾则伤胃，势颇棘手，仿《医学启源》仓廪

其奔驰劳动，汗出于肾，与《内经》骨痿之象暗合，加以房事内损，肾气不充，故两手脉见空虚。故王翁以奠安中土为总务，遵经旨“肝苦急，急食甘以缓之”，以脾肾气血并调为继，亦亡羊补牢之策应耳。屏注。

法，一救中胃，一救肾源。方取沙参、苍术、山药、云苓、莲子、香稻米、白扁豆、黑芝麻、淮小麦等味，淡养胃气，微甘养脾阴，方极轻灵可喜；佐以鸡内金、五谷虫、干蟾皮等消积化滞，可谓标本兼顾，非老手不办！酒方皆悦脾养肝之品，取意谐和肝脾，乃缓图之法。续以十全大补方法，益气养血，毓养肝肾，轻重缓急，次序井然。

狂

蒋右，扬州。

重阴者癫，重阳者狂。脱阳者见鬼，脱阴者目盲。又云癫狂之病，何以别之？

狂病之始发，少饿而不饥，自高贤也，自辨智也，自倨贵也，妄笑歌乐，妄行不体休是也。丹溪云：癫属阴，狂属阳，癫多喜，狂多怒，脉虚可治，脉实不宜。痰结于心胸，治宜镇心神，开结痰。以思虑郁结，屈无所升，怒无所泄，以致肝胆气逆，木火合邪，是诚东方实症。前贤云：胎前不宜暖，暖则堕胎；产后不宜凉，凉则怕败血攻心也。若迎月（农历八月十四）之后，则竹沥、姜汁、铁落、姜连可以用之。书云：悲哀动中则伤魂，魂伤则狂妄不精，则不正。当用温补安魂之药，以仲景先生地黄汤加味治之。今宗其意，以三补三泻，补者补其气血也，泻者泻其痰火也。当此医理也，不可不慎也。

大生地四钱　怀山药三钱　福泽泻三钱　炒枳实八分　大熟地四钱　粉丹皮三钱　白归身三钱　鲜竹沥五钱　细萸肉三钱　白茯苓三钱　大白芍四钱　嫩姜汁三匙

痧后余热归肺，产后暴怒伤肝，气血交病，脏躁生悲，肝病多从拂郁多怒，败血既行，郁热生风，风热上承之患。拟丹参芩连羚羊石斛栀芍之品，一养肝阴，一和肺胃，清热化痰。然否，多酌。

大生地五钱　羚羊片二钱　紫丹参三钱　细条芩一钱二分　杭白芍三钱　安石斛三钱　粉丹皮三钱　栀子皮二钱　真川连五分　抚川芎八分　天竺黄钱半　大贝母二钱　淡竹沥半酒杯

肝旺多怒，心热多笑。痧后余热逗留未尽，痰火郁结，升腾莫制。肝为刚脏，非柔不和。肺为气长，非降不舒。火为阳升，水为阴降。气化为火，液化为痰，痰化为郁，郁结为火。火升水降，土旺金生，何病之有？仍拟和肝养阴，清火豁痰，兼清肺热为治。

大生地一两五钱　枸杞皮五钱　石决明八钱　云茯苓三钱　麦冬肉八钱　生甘草八分　左牡蛎八钱　羚羊片二钱　元参心八钱　法半夏钱半　化橘红钱半　小枳实八分　淡竹沥一杯　鲜石斛三钱

外以鲜桑叶七片、荷叶蒂三元、活水芦根二钱、白沙参三钱、麦冬肉四钱，入沙壶内泡汤代茶，时时饮之。

肝为风木之脏，虚则生风。在天为风，在地为木，在脏为肝，在体为筋，在声为呼，在变动为握。悲则气下，怒则气上。悲出于肺，怒出于肝。此非肝家之有余，乃肝家之不足也。平素阴亏，亏则生热，热则生痰，痰多生气，气久生郁，郁久伤肝。肝乃心之母，心乃人之主。心境不畅，郁闷有之。治心肝郁之病，惟有喜慰二字可以解之。肝有三治，肝苦急，急食甘以缓之，辛以散之，酸以敛之。况产后阴分易伤，气不调达。惊则气乱，心病也。恐则气下，肾病也。气化为火，热化为痰，痰火气交并于上，上盛下

芎䓖以产自四川者为最佳，故谓之川芎。抚芎则产自江左抚州，故名抚芎，功在开郁，其中心有孔，与川芎物同而产异，非一品也。此老方中屡用抚川芎而不言各是，当其一物而用之也，其误殊甚，门雪记。《本经逢原》作二条，岂未之见耶，亦怪也，又记。

火升水降为未济，乃病也；水升火降则为既济，病可愈矣。照文意言，此二句连下文与上不同，应作水升火降，乃合文意耳，门雪记。

虚。气升则痰升，火降则痰消，不可泥定痰火，见病治病，缘木求鱼，岂可得手。治病从源，求其本也。仍宜养阴救肝，心乃肝之子也。书云：虚则补其母，实则泻其子。救其母，顾其子，是其大法也。

大生地一两四钱　山萸肉八钱　粉丹皮三钱　真川连五分　大熟地一两　怀山药四钱　福泽泻三钱　杜阿胶四钱　云茯苓四钱　法半夏钱半　淡竹茹三钱　新鸡蛋二枚，打开，用青盐二分入内，煮熟去蛋，以汤煎药

恙缘已著前方，初一日天癸至，二日即止，今日并无触犯，忽然狂妄，秽物掷下。相火内寄于肝，听令于心。气火交并于上，痰亦随之。在上者因而越之，在下者因而导之。肝为刚脏，济之以气；肺为气长，济之以润。至于百端狐疑，行住坐卧皆不定，号曰百脉一宗，并不拘于何经何脏。清金有制木之功，故用百合。此方尚可服之。

大百合一枚，入青盐二钱，放在百合心内煎汤，时时饮之，则慚可安宁。

一枚百合，二钱青盐，恐太咸难服，或是二分之误耶。门雪记。

《素问》曰：多喜为癫，多怒为狂。《难经》曰：重阴者癫，重阳者狂。二症虽分心肝二经，皆为君相火亢，癫或心血不足，狂乃痰火实盛。贵恙起于产后，百体皆空，或因惊恐伤神，郁怒伤志，神志不实，易成此患，以致败血攻心，痰火随之，而升入于胞络，加之郁损心阴，孔窍易塞，由是厥少二阴火旺，火形金，木克土，肺胃之火均以随之。据云脉象浮洪，犹为吉象。治狂之法，宜乎清下。即如王蔡二位夫子之方，至当不易。前已血下紫红，不可再下矣。惟宜清阳火，化热痰，以养心营，庶可望有问安。否然，仍候裁正。

慚乃渐之误，形乃刑之误也。又记。

猪心血浸薄橘红钱半　猪心血浸石菖蒲五分　中生地八钱　猪心血浸川贝母二钱　猪心血浸川郁金钱半　白知母二钱　连心麦冬肉八钱　连心连翘钱半　大白芍四钱　九孔石决明八钱　生牡蛎八钱　羚羊片二钱　龟板心八钱　金银二器合煎　竹叶心廿根　莲子心廿粒

喜从心出，怒从肝出。肝乃心之母，母劳子摇。肝为风木，木能生火，火旺生痰，痰火上忤心包，以致语言狂乱，手足无宁，甚则时哭时笑，笑出于心窍，悲出于肺经，痰火助其脉，脉洪且数，症非小视，虑其内风外风痰火并至则厥矣。仍宜熄风阳、化痰火之法。

鲜生地八钱　石决明一两　鲜石斛三钱　陈胆星八分　麦冬肉五钱　生牡蛎一两　磨羚羊一钱　天竺黄二钱　大白芍四钱　法半夏二钱　明天麻二钱　钩藤钩八钱　灯心一分　铁落八分　磨郁金八分

按：狂病之始发，少饿而不饥，自高贤也，自辨智也，自倨贵也，妄笑歌乐，妄行不体休也，确从实践中来，堪称金科玉律。病起于痧后余邪未清，产后勃然大怒，二诊归咎于痧后余热归肺，产后暴怒伤肝，治以养血清营为务，辅以清心涤痰，主次分明，标本兼顾。

多怒多笑，心肝二经有余之征，痰火郁结，升腾无制，仍守滋水涵木，育阴潜阳而化痰浊之则，外以桑叶、沙参、麦冬、荷蒂、芦根代茶频饮，取其甘寒生津之意。四诊点破“心乃人之主，心境不畅，郁闷有之”的哲理。治心肝郁病，唯有喜慰二字，高人一筹。此老惯用六味地黄汤治肝肾不足之证，加川连、竹茹、半夏、云苓清心涤痰，乃知标与本，用之不殆之法。五诊汛水来潮，二天即净，忽然狂妄，百端狐疑，往往坐卧不定，用百合治之。“癫或心血不足，狂乃痰火实盛”确辨癫狂之要着。治从清阳火，化痰热，养心营三则着眼，深得要领，取川郁金、知母、连翘、莲子心、竹叶心、羚羊片、石决明、牡蛎清阳火，川贝母、石菖蒲、橘红、川郁金化痰热，生地、龟板、白芍养心血，着实稳妥，各不相干。六诊语言狂乱，手足无宁，甚则时哭时笑，脉来洪而且数，仍步息风阳、化痰火之则为治。前后六诊，效不显殊，足见情志之病之难疗焉。

目视双岐　遗泄

王左，洲上。

病体十七岁目患至廿岁，兼之失血常服滋养壮水之药，现在精神皆愦，终日思睡者，诸倦怠劳碌头晕，肾气不足，以致心动精流，随举随委，加之脾胃伏热，唇口常肿破皮。心脉弦，肝脉涩，肾脉虚，右脉之软，乃肾之阴亏，肝之阳强，非肝家之有余，乃肝肾二经不足也，精不充其力。心劳于思，精以思耗；目劳于视，精以视耗。无阳则阴不生，无阴则阳不长。阴平阳秘，阳赖阴施，阴阳和而后天地泰。拟以养心肾，佐以和肝脾之法。

潞党参三钱　白归身三钱　远志肉八分　广木香三分　大熟地五钱　大白芍四钱　熟枣仁三钱　生甘草五分　白茯神三钱　柏子霜二钱　黑芝麻蒸冬术四钱

目乃五脏之精华，患久伤于肝肾，肾虚精关不固，肝虚木火上承，劳则眩晕并见，目视双歧，心悸咽干，时而面赤唇红。火升于上，水亏于下，脉不平静。仍宜益水滋肝以养心营之法。再议丸饵缓调。

大生地五钱　白归身三钱　白菊花三钱　甘枸子四钱　麦冬肉四钱　生杭芍四钱　白蒺藜二钱　菟丝子三钱　元参心三钱　血龟板八钱　青葙子三钱

鲜桑叶十片　鲜石斛三钱

接服五剂后，加减再服三帖，以观进退。延恐滋症，然否多酌。

原方加肥玉竹八钱、石决明一两、生牡蛎一两、山萸肉五钱，去枸杞子、青葙子。

心之所藏者神，肾之所藏者精。精神生于坎府，运用应乎离宫。心为主宰，肾为根本。心肾两亏，以致精关不健，易泄易漏，阳事易举易痿。精不充其力，力不从其心，故而未老先衰。补坎培离，水升火降，则为知会合、有欢欣之举，不必从恃于阳，亦不可过于滋腻，借黄婆之力撮合婴儿姹女欣欣之力，自多奥妙。

潞党参三两　白归身三两　远志肉八钱　白燕根三两　云茯神三两　大熟地五钱　柏子仁一两五钱　芡实粉五钱　於白术三两　山萸肉三两　菟丝子三两　甘枸杞三两　炙甘草五钱　福泽泻二两　车前子一两　粉丹皮二两　带子桑螵蛸三两　怀山药三两　湘莲子二两　怀牛膝二两

上药均选道地精品，依方炮制，共为细末，用桂圆肉三两、肥玉竹三两、钗石斛三两、大麦冬三两，熬膏为丸，如梧桐子大，每服三钱。

按：此案证情驳杂，诊治非易，且为此老所专擅。观其眩晕并见，目视双歧，精神昏愦，终日思睡，心动精流，随举随委，唇口常肿破皮，即非善候。治以养心肾而佐和肝脾，可谓面面俱到。二诊益水滋肝以养心营之法，用药细致讲究。三诊精神生于坎府，运用应乎离宫，历练老到之论，他处见所未见，闻所未闻，补坎培离，水升火降，则为知会，合有欢欣之举，不必徒事于阳，亦不可过于滋腻，借黄婆之力撮合婴儿姹女欣欣之力，自多奥妙，非医易通晓者，焉能知其奥秘。末诊丸药之组合修合，尤见其功力。

咯　血

钱右，杭州。

肺无因而不咳，络不伤血不出。本月十四日夜间忽然失红，咳嗽有痰，痰内兼带紫血，身热头眩，日晡尤甚，胸闷肋胀。十六日酉刻复吐盈盆，咽干喉痒，痒则即咳，咳则不已。随进童便、梨浆，并滋阴平肝药等服之，热势稍解。惟精神疲倦，呓语不休，忽然欲泪，语言颠倒。肝虚多泪，木叩金鸣，阴虚阳升，水不济火，火炼于金，水不养肝，肝之阳强，脾之阴虚。二阳之病发于心脾，有不得隐曲，女子不月，其传为风消，再传为息贲。木郁达之，火郁发之，养阴以化之，和肝以平之。欲安风木，先补癸水，再宜怡悦开怀，心和气畅，庶可效机。再延深为可虑。

藕汁磨犀角八分，和　麦冬肉八钱　山萸肉四钱　黑山栀三钱　鲜生地一两二钱　云茯苓四钱　怀山药四钱　黑元参三钱　大白芍八钱　福泽泻三钱　粉丹皮三钱　红糖炒山楂三钱　磨参三七五分，和服　藕汁二杯，兑入　童便一杯，冲服

进犀角地黄之品，虚火和平，咳血微减，卧则神虚，言语呢喃，寤而不寐，时而木火上潮则面赤唇红，加之阴虚内热，阳虚外寒，阳属腑气主乎外卫，阴属脏真主乎内营，络血去多，新血未充。仍拟前方加减进步。

鲜生地一两二钱　北五味八分　大白芍八钱　山萸肉八钱　麦冬肉八钱　云茯苓三钱　清阿胶三钱　天冬肉八钱　西洋参三钱　藕汁二杯　梨浆一杯　童

便三酒杯

按：十四日夜间忽然咯红，咳嗽有痰，身热头眩。十六日酉刻复吐盈盆，咽干喉痒，痒则咳，咳则不已，进童便、梨浆滋阴平肝之药，热势稍减而语言颠倒，势非轻可，投犀角地黄加三七、藕汁、童便，虚火靖和，咳血微减。惟言语呢喃，寤而不寐，面赤唇红，肝阳尚未靖驯，前方加减为治，效可想见。

久咳喑哑

江左，镇江。

素本肝肾阴亏，水不济火，火炎于上，水亏于下，木叩金鸣，咳久喑哑不扬，咽干喉肿，汤饮进之不爽，交阴尤重，天明较轻。此属阴阳不能调达，营卫不能谐和，脉来弦数而洪，肝阳上扰之象，不宜急躁烦心。清心保肺，不致金痿之虑。

孩儿参三钱　大白芍四钱　白桔梗一钱二分　生甘草四分　云茯苓三钱　怀山药三钱　杏仁泥钱半　牛蒡子一钱二分　大生熟地各三钱　清阿胶三钱　猪肉皮一两，刮薄　霉干菜三钱，泡十次

猪肤甘桔已服六剂，咽肿已消，右边生多白点，鱼鳞之派，甚则刺痛，每早咳嗽，痰吐白黏，午后微见烦躁。此阴虚阳升，水不济火，火灼金伤。原方增易，接效乃佳。

西洋参三钱　大生地八钱　山豆根一钱二分　白桔梗一钱二分　麦冬肉四钱　云茯苓三钱　射干八分　生甘草五分　五味子八分　杜阿胶三钱　杏仁泥三钱　怀山药三钱　猪肉皮一两　霉干菜三钱

服药以来，咳减痰清。惟胸中气逆上冲，以致咳嗽异常，右脉滑数，左脉弦洪，口干舌燥，并有热气熏

蒸，喉中微痛，加之酷暑交征，最伤阴分。暂拟清养肺胃，以平肝阳之治。

白沙参四钱　苡仁米四钱　南沙参二钱　杏仁泥三钱　云茯苓三钱　款冬花钱半，包　生甘草四分　麦冬肉三钱　玉苏子二钱　牛蒡子三钱　鲜石斛四钱　甜梨皮一两二钱

厥阴绕咽，少阴循喉。喉肿而痛，痛而干燥，燥而气逆上冲，咳嗽而呛，痰不易出，午后心烦不宁，木火上潮，阴不化燥，金水不能相济。先以参麦八味三补三泻，清金润燥，自然效矣。

大熟地五钱　怀山药四钱　粉丹皮二钱　生甘草八分　云茯苓三钱　红萸肉三钱　福泽泻二钱　白桔梗钱半　孩儿参三钱　麦冬肉四钱　山豆根一钱二分　紫金皮一钱二分　白芦根八钱　青果汁三匙

一水能济五火，肾水也。一金能行诸气，肺金也。金水相生，喉间肿痛全消，饮食亦照常，夜卧已安，气逆已降，天明咳吐黏痰，午后虚火上炎，肺肾两亏之象。仍以前方增易之治。

大生地五钱　天冬肉八钱　龟板胶三钱　南沙参二钱　大熟地三钱　麦冬肉四钱　清阿胶四钱　北沙参四钱　云茯苓三钱　山萸肉四钱　白灯心一分　芦根二两

金为水母，气为水源。阴虚走泄于下，阳虚气升于上。咳嗽复萌，幸未失红，心相之火静也。壮水则火静，火静则痰消，勿拘于治痰。寡欲故佳，清心犹要。六淫标病易治，七情本病难疗。此内伤之病必得宁心静养，水源生则自宁矣。

孩儿参三钱　大生地五钱　川百合三钱　牛蒡

子三钱　白沙参三钱　白茯苓三钱　怀山药四钱　杏仁泥三钱　粉甘草五分　白桔梗钱半　猪肉皮一两，刮薄　霉干菜三钱，洗净

走泄后咳嗽复萌，至今未止。肝肾阴亏不足敛心肺之火上泛，金水交伤，肾虚子盗母气，肝虚虚火上炎，火升于上，水亏于下，下损从阴，上损从阳，阴阳亏则难以奏捷。宜引火归元、纳气归窟之法。

大生熟地各四钱　粉丹皮二钱　熟附片五分　真阿胶四钱　白茯苓三钱　福泽泻三钱　大麦冬八钱　龟板心八钱　怀山药四钱　红萸肉钱半　甜杏仁三钱　童便一杯

接服丸方：大生熟地各八两　白燕根三两　粉丹皮三两　清阿胶四两　云茯苓三两　红萸肉三两　福泽泻二两　元武胶三两　怀山药三两　孩儿参二两　南沙参二两　参贝陈皮二两　枇杷叶一两五钱　胡桃肉四两

上药共为细末，以白蜜为丸。

按：咳嗽久延，最忌喑哑，咽干喉肿，有碍咽饮，尤为犯难，脉来弦数而洪。肝阳射肺，木叩金鸣，肺痿堪虑。清心保肺，药饵而外，最须澄心涤虑。投猪肤、甘桔为治，原是经方法度，牛蒡子、杏仁泥助肺之肃，生熟地、清阿胶金水相生，孩儿参、山药、云茯苓培土生金，白芍和营敛阴，组合之妙，非老手不办；霉干菜一味，来自民间单方，用之颇见效验。宜乎六剂之后，咽肿已消，右边生多白点，状如鱼鳞，甚则刺痛，晨起咳嗽，痰吐稠白，午后神情烦躁，火灼金伤，原方为继，增入山豆根、射干，亦古昔成法。三诊咳减痰清，惟胸中气逆上冲，脉右滑数而左弦洪，未许乐观，加以时当酷暑，液为汗耗，续以甘凉之味，清养肺胃而助肺肃。四诊喉肿而痛，痛后干燥，气逆上冲，咳呛痰不易出，午后心烦，金

水未能相济，以参麦八味清金润燥，以青果汁为引，颇有巧思。五诊喉间肿痛全消，饮食如常，夜卧已安，证势已渐入佳境，前方增入龟板胶、清阿胶峻补真阴，以事巩固。宁心静养，叮嘱再三。末诊走泄之后，咳嗽复萌，金水交伤，子盗母气，亦在情理之中，再加熟附片五分、童便一杯，引火归原，非久经临证实践者，何来如此胆识。丸方以参麦等味加白燕根、清阿胶、元武胶、胡桃肉，以收全功。

咳 嗽

厥阴绕咽，少阴循喉。水亏于下，火炎于上，呛咳咽痒作干作痛，头晕而眩，肢体无力，卧时咳嗽尤甚。虚风虚火，上升莫制。肾司生命之本，故以补肾养肝，六味最妙。时值春令阳生，药力不及，清心寡欲为要。以猪肤甘桔地黄汤加味治之为要。

大生熟地各四钱　粉丹皮三钱　粉甘草五分　猪肉皮二两　云茯苓三钱　红萸肉三钱　白桔梗钱半　新鸡卵一枚　怀山药三钱　福泽泻二钱　乌梅肉八分

金为水母，气为水源。水火不济，金水不生。咳嗽不止，喑哑咽干而痛，午后咳而痰多，又兼风木司权，极难为效。

孩儿参三钱　生熟地各三钱　制附子八分　白桔梗一钱二分　天门冬三钱　云茯苓三钱　肥玉竹五钱　粉丹皮二钱　大麦冬四钱　怀山药三钱　杜阿胶三钱　童便一杯

实火宜泻宜凉，风火宜清宜散。水亏于下，火升于上。阴不敛阳，阳不潜阴。厥阴绕咽，少阴循喉。久咳咽哑喉干而痛，金水交伤，阴不上潮，涸澈燎原，阳耗阴竭，精血内夺，苦寒伤胃，清火清热，取一时之快利，宜导龙入海，引火归原，清心保肾，是其大法。

太子参三钱　明天冬三钱　制附子一钱　怀牛膝　生熟地各五钱　元参心二钱　肥玉竹四钱　清阿胶三钱　大麦冬三钱　霉干菜二钱　鸡子清一枚　童便一杯

上病治下，导龙入海，古法良谋不效者，阴阳内夺也。从阳引阴，从阴引阳。鄙见如此，多酌明手裁之。

大熟地五钱　粉丹皮三钱　福泽泻三钱　红萸肉三钱　云茯苓三钱　麦冬肉四钱　孩儿参三钱　怀山药四钱　肥元参三钱　油桂心四分　熟附子五分　肥玉竹八钱　怀牛膝三钱　霉干菜三钱　童便一杯

咳嗽痰多，入夜尤甚，甚则气粗不平，饮食不思，畏寒怕热，胃阳不和，土败金伤胃惫之象。脉按无神，午后倦怠。法拟补中益气增味治之，得效再为改方，久延殊属不宜。

当归身二钱　冬白术钱半　化橘红钱半　粉甘草五分　绿升麻四分　杏仁泥三钱　广木香四分　法半夏钱半　软柴胡五分　款冬花一钱二分，包扎　大地栗三枚

进清理肺胃、平嗽化痰之法，其势似获效机，嗽平痰少，气已舒畅，饮食食而无多，胃阳未和，仍当暖中和胃，以舒肺气，咳嗽自宁矣。久延虑喘。多酌。

白沙参三钱　苏薄荷五分　枇杷叶钱半　黄郁金八分　炙苏子钱半　云茯苓二钱　大贝母二钱　白桔梗一钱二分　杏仁泥二钱　法半夏钱半　紫衣胡桃肉三钱

按：咳呛咽痒，作干作痛，头晕而眩，卧时咳嗽尤剧，虚风虚火上升莫制，补肾养肝六味最妙，乃此老毕生经验。奈

时值春令木旺之际，清心寡欲，尤胜药力一筹，亦至关重要。方用猪肤、甘桔、六味地黄，皆经方法度，加新鸡卵一枚、乌梅八分，乃巧思心裁。复诊咳嗽不止，喑哑咽干而痛，午后咳而痰多，春木当令，取效非易，三才六味汤中加制附子八分、童便一杯，引火归原，方极致密可喜。三诊久咳未止，咽哑喉干而痛，金水交伤，涸澈燎原，阳耗阴竭，证非轻可，守导龙归海、引火归原、清心保肾以治。四诊仍未取效，守导龙归海之法加桂心、怀牛膝引火归原。五诊咳嗽痰多，入夜尤甚，甚则气粗不平，饮食不思，畏寒怕热，虑其土败金伤，改辕易辙，以补中益气汤为治，大地栗三枚作引。六诊果获效机，嗽平痰少，气已舒畅，惟食而无多，胃阳未和，守和胃肃肺以收全功。可见治病用方，最忌刻舟求剑，所谓病有万变，方亦万变是矣！

秋燥久咳

高左。

金为水母，气为水源。肾水本亏，秋燥伤肺。肺虚呛嗽，延久不已，形神软瘦，多女少男，真阳亏损，气不生精，精不化气，气虚则喘，肾气不纳，肺气不降，饮食少思，六脉细软无力。先以清理肺胃，调其上病，再调其下，庶可效机。然否，多酌。

白沙参三钱　白茯苓三钱　粉甘草五分　枸杞子二钱　大麦冬三钱　冬虫夏草八分　肥玉竹三钱　香谷芽三钱　人参叶一钱二分　怀山药三钱　胡桃仁三钱

肺宜清，肾宜养，气宜降，嗽宜平，似其理路。服药以来，精神渐起，咳嗽未平。肺为娇脏，不耐邪侵，恶寒恶热，恶燥恶风，虚火作呛为患。

孩儿参三钱　肥玉竹三钱　甜杏仁三钱　冬虫

夏草一钱二分　云茯苓三钱　白扁豆三钱　人参叶钱半　怀山药三钱　大生地四钱　紫苏叶一钱二分　甘枸杞子三钱　核桃肉二钱

按：病缘秋燥伤肺，呛嗽延久不已，形神瘦弱，阴损及阳，气不生精，精不化气，肾气不纳，肺气不降，饮食少思，六脉细软无力。方用甘凉润降之味，肃肺和胃。方极轻清灵动，服药以来，精神渐起，咳嗽未平，肺为娇脏，不耐邪侵，虚火作呛为患，仍守甘凉润降法治之。

咳嗽痰红

冯右，仪真。

肝升在左，肺降在右。肝为刚脏，非柔不和；肺乃娇脏，非润不平。风伤咳嗽，痰带紫红，或点或块，多少不一，胁胀发热，饮食少思，脉象沉弦，咳吐白沫。中伤肺损之象，速治乃佳。

银条参三钱　枸杞皮二钱　杏仁泥三钱　生谷芽三钱　炒麦冬三钱　老苏梗一钱二分　炙桑皮五分　生甘草五分　白茯苓三钱　当归须一钱二分　白桔梗钱半

肺损中伤，惊恐气乱。咳嗽，痰内带红。风邪凝于肺络，日晡发热，胁肋作胀，胸闷不宽，不思饮食，已延一月有余。昨进舒肺和胃开展气化之法，未见动静，仍宜前方加减，以观进退。

老苏梗钱半　杏仁泥三钱　银柴胡八分　款冬花钱半　地骨皮三钱　白蔻仁四分　生甘草四分　白桔梗一钱二分　白茯苓三钱　红糖炒山楂三钱　冬瓜子三钱

咳嗽平而气已舒，饮食香而烧已解。天明咳甚，痰吐白黏，午后神疲欲睡不醒，脉象虽起，尚未平静。

法宜清理。

老苏梗一钱二分　杏仁泥二钱　枸杞皮二钱　白桔梗一钱二分　款冬花钱半　银柴胡八分　生甘草五分　山楂肉二钱　白茯苓二钱　马兜铃一钱二分　榧子肉七枚

服药以来，诸恙悉解，鸡鸣咳嗽平而未宁，肺胃未和之象。仍当前法增易，佐以清理肺胃以化脘痰。

原方加白沙参三钱、葶苈子八分，去山楂、柴胡。

按：风伤咳嗽，痰带紫红，胁胀发热，饮食少思，脉形沉弦。此老见微知著，断为中伤肺损，病非朝夕可效。方以条参、麦冬、当归润肺滋燥，桑白皮、地骨皮轻清肺热，杏仁、苏梗以散风邪，三者并马而行，已得肺损治法之先机；甘桔汤乃仲景圣法；茯苓、甘草、生谷芽护中消谷，亦培土生金古法。全方配伍精致，有主有从，真医界老手，无懈可击。复诊日晡发热，胁肋作胀，咳嗽痰红未除，胸闷饮食少思，症非寻常，亦意料中事，守前方稍事出入。三诊咳平气舒，热已退而思谷食，皆佳兆也，唯天曙咳甚，痰咯稠白，脉沉未起。病之根萌未除，原方添冬花、兜铃以增药力，加榧子肉颇有巧思。四诊诸恙屏退，唯鸡鸣稍有咳嗽，去柴胡、山楂，加沙参、葶苈而竟全功。前后四诊，始终恪守轻清灵动之法，足见康乾盛世伊始，轻灵之法已渐风行。

伏　暑

张右，扬州。

时当夏末秋初，伏暑最伤阴分，风热冲于肺胃，致生咳嗽气逆，苔白痰黏，左脉小弦，右脉濡滑，按之不静。先从阳明入手治之，获效再酌。延之虑喘，多酌明眼。

粉甘葛钱半　杏仁泥三钱　牛蒡子一钱二分　法

半夏一钱二分　川石斛二钱　净蝉衣一钱二分　白桔梗一钱二分　云茯苓三钱　老苏梗钱半　炙桑皮八分　淡竹茹三钱

阳明伏暑熏蒸于肺，咳嗽不已，痰见黏黄。时令初秋，肺经主事，先伤上焦。昨进清理益气之意，未见病解，脉仍滑数。暑伤气，阴分虚，正不敌邪之象。肺为诸气之长，咳甚气粗不平，交阴尤重，鸡鸣乃安。仍宜清金润燥之法。

白沙参三钱　蜜冬花钱半　冬桑叶三钱　清阿胶三钱　炙苏子二钱　蜜杷叶钱半　葶苈子钱半　法半夏二钱　杏仁泥三钱　麦冬肉三钱　大贝母钱半　荷叶梗一尺

咳势稍平，甚则仍不能卧，喉间觉有刺痛，口渴作燥，头晕目昏，鼻息不通，时流清涕，饮食不能辨香。暑伤气分，热伤阴分，咳嗽伤于肺胃二经，两脉仍然软小而滑，按之中空不实。拟清养肺胃以展气化之治。

肥玉竹三钱　薄橘红二钱　杏仁泥三钱　川石斛二钱　麦冬肉三钱　清阿胶三钱　佩兰叶一钱二分　白沙参三钱　云茯苓二钱　生谷芽三钱　松子仁二钱　鲜荷梗一尺

咳已渐平，右边不能安卧，知饥食少，味口不能辨香，间或头轰目晕。此虚阳化风，风木扰犯阳明之患，加之肺胃始终不和，虽体虚气弱，亦时时不能骤补。仍宜清金润燥以平虚阳，咳自平矣。其是正法。

银沙参三钱　生熟谷芽各三钱　肥玉竹四钱　钗石斛三钱　麦冬肉三钱　冬桑叶三钱　杜阿胶三钱　白茯苓三钱　冬瓜子三钱　苡仁米三钱　杏仁泥三钱

嫩芦根五钱

迭进清养肺胃、平嗽化痰之品，而诸恙渐退。惟脾胃未和，清肃之气已行，病已退象，胸腹时而胀闷，天癸多期未行，白带时时不已，气血伤而未复，不可强行，亦不可骤用腻补。拟以调其肺胃，和其肝脾，兼理经事，是其大法。

肥玉竹三钱　新会皮一钱二分　杜阿胶四钱　益母花三钱　怀山药四钱　当归尾钱半　云茯苓三钱　川红花钱半　钗石斛三钱　大白芍三钱　生谷芽钱半

近日经来较平，多少不一，大便惟艰，小溲不畅，胸口气冲，作痛作呕，肚腹作胀，况暑伤于气，热伤于阴，服药以来，标病虽去，惟气血两虚，血不养肝，二气冲胃，胃阳不和。现今天癸至期，当气血并调，兼和肝胃，再议丸饵。

当归身三钱　川红花一钱二分　钗石斛三钱　生香附钱半　肥玉竹四钱　益母草膏三钱　清阿胶三钱　红糖炒山楂三钱　杭白芍三钱　云茯苓三钱　冬瓜子三钱

素本肝阴不足，营卫两亏，月水本来不调，加之今夏暑热又伤阴分，兼以肺胃不和，自进汤剂，幸而诸患渐退。气血焉能骤复，经事亦未尝骤调。书云：肝为血之海，脾为血之源。又云：肝能藏血，脾能统血。和其肝脾，调其阳明，理其肺胃，是其大法。

西党参四两　白归身三两　茺蔚子一两　六神曲二两　云茯苓三两　大白芍四两　怀山药四两　新会皮一两　冬白术三两　大生地五两　藕粉炒阿胶三两　白燕根二两　粉甘草八钱　制香附二两　红糖炒山楂二两　川红花八钱

上药均为细末，用肥玉竹五两、金钗石斛三两、白花藕八两、麦冬肉四两，熬膏和丸，如梧桐子大，每服三钱。

按：暑为火热之气，原无形质，暑伤原气，液为汗耗，炎夏时节，时或雷电交加，大雨倾盆，天之热气下，地之湿气上，以其火土司令故也。人在气交之中，未免三焦翕受。夏末秋初时节，新凉骤至，肺薄风邪，暑湿余蕴未消，此伏暑之所由来也。故伏暑一证，每多肺胃见证，张姓伏暑一案，即此例也。初诊咳嗽气逆，痰黏苔白，右脉濡滑，按之不静，王九峰从夏暑发自阳明着眼，治先从阳明入手，立意允当，方用杏苏散、二陈汤加味，轻宣肺气，辛芳化湿，恰到好处。复诊未见病退，脉形依然滑数，以其恰值夏令发泄之后，气液已伤，未能托邪外达，方取桑叶、杏仁、沙参、麦冬、阿胶为继，师叶天士辛凉甘润之意，以其咳甚气粗不平，交阴尤重，合入苏子、杏仁、贝母、葶苈子、枇杷叶肃降肺气，顺其治节。妙在半夏、荷梗为使，除余湿而涤暑气。三诊咳势稍平，甚则不能安卧，口渴作燥，喉间刺痛，鼻息不通，时流清涕，头目眩晕，食不知味，此余湿未除，秋行燥令，里真已虚故也，故方中用药，杏仁、橘红助肺之肃，佩兰、茯苓、谷芽、荷梗苏醒胃阳，沙参、麦冬、石斛、玉竹甘凉益胃，润养肺金，配合之缜密，无懈可击矣。四诊咳已渐平，知饥食少，未辨谷味，间或头晕目眩，呈现虚阳化风，木扰阳明迹象，恪清润肺金而平虚阳准则，用桑杏汤、养胃汤甘凉益胃，清胸宁肺之意，尤可叹服者，取杏仁、苡仁、冬瓜子、芦根等味，效尤《千金》古法，化平淡为神奇，不愧斫轮老手，处处高人一筹。五诊果然诸恙屏退，肺复清肃之令。唯天癸多期未行，胸腹胀闷，白带绵绵，证属妇乳余疾，缘于气血耗伤未复，治以调肺而和肝脾为则。六诊汛水应期而至，终以调肝脾、理肺胃大法，丸以代煎，竟其余功。王九峰虽以内伤调理见擅，治此伏暑缠绵之证，可见其湿热暑湿理法，亦处处得心应手，游刃有余。盖叶天士为温病学说鼻祖，康乾时人，王九峰系乾嘉时一代名医，相隔未逾百年，风气移人，人多不自觉耳。

类　中

刘左，本城。

素本肝肾不足，刻受风湿，痰凝于太阴脾络，机窍不灵，语出甚慢，舌尚能伸，时或眩晕，欲吐不出，痰涎不清，脉沉而弦，肢体转侧不爽，类中来派也。先以星附六君加减为治。

西党参三钱　粉甘草五分　陈胆星八分　白僵蚕三钱　云茯苓三钱　化橘红钱半　白附子二钱　双钩藤三钱　冬白术二钱　法半夏钱半　淡竹茹三钱

类中延今十四日，舌虽伸缩，言出甚慢，奈湿痰凝于太阴脾络，不能骤补，当清气化痰为主。深延不宜，否则多酌。

西党参三钱　粉甘草五分　明天麻三钱　陈胆星八分　云茯苓三钱　薄橘红三钱　白附子二钱　法半夏二钱　白蒺藜三钱　大白芍三钱　小枳实一钱二分　淡竹茹三钱

类中服药虽定，言语渐清，舌伸未爽，机窍时灵时盹。此心脾二经风湿痰化之未尽，间或头昏目晕，晕则呕恶，痰涎频吐。法以温胆六君合归芍进之。获效乃佳。

西党参三钱　广橘红二钱　白归身三钱　小枳实八分　云茯苓三钱　制半夏钱半　生白芍四钱　淡竹茹三钱　冬白术二钱　粉甘草四分　白蒺藜三钱

服药数帖，诸患尚安。惟阳明未和，湿痰未尽，语言虽清，神识未爽。仍前法加减从之。

原方加肥玉竹四钱、肥麦冬三钱，去白术、粉草。

按：此证乃类中初萌，风湿痰凝于太阴脾络，势尚轻浅，仅有言语迟缓、肢体转侧不便、眩晕频吐痰涎等症。始以星附六君取效，终以温胆、六君子加归芍竟功。类中之沉重者，必不能取效迅捷如此焉。

类　中

焦右，镇江。

廿四日，忽然语言謇涩。言乃心之声，赖肺金以宣扬。心脾受风则机窍不灵，右脸作麻，右膀难举，右卧不能，偏枯在右之象，脉来弦滑，按之颇不流通，心火暴甚，将息失宜，类中已著。速理阳明，和肝宁心，佐化湿痰之法。

人参须一钱二分　白蒺藜三钱　白僵蚕三钱　炙甘草四分　白茯神三钱　孩儿参三钱　薄橘红二钱　陈胆星八分　肥玉竹四钱　半夏粉二钱　小枳实八分　淡竹茹三钱

类中复萌五日，舌燥言謇。心脾受风，将息失宜。本拟凭法，因脉来甚慢，尺部甚软，腻补不能，苦寒不能，温燥不能。拟以救阳明，化痰湿，以养心保肾为要。

当归身三钱　远志肉一钱二分　肥玉竹四钱　广橘红二钱　大白芍四钱　酸枣仁二钱　法半夏二钱　白僵蚕三钱　云茯苓三钱　石菖蒲四分　梨浆一杯

语言未能清朗，舌根强而未和，苔色水白，湿痰化而未尽，两关三五不调。一时不能骤补，仍从前法进步。否防骤起风波，多酌明裁，勿懈。

三角小胡麻三钱　制南星一钱二分　九孔石决明八钱　羚羊片二钱　竹节白附子二钱　法半夏二钱

生左牡蛎八钱　大贝母三钱　云茯苓三钱　肥玉竹四钱　小枳实八分　白僵蚕三钱　淡竹茹三钱　冬桑叶三钱

言语较清，舌根渐和，舌色两边微黄、中心无苔，食减作苦，食甜作酸，子白始卧，心肾皆亏，所幸三五不调之脉颇为渐减。病有悉退之象，以清心和肝，兼化痰之治。

白蒺藜三钱　肥玉竹四钱　云茯苓三钱　夜交藤三钱　麦冬肉四钱　半夏粉二钱　薄橘红三钱　生甘草五分　桑叶三钱　黑芝麻五钱　生姜汁三匙　淡竹沥三钱

心脉系舌本，脾脉达舌为本，少阴夹循喉咙夹舌本。太阴不营则舌络机窍不灵，舌强言謇。阳明之络循乎面鼻外颊口环唇，口眼㖞斜，是内风内湿扰动阳明。中虚气虚，脉络不和。现今午火司权，太阴湿土司天，太阳寒木在泉，当此不能骤补。

为字衍，夹乃挟也，颊应作挟。门雪记。木乃水误也。雪记。

当归身三钱　白僵蚕三钱　小胡麻三钱　冬白术三钱　杭白芍四钱　白全蝎一对，去头　白附子二钱　霜桑叶五钱　云茯苓三钱　肥玉竹四钱　刺蒺藜三钱　鲜石斛四钱

脉症已著煎方，诸恙渐解，毋病后赘。拟以桑麻六君增味，佐以清心和肝，引益肾水，以丸代煎，缓缓调养。

煎乃前也，病乃庸也。雪记。

潞党参四两　薄橘红二两　大胡麻三两　远志肉一两二钱　云茯苓四两　法半夏二两　白蒺藜三两　熟枣仁三两　野於术三两　冬桑叶四两　白僵蚕三两　小枳实六钱　粉甘草八钱　黑芝麻四两　云茯神三两　淡竹茹二两　当归身四钱　杭白芍四两　枸杞子四两

怀山药三两

以上各药，拣选精品，遵法炮制，均研细末，用肥玉竹四两，麦冬肉四两，鲜石斛、甘菊花各三两，熬膏和丸，每服三钱。

按：《素问》风、痹、痿、厥四大证治，历代视为难愈之疾。焦氏此案，突然言语謇涩，舌本强硬，口眼㖞斜，偏枯在右，手少阴、足少阴、足太阴、足阳明，三脏一腑，均为风痰累及，脉来弦滑，按之颇不流利，心火暴张，将息失宜，势颇棘手。速投理阳明，和肝宁心，佐化痰湿为治。方用温胆汤加僵蚕、蒺藜以息风痰，人参须、孩儿参、玉竹以顾根本，策之最善者也。奈二诊脉来甚慢，尺部甚软，心肾之气先馁矣，治须远苦寒，忌温燥，峻补尤非其宜。此老识高望远，出救阳明、化痰浊、养心保肾一法，谋虑不可谓不深。不料三诊脉两关三五不调，心肾根株动摇，岌岌可危矣。王氏从法外求法，把握息风涤痰之主旨，重用羚羊、九孔石决、生牡蛎介属潜阳，息风涤痰，辅以僵蚕、白附子、制南星、法半夏、云苓、大贝母、竹茹、枳实以息风痰，更以小胡麻、玉竹、桑叶柔肝养胃，顾其根本。四诊言语较清，舌强渐和，更可喜者，三五不调之脉，势已减瘥，是病者之一大福音，仍守清心和肝涤痰之法，重用竹沥、姜汁通达经络，使药力更为着实。舌强言謇乃舌络机窍不灵，口眼㖞斜是内风内湿扰动阳明，兼以中虚气虚，脉络不和，方用僵蚕、全蝎、白附子、刺蒺藜搜风通络，当归、白芍、小胡麻养血柔肝，鲜石斛、玉竹、桑叶和养阳明，冬术、云苓悦脾和中，可谓“知标与本，用之不殆”焉。丸方以调益心脾，养血柔肝为主旨，拣选精品，均研细末，更取鲜斛、玉竹、麦冬等甘凉益胃、柔润多汁之品，熬膏为丸，乃此老一大特色。

痫　厥

陈左。

肝阳化风，风火夹痰，上扰心包，以致童年痫厥，痫后受惊。惊则气乱，伤乎心也。恐则气下，伤乎肾也。肝胆内热，郁痰不化，肺虚易感外风，勾动内风，初起发则抽搐头摇，口眼㖞斜。中虚不能砥定中流，肺虚不能主持诸气，则风火痰乘虚易入，为患不浅矣。每晨服白金丸五分，午后进煎剂。然否，多酌。

西党参三钱　小川连八分　西枳实八分　嫩黄芩钱半　白茯神三钱　淡干姜四分　淡竹茹二钱　粉甘草五分　羚羊片二钱　法半夏钱半　鲜石斛三钱　青橄榄三枚

泻心温胆，连服四剂，每早每每降浊甚多，十四日忽然目钝面呆，心泛欲吐，眩晕，站立不稳，似乎欲发痫厥，舌强语不出声，面色㿠白，肢凉毛悚。中虚肺虚，神志亦虚，肝郁痰火不化。拟以清肝舒郁，以宁神豁痰之法。慎防骤厥不返之虑。

象贝母三钱　炒黄芩钱半　羚羊片二钱　江枳实八分　真川连八分　薄橘红二钱　云茯苓三钱　淡竹茹三钱　淡干姜三分　法半夏二钱　酸枣仁二钱　青果三枚

迭进清化之品，痫厥发过一次，跌扑神昏，苏醒如常，精神似旧，饮食畅进，六脉弦滑而数。此肝阳未熄，痰火未尽，风木未平，仍宜清阴分，和肝阳，以化痰火之法。

当归身三钱　小枳实一钱二分　石决明一两　鲜石斛三钱　杭白芍四钱　淡竹茹四钱　生牡蛎一两　羚羊角一钱二分，磨和　云茯神三钱　法半夏二钱　橄榄肉二钱　莲心二十根

按：童年痫疾宿痰，病后受惊猝发，抽搐头摇，口眼㖞

斜，以白金丸、泻心、温胆方法，初获效机，痫证欲发未发，前方加羚羊、枣仁、青果，曾经病发一次，跌仆神昏，苏后一如常人，饮食畅进，唯六脉弦滑而数，肝阳未息，宿痰未尽，以羚羊、石决、生牡蛎息风潜阳，归身、白芍养肝体以柔肝用，法夏、云苓神、竹茹、莲子心、枳实清化痰热；妙在橄榄一味，入手太阴、足阳明经，下气生津，开胃止渴，为此老所习用，此人所鲜知罕用者也，特志之。

痫　　厥

杜左，顺次州。

非风不动，无风不扯，无热不跳，无痰不晕，无火不跌，肢木面麻，口眼㖞斜，舌强言謇。奈平素肝肾本亏，血络有风，阳明有热，心包有痰，脾胃有湿，上焦有火，下焦水泄，致生阳明脉络之症。

白归身三钱　大生地八钱　白僵蚕三钱　白蒺藜三钱　生白芍四钱　羚羊片三钱　全血蝎一具，去毒　肥玉竹八钱　云茯苓三钱　法半夏二钱　薄橘红三钱　双钩藤五钱　生姜汁二匙　竹沥一杯

风木扰犯阳明，痰火入于心包，则为痫病。口眼㖞斜，面目举扯，语言不清，舌强，呕吐涎沫，脉象弦数而滑，按之中空不实。拟清养肝肾，兼和阳明，以定风化痰之法。获效乃望生机。

当归身三钱　大生地八钱　白蒺藜三钱　白僵蚕三钱　大白芍四钱　麦冬肉五钱　肥玉竹八钱　法半夏二钱　云茯苓三钱　小血蝎一对，去毒　大胡麻三钱　双钩藤三钱

引：冬桑叶三钱　大竹叶十四片

肝为心之母，心乃肝之子。欲出于肝，急出于心。肝胆为表里，昏厥者，肝火夹痰也。上升之气从

乎肝，肝制其强。经云：虚则补其母，实则泻其子。补其母，泻其子，是其大法。泻心温胆，原非痫厥之方。第治病从原，必求其本。

潞党参三钱　真川连八分　西枳实八分　制半夏二钱　云茯苓三钱　淡干姜四分　淡竹茹三钱　薄橘红钱半　羚羊角三钱　生黄芩钱半　生甘草五分　青橄榄二枚

痰也，液也，血也，三物皆一也。肝为生发之始，肺为诸气之长。痰漫肺管，气随上逆。此痰不可化，亦不可导。此气不可降，亦不可破。导痰伤胃，破气伤肝。肝为风木之脏，虚则生风，风生木动，动则生火，火旺生痰，痰久生郁，郁久伤中，非所宜也。欲安风木，先补癸水，和甲安乙，苦泄辛通。病久为痼，不能见病治病。

西洋参三钱　龟甲心八钱　羚羊片三钱　福橘络二钱　麦冬肉四钱　粉甘草五分　陈胆星八分　大贝母三钱　白茯苓三钱　法半夏钱半　大白芍四钱　淡竹茹四钱

阳明血络风热痰火未能十分清净，幸而面目已正，牵扯已和，言语尚未明朗。拟以熄风阳，清痰热，兼以和肝阴、益肾水之法，以丸代煎，缓调为是。

大生地八两　山萸肉四两　福泽泻三两　白蒺藜四两　云茯苓四两　怀山药四两　粉丹皮三两　羚羊片八钱　当归身四两　杭白芍四两　半夏粉一两二钱　双钩藤三两　肥玉竹八两　生黄芩八钱　冬桑叶三两　黑芝麻四两　白知母一两二钱　川黄柏一两　青皮络八钱

以上各药，遵法炮制，均研细末，以麦冬肉四两、青果汁三两，熬膏和入白蜜为是，如梧桐子大，每服三钱。

按：风木扰犯阳明，痰火入于心包，如雾海明灯，点破痫厥要害。治以息风涤痰为主旨，滋水涵木以顾本。方取羚羊、全蝎、僵蚕、钩藤、蒺藜止痉息风，法夏、云苓、竹沥、生姜、橘红清化痰热，归身、生地、白芍、玉竹滋水涵木，确是有见之举。三诊陡然昏厥，乃肝火挟痰鼓动不息使然，方随病转，易辙温胆泻心清火涤痰，重用羚羊镇痉息风。诚“急则治其标，实者泻其子”之绳墨，人所共知者也。然应用之巧妙，全在方病相契。四诊道出“欲安风木，先补癸水，和甲安乙，苦泄辛通”之理，明于此，则痫厥之治，全在其中矣。方用洋参、麦冬、龟甲、白芍滋水涵木，法夏、云苓、胆星、大贝、竹茹、橘络清化痰热，原是标本兼顾之治。五诊面目已正，牵扯得止，已获效机。续以息风阳，清痰热，兼以和肝阴、益肾水之法，以丸代煎，乃徐图缓治之策，以善其后，为此老之专擅。

郁　　证

刘右，宝应。

郁损心营，肝胆自怯，神不安舍，舍空则痰火居之。多疑多虑，多怕多思，初起四日不寐，现在懒言思睡，时想安静，手口发黑，间或身战。所服化痰安神之法，宜解郁疏肝，以畅心脾，不宜思虑烦劳为要。

潞党参三钱　白归身三钱　大白芍四钱　广木香八分　云茯苓三钱　远志肉一钱二分　半夏粉二钱　炙甘草一钱　甜冬术三钱　酸枣仁三钱　青果汁一杯

服药四剂，神清气爽，夜来得寐，肝胆自怯，大获效机。肝风痰火内动，望其速愈为佳。虑其骤厥不返之变。

潞党参三钱　远志肉八分　西枳实八分　当归身三钱　云茯苓三钱　酸枣仁三钱　淡竹茹三钱　半夏粉钱半　甜冬术三钱　炙甘草五分　山栀子三钱　青果汁一杯，冲

服药以来，肝阳已定，痰火已平，神识尚未清朗，心虚胆怯亦未宁静。以丸代煎，回府缓缓调理，不兴风波乃有佳兆。

潞党参四钱　酸枣仁四两　当归身三两　半夏粉二两　云茯神三两　远志肉二两　杭白芍四两　薄橘红一两二钱　甜冬术四钱　柏子霜一两二钱　江枳实八钱　淡竹茹一两　粉甘草八钱　羚羊片八钱　霜桑叶二两　白僵蚕二两

以上之药，均选精品，如法炮制，共为细末，又用青果四两、鲜石斛四两、麦冬肉二两、肥玉竹四两，熬膏和入，再以白蜜为丸，如梧桐子大，每晨用灯心食盐冲汤送服丸药三钱。

按：病之初起，四日不寐，多思多虑，心情多疑，良以心营不足，肝胆痰火乘之，投归脾汤四剂，神清气爽，夜来安寐，乃佳兆也。续以归脾、温胆互为出入为继，取悦脾宁心、清热涤痰之意。复诊神识未慧，心虚胆怯，守前方之意，加羚羊、桑叶以靖风阳，选取上乘药材，碎以细末，用鲜石斛、麦冬、玉竹、橄榄（青果）等甘凉益胃、柔润多汁之品熬膏，和白蜜为丸，取百病以胃药收功之意，乃此老高人一筹之策，可以效法。

积　饮

包左。

肝郁中伤，胃寒积饮，胸闷停痰，气串作痛，痛则作呕，呕吐痰水，水停心下，名曰饮。湿郁中焦填太

阳，痛连腰背发胀，得吐乃安。先宜苓桂术甘健中利饮，再进香砂六君加姜枣。肝病实脾，脾病和胃，胃安则病安矣。

白茯苓三钱　炒冬术二钱　金铃子二钱　化橘红二钱　安桂心八分　炙甘草五分　元胡索二钱　煨木香八分　制半夏钱半　煨老姜一钱　饴糖三钱

进苓桂术甘合健中法，脉之沉弦兼滑均已透达，胃寒积饮未和，气痛已定，夜卧颇安，嘈杂亦平，小溲仍黄，或而腰疼。宜香砂六君增味治之。

制香附二钱　炒党参三钱　焦冬术二钱　化橘红钱半　大砂仁八分　云茯苓三钱　炙甘草五分　法半夏钱半　炒当归三钱　炒白芍三钱　煨生姜三钱　红砂糖三钱

按：心下气窜作痛，痛则呕吐痰水，得吐则舒，投苓桂术甘、二陈、金铃子散复合为治，痛止寐安，继以香砂六君以竟全功。此老从脉沉弦而滑着眼，效法《金匮》，惜未录舌象，苔当为白滑，更凿凿可据矣。

噎　塞

王左。

春令脉弦，故曰本脉，两手俱弦，木临土位，中央失运，胃不冲和，以致气痰作阻，故而机关不利，三阳结象已著。年逾七六，二气就衰，阴阳并损，气化为火，液化为痰，痰化为热，热生郁，郁结为患。香燥难投，药饵少服，莫妙于每日食黄牛乳一汤碗，以姜汁二匙冲服，养五脏，益精液，活气机，乃此恙之方、为良法，取血肉有情之意。经云：思则气结，忧则气耗，急则气伤，缓则气养。不可怕病，自然吉人天相矣。药方虽多，入彀者少。未识高明另有心裁否。

此案甚长，阅之竟不知是何病也。“博士买驴，书券三纸，未有驴字。”先生大有此风，书则熟矣。冗长费解，不切实在，处处可以引用，实则不用亦可。王氏好作长

连皮地栗三枚　陈海蜇五钱　甜梨肉三钱　金橘叶五片　去皮地栗二枚　嫩藕节四枚　青橄榄三钱　甘蔗心五钱

煎汤代药，时时饮之。

思本脾志，实本于心。悲为肺病，怒为肝病，实耗于肾。肾水不养肝木，木横土衰，不能资生化源，心胃气不冲和，致有隔食碍阻之患。服雪羹和肝安胃，调气运痰，得牛乳、姜汁养五脏六腑，机关渐顺，大有转机，必得息虑宁神，清心静养，心得太和之气，自然转逆为顺。心如槁木，效莲池大师以空喻之，自臻康吉，否则仙丹无济矣。心安气和，五脏相安，六腑通调，无忧无虑，守之以一，五谷同年，无阻无碍，无用草根树皮。年逾七六，源头薄弱，生气之源，岂在区区药石为事。人生气血，百骸贯通，调和脏腑。津液者，气之华也。在脏为津，在腑为液。凝则为痰，而不宜治痰。治痰则耗气，气耗则阴竭。肺为水之上源，与大肠相为表里。传送失常，内无糟粕，不可攻，攻则殆。精也者，神依之如鱼得水，气依之如雾覆渊。幼年操劳，用之虽未五十，形与神俱耗，用之则少。能知七损八益，知之则强，不知则老，此天度数也。舍利如来，亘古能有几人。不动药石去病，丹能活人。药有三千，用有七法。小可取巧，大可摒挡。万年有根本之人，谁以血肉有情活人丹灶。牛乳以助生气，雪羹以杜宿痰郁结。如古之运用之法，未知明哲见意如何？智者呵呵，仍依原方治之。昨进糯米烧卖十枚，胸膺闷塞不宣，痰仍气阻，呕恶欲吐不畅者，此乃中虚胃弱也，运化不及矣。先以连皮地栗九枚捣汁，入生姜汁三匙，活其气机，俾气顺痰

案，语而不甚措意文字，但取经言通套者，凑满成篇，一二案尚可，多则令人生厌。不如简单而为人易知也。处方虽喜温补，究竟斫轮老手，处处皆见功夫。治学到此境地，亦殊不易也。勿视之轻浅也。门雪读后记，乙酉春月。

长案之佳好者，无过喻西昌《寓意草》，头头是道，确能引人入胜，次则梦隐案亦佳，清真淡雅，轻灵透切，纵不然其学说者，读之亦觉有动于中，惟二者均经事后修饰，文词之美，自非仓促处方者可比。若未经改削，纯是当时真面目，则天士在

下，再以百酒药圆以化糯米之滞。此方开而未服乎饮入于阴，长气于阳。阳气者，精则养神，柔则养筋。又云：阳气者，若天与日，失其所则折寿而不彰，故天运当以日光明。云从地起，雨从天降，天地不泰，否卦见矣。水谷之精气，调和于五脏，洒陈于六腑。阴生阳长，气血调和，乃生机也。再以清心静养，速屏尘情，乃却病之良谋也。

肝为发生之始，肺为诸气之长。肝升在左，肺降在右。清肃不行，胃阴不降，气机不能宣畅，痰碍阻塞，气弱中虚，不能通运，不可破气行痰，图一时之快利，更又害矣。年已耄耋，不但炉中少火，釜内亦乏精液。循理和之养之，冀其和通为妙。至于药饵，八仙长寿养阴益气，补火生土，和胃健中，上病治下，肾阴不吸，胃精不蒸，左之良谋，投之未必能受。其如橘皮、竹茹、大小半夏开中降胃导痰，牛𤙖昨鹰唾唾，鬲宽中石见穿、金锁匙。沉降丁香开关导痰法，奇异种种，未有功妙者，鄙见是浅陋，非无药也。但火也，痰也，气也，液也，肾司五夜，可济五火，可调五气。老古名家总以气主煦之，血主濡之，濡润和柔，是为王道之法。明哲酌之。左右者，阴阳之道路也。水火者，阴阳之征兆也。阴阳者，气血之男女也。命肾者，生气之根也。真阳贯顶，山泽通气，何阻何碍之有。八八天癸竭，地道不通，赖六腑以调之，使胃以资生化，日生之精血以奉生生之机，经所谓肠胃为海，六经为川。气弱则痰滞，窒碍愈破愈虚愈逆，津液日涸，水源不来，生气痿矣。诸药诸苦不利于胃，有情气血之伤以无情草木之治，岂可得乎？何必乃耳？天气通于肺，地气通于脾，风气通于肝，雷气通

清诸公为真本领，今觏存世医案可证之也。天士长案尤佳。薛生白则文学气息太重，文胜于医也。雪又记。

牛𤙖，草也。昨鹰唾唾四字不可解。昨字及下一唾字，疑必有误。鹰唾待考。门雪记。

奈程师已于1972年作古，此四字岂不成悬案欤！余素来叹服程师善于于无字处读书功夫，近五六年来，研习其遗之笔墨，始知其功夫，善于从前后文、上下文对比中获得，今仿其例深究。

于心，雨气通于肾。五脏相安，阴阳和顺，自然生生不息。营出中焦，资生于胃，荫庇于肾。有胃气则生，无胃气则死。饮食不下谓之关，溲便不利谓之格，此阴阳之偏乘，病之逆从也。津液充和，风行水动，气行血流，不致有中宫阻滞之病。

气主煦之，血主濡之。心为主宰，肾为根本。阴气上蒸者寿，阳气下陷者危。人为万物之灵，运用存乎一心。劳心耗肾，气不安和，摄纳无权，判节不行，五脏气争，精液不生，变为痰涎。经所谓静则神藏，躁则消亡。返观内守，心如铁石，养心保肾，以安五脏，是治病之良谋。拟方虽曰平淡，乐恬憺之味，守虚无之气，阴生阳长，合冲和之妙。然否，明眼正之。

鲜首乌一两　大地栗一两　鲜白藕十两　枇杷露十两　大福橘五枚　半夏粉四两　甘枸杞二两　青果汁二两　梨肉汁四两　桂圆肉五两

真正白蜜收膏。

饮入于胃，游溢精气，上输于脾，脾气散精，上归于肺，通调于水道，下输于膀胱，水精四布，五经并行，阴阳揆度有常，七情不干，气血融和，何病之有？营行脉中，卫行脉外，营卫和调，源源而来。生化于脾，总络于心，受藏于肝，宣布于肺，施泄于肾，荫庇于肾，灌溉一身。常以饮食滋培，则阴生阳长，变化为血，诸病得此则百脉常养，耗竭则百脉空虚。人身精血有限，耗气耗血，徒事药石，能不殆哉。

脾胃者，脾为仓廪之官，胃为水谷之海。胃主司纳，脾主消导，无物不容，无物不化，故曰脾为消磨之器耳，胃为传送之所乎。脾主清阳，上升则健；胃司浊阴，下降则和。腑以通为调，脏以藏为固。川流不

牛噍：即牛龆草。牛食草而复吐出者，即所谓反胃也，俗称回噍，功专治哕、反胃、小儿口噤、流涎。此物治反胃、噎膈，虽取回噍之义，而沾濡口涎为多，故功与口津同。牛口津，用水洗老牛之口，以盐涂之，少顷即出，用治喉痹、口噤、噎膈、反胃。

石见穿：石打穿之一种，性味功用与石打穿类同。石打穿，苦辛平，入肺脏，穿肠胃，攻坚，消宿食，化痰，除中满，下气活血，理百病，消风火、疟疾、黄白疸、疔肿、闪挫跌仆损伤。《中国医学大辞典》：功专涤咽之

息，正气充裕也。不足而往，邪气留之。有余而往，不足随之。真气不足，痰气塞之。故为之脾为生痰之源，胃为贮痰之器。此痰不可导，此气不可破、不可燥，亦不可遏。气升则痰升，气降则痰降。中虚气弱，升之不能，降之不能。守虚无之气，其气从之，精神内守，病安从来。经所谓气宜养，血宜和，脾宜升，胃宜降。气血调和，脾胃升降，则体健矣。何须药饵？清阳实四肢，浊阴走下窍；清阳走五脏，浊阴归六腑。五脏相生则生，五脏相克则克，反此者逆矣。肺胃干槁则关津不利，肾水不生则肺阴不降。金为水之母，气为水之源，膀胱为水之标。源源不生，则干枯结燥见矣。手太阴清肃不行，足阳明乏顺行之机，则气滞痰阻。气不顺则痰阻，心不畅则气郁。不动肝怒，得坤顺乾健之力。精养脏，液养腑。旋转日见，心畅气和，乃延年之宝筏。悟得此理，四大皆空，养生蓄日。酒色财气四般物件，多少英雄为此迷惑，若能打脱四凶魔，便是九霄云外客。临别赠言，时加留意，勿药有喜也。

起元酒：全当归四两　肉苁蓉四两　鲜地栗五两　桂圆肉四两　杭白芍三两　甘枸杞四两　大福橘四枚　白花藕八两　云茯苓四两　鲜首乌五两

上药煮酒十斤。此方本有熟地，因嫌其性太腻，故以首乌代之。

又，膏方：制首乌九两　鲜藕节八两　枇杷露一两　麦冬肉四两　甘枸杞八两　桂圆肉五两　大地栗十两　天冬肉四两　云茯苓四两　甜梨肉四两

用制半夏粉四两、大橘五枚，入姜汁二钱收膏，每逢午后服四钱。

疾，平反胃之哕，入脏腑肠胃诸经，为攻坚散痞理百病之良品。凡噎膈、反胃难治之证，此最有效，捣汁用，蔗浆、白蜜为使。金锁匙：《本草纲目拾遗》名荷包草，生乱石缝中，性微寒，治黄白疸，去湿火，兼神仙对坐草，清五脏，点热眼，止吐血。

考诸本草，鹰唾未见药用，唯鹰矢白（《证类本草》引《外台》）主食哽，雁、鹰屎，烧末，服方寸匕。由上可知，牛唾、石见穿、金锁匙皆治噎塞之单方，则“昨鹰唾唾”之悬文，或是“雁鹰屎灰”之误耳。以其字形相近而致误欤。屏识。

大力膏：大熟地二斤　大麦冬四两　龟板胶九两　肥玉竹三斤　归身十三两　大生地一斤　明天冬八两　鹿角胶九两　巴戟肉八两　大白芍十二两　潞党参二斤　云茯苓十二两　钗石斛九两　野黄精九两　桂圆肉一斤　大有芪二斤　甜冬术十五两　甜梨五枚　白花藕二斤

用肥黄牛肉八斤，上药熬三次，取汁去渣，加白蜜收膏，每早晚皆服之。

按：年届七六，居耄耋之寿，二气就衰，精血日损岁月，惜未摒弃尘事，病患噎塞之证，一名噎膈。《素问·阴阳别论》言："三阳结谓之隔。"脉两手俱弦，乃水不涵木，木乘土位之征，胃失冲和，痰气郁结使然，辛香燥烈，只能取决一时，非气虚血少老人所宜。此老深谋远虑，取黄牛乳、姜汁濡润辛通、血肉有情之品，养五脏，益精血，且具动跃之势，生机活跃；雪羹以杜宿痰郁结；妙在梨肉、蔗心、嫩藕、橄榄等药食同源之品，养胃汁而润肠燥，立意高深。复诊宗前方而为膏滋，甘柔濡润有加，旨在润泽枯槁。起元酒中，柔肝滋肾之品倍增，渐入培本坦途。大力膏以参、术、苓、芪培本以养先天，钗斛、麦冬、玉竹滋养胃液，二地、天冬、归、芍养血柔肝，龟鹿二胶通补奇经，黄牛肉乃血肉有情之品，生机动跃。用意扶脾养胃，峻补肝肾，助病者上跻眉寿之霞龄，预期可卜也。药饵而外，返观内守，心如铁石，养心保肾以安五脏之嘱，更胜药石一筹矣。

不寐　心悸

余左，扬州。

心劳于思，精以思耗。尽力谋虑，劳伤乎肝。曲运神机，劳伤乎心。心神过用，暗吸肾阴。水火气偏，肝胆自怯。虚劳寡寐，不耐烦劳。胃之大络，名曰虚里，宗气跳跃，头耳交轰，热则心烦气促。五变之症，由乎七情过极。多疑多惧，肝虚胆怯。本用乙癸同源，先以滋甲安乙，养心和肝，以化湿痰。拟以十味温胆汤全方治之，以观进退。

恙缘已著前方，兹不复赘。服十味温胆法，平平而已。今拟补癸水以滋乙木，阴七味加淡菜。

肝气循乎两肋，脾络布于胸中。肝虚气胀作响。肝无补法，补肾即所以养肝。久恙湿热不化，利湿伤阴，清热耗气。阴七味苦坚肾，三补三泻，乙癸同源之法，不必见症医症，肝气足则气不响胀矣。

大熟地八钱　粉丹皮三钱　川黄柏钱半　沙苑子三钱　云茯苓四钱　福泽泻四钱　冬瓜子四钱　枸杞子四钱　怀山药四钱　山萸肉八钱

按：情志之伤，肝虚胆怯之证，疑虑恐怖，每多兼夹痰湿，用十味温胆汤涤痰化湿，去其兼夹，庶可切入滋水涵木之法，阴七味加淡菜即其治也。胁痛气胀作响，乃肝木乘脾使然，肝无补法，补肾即所以养肝，书所谓乙癸同源也。此案标本先后，次序井然，可师可法。

眩　晕

吴右，高邮。

形丰脉濡，按之则弦。气虚痰郁，肝逆中虚，气于中胃，滋热伤阴，中虚气痛，肝虚生晕，阴虚火升，诸恙丛生。皆出于虚，养心脾以和肝胃。再进乙癸同源之法。

潞党参五钱　熟枣仁四钱　白归身三钱　沙苑子三钱　野冬术四钱　远志肉钱半　大白芍四钱　炙甘草八分　云茯苓三钱　广木香八分　冬瓜子三钱

养心脾，和肝胃，已进三剂，未见效机。腹内气响稍平，中虚气虚，肝逆冲胃，湿热不化，两胁胸前时而胀痛，腿足酸楚，虚火上炎，则眩晕并见。肝无补法，补肾即所以补肝，肝和脾胃乃畅。肝虚生风，风多生湿，湿多生痰，痰多生郁，不宜腻补。原方加减，以观动静。

潞党参三钱　当归身三钱　熟枣仁四钱　广木香八分　云茯神三钱　大白芍四钱　远志肉一钱二分　炙甘草五分　甜冬术二钱　福泽泻三钱

筋病治肝，肝病实脾，脾病安胃，病虚养心，气虚和中。诸虚百损，不舍脾胃。恙久虽杂，养心胃，佐和肝脾，以丸代煎，缓调为治。

潞党参四两　白归身三两　炙甘草八钱　熟枣仁三两　白茯神四两　大白芍三两　白燕根二两　远志肉一两五钱　甜冬术四两　沙苑子二两　广木香八钱　金橘饼五枚　桂圆肉四两　贡淡菜二两　甘枸杞八钱

上药熬膏，化洁白糖三两和丸。

按：此老善用归脾汤，以为悦脾柔肝之用，用于气虚痰郁，肝虚眩晕，两肋胸前胀痛，腹内气胀作响等症，此案即其例也。方既清灵平稳，取效亦捷，真平淡中显神奇者也。

咳嗽气逆

王左，盐城。

厥阴绕咽，少阴循喉。咽喉者，乃呼吸之门户也，出入之枢机乎。先天本弱，水亏于下，火升于上，二字不慎，真阴亦亏。口舌化燥，舌干如刺，咽嗌不利，耳鸣头轰，客秋鼻涕带红，今秋左眼多泪，涕黄鼻塞。种种肾水不升，肺阴不降，水亏火旺，非苦寒所

何云二字，殆酒色二字乎。门雪记。

能治也。速当益水源之弱，制火炎之炽。

大生地四钱　孩儿参三钱　肥麦冬五钱　清阿胶三钱　大熟地四钱　白沙参三钱　明天冬五钱　龟板胶三钱　怀山药五钱　冬桑叶八钱　云茯苓三钱　鲜荷叶四钱

肾亏于下，肝升于上，上损从阳，下损从阴，阴虚阳升，水不配火，火燥金伤，以致咳嗽气逆，喉舌时时作干，津液不能上承，间日寒热者，阴阳不调也。多涕多泪，多咳多痰，痰黄带血，血虚心烦，多忘多疑。肾水不升，肺阴不降，二气交亏，亏损已极，必得静养清心，水源生则龙相宁。年未三旬，脉象空芤，殊堪大虑。本以导龙入海，纳气归窟，奈无藏元之所，又值春分令节，相火用事，其以益水源之弱，制火炎之炽。

大熟地八钱　粉丹皮三钱　怀牛膝三钱　枸杞子四钱　云茯苓四钱　福泽泻三钱　制附子八分　粉甘草八分　怀山药四钱　山萸肉八钱，用童便浸泡，蜜炙

导龙入海，引火归元，不致水泛为痰，水火既济为妙。奈素质亏损已极，补阴不易，补阳尤难。阴从阳长，阳赖阴施。无阳则阴无以生，无阴则阳无以化，阴阳和而万物生。症属内亏之象，全在静养功夫。精血每得一分，病可减去二分。徒事草木功能，未必有济。候水升火降，病自愈矣。

大熟地一两　福泽泻三钱　制附子八分　大麦冬八钱　怀山药四钱　红萸肉五钱　盐牛膝三钱　杏仁泥三钱　云茯苓四钱　粉丹皮三钱　冬虫夏草一钱二分　童便一杯

痰之标在脾，痰之本在肾。引火归窟，纳气归元，此治咳嗽痰喘之大法也。服之寡效者，损伤精血也。少不宜弱，老不宜劳。损不肯复，殊堪可虑。阳根于地，命根于肾。无阳则阴无以生，无阴则阳无以化。阴从阳长，阳赖阴施，则循理按法。鄙见浅陋，多酌明眼裁之可也。

大熟地六钱　粉丹皮三钱　牛蒡子二钱　安桂心四分　云茯苓四钱　福泽泻三钱　冬虫夏草钱半　熟附片八分　怀山药四钱　山萸肉八钱　孩儿参三钱

引：童便一杯

养肾纳气归元，已服四剂，并无火燥喉干作痛，咳痰未清，胸无饱闷，腹中觉冷，小便间或短少。二气不振，肾水之亏，补阴不易，补阳尤难，阴阳双亏，最难调治。喉干而痛者，水不济火也。腹中觉冷者，火不生土也。仍宜清心静养，并和血益水治火之法。拟阴阳八味并培。是否，明眼正之。

大熟地八钱　盐水炒知母三钱　制附子八分　山萸肉八钱　云茯苓四钱　盐水炒黄柏钱半　安桂心四分　孩儿参三钱　怀山药四钱　福泽泻三钱　粉丹皮二钱

引：童便一杯

厥阴绕咽，少阴循喉，服药数帖，咳痰虽平，喉间左右忽然干燥而痛。此阴虚阳升，水不济火，火升于上，水亏于下，肾水不能涵养肝木，木火不能下降之象。从阳引阴，从阴引阳，大封大固，阴阳转合，乃转机也。

大生熟地各四钱　肥桔梗钱半　鹿角胶三钱　生牡蛎一两　孩儿参三钱　生甘草五分　元武板三钱

大白芍四钱　怀山药四钱　冬虫夏草钱半　猪肉皮一两　洁秋石二分

进龟胶、鹿胶、二地滋阴潜阳之品，补命门之阴阳，培肝肾之精血，清上实下，喉干已润，咳燥已平。惟腹中尚有拱痛。此真火不足，虚寒向扰。仍从原方加分：原方加孩儿参一钱、鹿角胶一钱。

再进数帖，接效乃佳。仍拟清心静养，慎勿操持烦劳，是以药食双培，阴阳并补，自然庶可向安。否防骤起风波之虑。

补阳生阴，纳气归元，火燥已平，喉痛已定。因昨日劳动，眼黑，少腹气痛。乃肝肾不足，气失和畅，亏损之病，极难调治。仍从前法，以膏代煎剂。

西洋参四两　大生地四两　天麦冬肉各四两　龟板胶三两　孩儿参四两　大熟地四两　肥知母五两　肥玉竹四两　云茯苓四两　山萸肉四两　川黄柏五两　甘枸杞四两　怀山药四两　福泽泻三两　鹿角胶三两

以上各药，如法炮制，用大福橘四枚、雪花梨一斤、枇杷膏三两、青果膏二两，白蜜收膏，开水和服。

一水能济五火，肾水也。一金能行诸气，肺金也。阴不化气，气不生阴。阴不潜阳，阳不敛阴。无阴不生，无阳不长。阴虚阳升，水不济火，火炎于上，水亏于下。咽喉之痛，根在于下；头目眩晕，病在于上。咳嗽喷嚏，肺金之象。呵欠盹闷，肝木之阴。二行而下，阳升于上。上曰阳虚，下曰阴虚。补阴不易，补阳尤难。阴从阳长，阳赖阴施。气随血升，血随气长。血者，阴也；气者，阳也。阳属腑气，主外卫；阴属脏真，主内营。由阴阳双亏，血气久虚，病深药浅，殊堪大虑。况前之方，均是良谋大法，所服者

肝木之阴，一句牵强，弦强字尤可酌。二字非，乃阴字也，因上有一阴字，故作表示重文，抄者误以为二耳。门雪记。

抄者于文义不甚明了，每每依样葫芦，似是而非。其由文义之不清者累累若始，非抄者之过也。门雪又记。

导龙入海，引火归元，以及阴阳八味，三泻三补，二冬二地，龟鹿仙胶，阴阳平补，气血双培，虽获效机，无如不能骤复，奈真元失守已极，涸澈潦原已著。议凝琼玉膏之法为主之治。郭机曰：能起沉疴。真赛琼浆之力，故曰琼玉膏也。每服四五钱，再以清心寡欲静养功夫，则却病延年矣。

潦当作燎，凝当作拟。门雪记。

孩儿参三钱　粉甘草五分　白桔梗一钱　猪肉皮一两　大熟地八钱　鹿角胶三钱　洁青盐一分五厘

按：下损从阴，阴虚阳升，水不配火，火燥金伤。此十六字，道尽此病之眼目，所以呈现咳嗽气逆、喉舌时时作干、间日寒热、多涕多泪、痰黄带血丝等种种证候，且年未三旬，脉象空乏。已入损怯一途。复诊勉拟益水制火之策，重用熟地、萸肉，萸肉用童便浸泡蜜炙，少佐制附子八分，意在同气相求，导龙归海。三诊重用熟地一两，加麦冬、冬虫夏草，属意金水相生，童便为引，引火归原。四诊罕见功效，损不肯复者，少不宜弱，盖先天根株未深也。五诊胸无饱闷、无喉干作痛证候，药无泥膈伤津之象，纵然无功，亦无过也。易辙阴阳八味、熟附、知、柏同施者，庶免其虚焰上浮耳。六诊喉间左右忽然干燥而痛，龙雷未能蛰伏，济以龟、鹿、猪肉皮，草木之功，复希血肉有情动跃之势，助其生机，添秋石以增引火下行之力。七诊固然喉干已润，燥咳已平，乃佳兆也，宗八仙长寿、龟鹿二仙之法，以膏代煎，培植根本。

由病深药浅，殊堪大虑，况前之方，均是良谋大法，所服者导龙入海，引火归元，以及阴阳八味，三补三泻，二冬二地，龟鹿仙胶，阴阳平补，气血双培，虽获效机，无如不能骤复，奈真元失守已极，涸澈燎原已著，拟琼玉膏之法主治。郭机曰：能起沉疴。每服四五钱，疏方孩儿参三钱、粉甘草五分、白桔梗一钱、猪肉皮一两、大熟地八钱、鹿角胶三钱、青盐一分五厘。既师仲景古法，亦取血肉有情，非为其谋之不忠也。

吴左，乙未六月二十日初看

久服寒下之品，年近古稀，宗气久虚，提摄不固，兼之痔漏之患，下焦之津液久耗，饮食之津液为湿热之混淆，则膀胱与魄门皆为所阻，以致气或下坠。肠胃本坚，得客寒侵犯，下元气虚，常欲大解，解则畅，不解则缩悬不安。总之命门火衰，阳气虚，正气虚，升降失常。然年高便秘，本不为异，因寒肃过甚，脉失专权，妄立一法，候明眼裁之。

脉字可疑，费解，或是肺字，待考。门雪记。

高丽参三钱，升麻钱半煎水炒　炙甘草钱半　菟丝饼二钱，盐水炒　磨四制香附五分，和服　枸杞子二钱，黄土炒　结猪苓钱半　福泽泻一钱二分，盐水炒　煨广木香四分　破故纸一钱，煎水炒　胡桃肉八钱

二十一日，加法半夏钱半、秫米三钱（代水）。

二十二日，加生黄芪三钱、炒党参二钱。

二十三日，加炒苡仁三钱、福橘络一钱二分。

二十四日诊：年高上实下虚，清浊久浑，大便欲解不下，正气之不固。气之升降得宜，自然平安；一有错落，则上下之气不相匀。古稀有病，非大补元气不可，否则疾无以复其元矣。此症探源者，是心肾久亏也。脾肺困顿，似非服参芪而闷之也。

高丽参三钱，升麻水炒　制首乌一两　枸杞子三钱，盐水炒　菟丝子四钱，盐水炒　福泽泻钱半　大猪苓钱半　破故纸钱半，盐水炒　炙甘草一钱二分　四制香附钱半，研　胡桃仁一两，盐水炒　秫秫米二两，代水

二十五日，加土炒怀山药五钱。

二十六日，加盐水炒杜仲三钱。

二十七日，加土炒怀牛膝钱半。

二十八日，加盐水炒川续断二钱。

闰六月初一日诊：中气稍平，仍以补中气化为治。但年高病久，延之殊属不宜，仍以前方加减进步。

高丽参三钱，升麻水炒，另煎　菟丝饼四钱　甜冬术二钱　福泽泻一钱二分　枸杞子三钱　怀山药五钱，土炒　鹿角胶一

钱二分，切片入煎　大熟地五钱　生白芍钱半　炙甘草钱半　红白首乌五钱　破故纸钱半，煎水炒　核桃肉五钱　秫秫米二两，煎汤代水

初二日，减去冬术、鹿角胶，加结猪苓钱半。

参芪贵品，前服十帖，虚寒腹鸣泄泻继以松缓，欲试升降，气忽下坠如初。是正虚已极之象，清阳不升，湿浊混淆为患。年近七旬，非参芪不能补其正气。仍以前方复用，以观进退。

又，六月初三日诊：高丽参四钱，升麻钱半煎水炒　结猪苓钱半　盐水炒菟丝子四钱　炙甘草钱半　蜜炙黄芪三钱　福泽泻一钱二分　四制香附子钱半，研　肉果霜一钱　盐炒破故纸钱半　酒炒枸杞子四钱　制首乌一两　盐水炒胡桃肉一两　秫秫米二两，代水煎药

初四日，加云茯苓钱半。

初五日，加怀山药五钱(土炒)。

肢足微肿，故属于脾。按之随后而起，以属湿困。本方原不可增，但饮食入于胃，运化主乎脾。脾主清阳，上升则健；胃司浊阴，下降则和。和其胃，固其脾，必得健运糟粕，分化津液，运动四肢。妄增健运之小品，以希佐其化机。

初六日，原方加冬瓜子五钱、酒炒鸡肫皮三钱、炒苡仁米四钱，服四剂。

闰六月初六日：昨日午后，气馁下坠，得汗如雨，是欲离判之象。今诊两脉尚健，前所以欲脱汗注，皆因正虚中馁，故而大便欲解不解。此脾肺受制，命火衰微，以致下元不固，又因时当酷暑伤气，气不足则提摄不灵。仍照前方加生脉补气法，应手乃为佳兆。否则多质明裁。

又，六月十一日：高丽参五钱，升麻水煎水炒　大麦冬三钱，去心，米炒　连皮赤苓三钱　五味子三分　大有黄芪三钱，蜜炙　破故纸二钱，盐炒　盐水炒菟丝子四钱　炙甘草钱半　炒大熟地五钱　福泽泻一钱二分　酒炒枸杞子三钱　肉果霜五分，和服　土炒归身三钱　制首乌五钱　盐水炒胡桃肉一两

秫秫米二两，代水

阴虚盗汗，阳虚自汗。汗乃心之液，去之太多，阴虚气弱，故心悸觉干不润。宜加养心营、滋阴分之法。

原方加熟枣仁四钱、荔枝肉三钱，减熟地、麦冬、泽泻。

阴不可孤，阳不可独。二者相错，则生气不来，脉象转觉小弱，是阴阳两伤之候。当此秋金初气，必得水来养肝，阴既亏而水乏，仍呈公议两者相济之法。应之能于合相，则秋分可逾，而生气之源来也。

十四日：高丽参五钱，升麻钱半煎水炒　酒炒菟丝饼四钱　酒炒巴戟肉三钱　元武胶二两，先煎　甜冬术三钱　枸杞子三钱，盐水炒　炙甘草二钱　大淡菜三钱，切片　云茯苓三钱　山萸肉五钱　制首乌一两五钱，代水

十五日，加酒炒地骨皮三钱、白通草二钱(先煎)、大白芍四钱，减去龟板。

补气补血，和阴和阳。阳气者，精则养神，柔则养筋。气阴不足，小溲解之不畅，非湿热之患，乃下焦之不足也。

十六日：高丽参三钱，另炖　结猪苓钱半　广陈皮一钱二分　怀山药五钱　生冬术三钱　福泽泻钱半，盐水炒　川黄柏钱半，盐水炒　制首乌一两五钱　云茯苓三钱　炙甘草一钱二分　鲜荷梗一尺

十八日，加盐水炒知母一钱二分。

十九日，加炒苡仁三钱。

二十日，加车前子一钱二分(包扎)。

二十一日，加炒六和曲一钱二分。

二十二日，加广藿香一钱五分。

二十三日，加冬瓜子三钱。

闰六月二十四日诊：正气稍充，脉亦渐转。惟昨夜小便暴注，腿足甚肿。此脾元不健。经谓之上肿为风，下肿为湿，诸湿肿满，故属于脾。脾虚生湿，湿多易肿，肿甚不宜。法以固正气，健脾元，候肿消脾运，再议调理。犹恐上逆之虑，否则多酌明裁。

高丽参三钱，另炖　炙甘草钱半　炒怀山药六钱　鸡内金三钱　生冬术三钱　川黄柏七分，盐炒　法半夏一钱二分　干蟾皮三钱，酒炒　云茯苓三钱　肥知母五分，盐炒　新会皮一钱二分　怀牛膝一钱二分，酒炒　制首乌一两二钱，代水　荷叶包老米五钱，铜丝扎紧，戳孔数十个

二十五日，加酒炒粉丹皮一钱二分。

二十六日，加酒炒酸枣仁一钱五分。

味口不甚香，乃脾胃未醒之象，中阳失运之施。仍宜前方加减进步。

高丽参三钱　佩兰叶二钱　法半夏钱半　薄橘红二钱　炒冬术三钱　炒苍术一钱二分　炒怀山药六钱　炒冬瓜子四钱　白茯苓三钱　甘菊炭二钱　焦谷麦芽各三钱　鸡肫皮三钱　糯稻根须二两，代水　广藿香净叶一钱五分

王九峰先生出诊医案肆

遗泄　白浊

孙左，凤阳。

精也者，神依之如鱼得水，气依之如雾覆渊。不知节色，元阳亏而难复，忍精为害，慾事既作，精已离宫，如火之有烟焰，不能复还于薪矣。肾虚气冲于肾，肝虚热触于心。少壮年华，外强中干，脉象三五不调，二气不能和谐，不独治之不易，而易现九丑之患。速当撇去尘情，反官内守。守虚无之气，经年累月，毋妄作劳，庶可望其全吉。若乃仍劳心肾，否则仙丹以无济矣。

慾乃欲（慾）之误，肾疑是心之误，门雪记。第二十案（李左，溧水）语云：肝虚气冲于背，肾虚热触于心，与此不同，不知其孰误耳，似乎后一说为是。反是返，官应是观。雪又记。

云茯苓四两　珍珠母四两　杜芡实三两　白蒺藜三两　白茯神四两　血琥珀五钱　黑料豆三两　五味子五钱　鳝鱼膘三两　菟丝子三两　贡淡菜三两

上药均研细末，用桂圆肉四两、金钗石斛四两、白花藕四两、肥玉竹四两，熬膏和丸梧桐子大，每服三钱，灯心淡盐汤送下。

丸饵合成，服之两旬，心悸怔忡已愈，遗精稍止。惟肾囊漏气，白浊未清。春夏之交，君火妄动，相火随之，玉关不能固摄。夜来寤而不寐，心肾不交。心之所藏者神，肾之所藏者精。精神藏于坎府，运用应乎离宫。不耐操劳者，精神内虚也。仍宜养心肾以调荣卫，摄纳下焦，固其真元，治其根本也。照前丸方加减服之。否候明裁斟酌。

西党参四两　大熟地八两　彩龙骨四两　白燕根三两　白茯神四两　大生地八两　左牡蛎四两　福泽泻二两　冬白术四两　远志肉八两　杜芡实三两　孩儿参二两　炙甘草五钱　酸枣仁四两　建莲肉三两　红萸肉三两　血珀五钱　菟丝子三两　黑料豆三两　鳝鱼胶三两

上药拣选精品道地上料，遵古炮制，均研极细末，用麦冬肉四两、肥玉竹四两、金钗石斛四两、贡淡菜二两、桂圆肉四两，熬膏和丸，如梧桐子大，每早淡盐汤送服丸四钱。

按：年少气血方刚，不知自爱，易为色念所动，又恐多欲斗伤肾元，忍精不泄，不知欲事既作，精已离宫，强忍不泄，故有白浊之患。案中精神藏于坎府，运用应乎离宫，为此老历练有得之语，屡屡言之。少壮年华，脉象三五不调，尤为所忌见，治从脾肾二脏着手，用血肉有情之品，生机动跃，可谓真知灼见，取桂圆肉、钗石斛、白花藕、肥玉竹等甘凉益胃、柔润多汁之品熬膏和丸，尤有巧思。丸以代煎，治此怯弱之证，徐图功效，用意深刻。复诊服两旬，心悸宁而遗精稍止。惟白浊未清，效机如东方初曙，立意心脾肾三脏，仍丸剂缓治之法，以其非一日所能见功焉。

喉　痹

宋左，徽州。

咽喉者，呼吸之门户也，出入之枢机乎。前岁得患双蛾，现在蒂丁下垂，时觉咽津不爽，心胃未能舒畅，按之嗳气。中虚清阳不升，心肾两亏，气机不能调达，久延殊属不宜。治当缓中舒郁，兼理胃阳之法。否则多酌。

孩儿参三钱　粉甘草五分　五味子五分　白蔻仁八分　白云苓三钱　醋炒柴胡八分　怀山药三钱　小枳实五分　冬白术一钱五分　绿升麻四分　当归三钱　新会皮一钱二分

引:沉香屑八分

肝阳不能调达,肾虚不能纳气,阴不上潮,清浊混淆,气闷不展,以致蒂丁久垂不上,会厌开合失常。天地不泰,否卦生焉。此非实症也,乃七情郁结之病。宜怡悦开怀,心和气畅,不致结痹乃佳。

西洋参三钱　生甘草五分　醋炒香附一钱二分　远志肉八分　白茯苓三钱　广木香八分　枇杷叶三钱　沉香屑八分　炒於术三钱　醋炒青皮一钱二分　熟枣仁三钱　炒白芍三钱　陈海蜇五钱　地栗汁半酒杯,冲

按:断为七情郁结之病,如矢贯的,治法取悦脾怡神着手。复诊用陈海蜇、地栗汁祛顽痰而开郁结,精致老到,与徒事香燥疏理者,不可同日语焉。

脘　痛

包。

肝病善痛,脾病善胀。肝虚气郁不舒,脾虚湿滞不化。时而作痛,痛则不通,通则不痛。此通作何通之,此痛作何痛之。乃肝虚作痛,湿结不通。拟通调腑气,舒理肝脾之法。

酒炒当归须二钱　云茯苓三钱　盐水炒橘络一钱五分　广木香八分　沉香炒白芍三钱　山萸肉一钱五分　红糖炒焦楂肉三钱　焦谷芽三钱　醋炒香附子一钱二分　福泽泻三钱　土炒白术三钱　青皮络一

钱五分　湘莲子十一粒，去皮心　上白糖三钱

肝虚曰眩，肾虚曰晕。肺为诸气之长，脾为化生之源，心为神之主宰，胃为水谷之海。脾主司纳，胃主消导。纳食主乎胃，运化主乎脾。气痰作阻，服药俱已轻松。惟饮食进之欠香，中央未能和畅，又兼牙龈上下浮肿。此心胃之火上升，水火不能相济。一水能济五火，肾水也。一金能行诸气，肺金也。肠胃为海，六经为川。先哲云：为人身五脏平和，六腑通调，酒色财气四字戒之，何病之有？以养心脾，佐调肺肾，以煎作丸为主。

脾胃二字当互易之，方合。门雪记。

米炒孩儿参四两　蒸透大熟地八两　米泔水泡粉丹皮二两　土炒当归二两　人乳汁拌云茯苓四两　土炒怀山药四两　盐水炒黄柏八钱　醋炒白芍二两　土炒於白术四两　甘草炒山萸肉四两　盐水炒知母八钱　研左牡蛎四两　炙甘草八钱　盐水炒福泽泻四两　去毛白燕根三两　煅彩龙骨四两

以上各药，均选精品，照分称足，遵法炮制，共研细末，外用生谷芽八两、麦冬肉三两、白花藕二斤、福橘络二两、青果汁四两、桂圆肉四两、青桑叶八两，熬膏和入，加半夏粉二两，白蜜和丸，如梧桐子大，每晨淡盐水、开水送服丸药三钱。

每晚用桂圆肉三钱、甘荷蒂三元、上淡菜二钱，泡汤临卧服之。

按：脘痛之由，缘肝虚气郁，脾虚湿困，气痰互阻，脾胃升降失序，气机未能贯通。治以柔肝畅气，运脾化湿入手，配伍极为周密。复诊痛势轻减，已获效机。惟纳谷未馨，上下齿龈浮肿，心胃之火上冲，戒以酒色财气四字，更胜药饵一筹，续以丸剂徐图功效，配伍精致周密：土炒当归、醋炒白芍、桂圆肉养肝体以柔肝用，土炒於术、人乳拌云苓、甘草悦

脾和中，麦冬肉、白燕根、白花藕、青果汁甘凉益胃，妙在甘草炒萸肉、盐水炒黄柏、盐水炒知母、盐水炒泽泻、左牡蛎、煅龙骨滋肾水而靖龙雷，引火下行，其深思熟虑如此，匪夷朝夕所能成就哉！

旱　身

七岁，肾气充盛，齿更发长；二七，天癸当至，任脉通，太冲脉盛，月事以时下。年已三七，经事尚未通行，加之乏乳，肝不发生，脉多沉涩。似旱身而实非闭经通经法实不可服。女子以肝为先，一和肝肾，一调阳明，始知气血荣和，方能入彀。否则逆流上泛。

大生地八钱　醋炒丹皮二钱　山萸肉三钱　月季花三朵　白茯神四钱　酒炒牛膝一钱五分　红荷花瓣三朵　红桃花七朵　怀山药四钱　盐水炒泽泻二钱　玫瑰花三朵　红梅花七朵

引：红花一钱二分　红枣三枚　红糖三钱

此方服五剂后，再为更方。

又一方：补中益气合六味地黄加减治之，再服三剂。是否，再议可也。

白当归三钱　炙黄芪二钱　生甘草五分　西党参三钱　醋炒柴胡八分　炒冬术一钱五分　大生地五钱　云茯苓三钱　绿升麻四分　广陈皮一钱二分　怀山药四钱　福泽泻二钱

引：生姜一片　红枣二枚

按：年已三七，经事未通，乳房未见丰隆，脉来沉涩，其为先天不足可知。一和肝肾，一养阳明，治法可称完备，方亦轻灵可喜。复诊以六味地黄、补中益气复合为治，补后天以养先天，嗣后未见复诊。以理推之，甚难取效者也。

咳嗽　胃痛

单右。

肝虚气痛，痛甚咳嗽。时值秋燥之际，延防伤金。先以清润化痰之法，再延非善。

炒白芍一钱五分　云茯苓三钱　蜜冬花包扎，一钱五分　玉苏子一钱五分　生甘草五分　川贝母去心，一钱五分　薄橘红一钱二分　白桔梗一钱二分　杏仁泥三钱　法半夏一钱五分

溢，乃嗌之误。

苏杏二陈连服三剂，幸而咳嗽痰清，咽溢未润，以致阴虚火烁，津液不能上承。气痛止而神已爽，脉虽起而尚欠神。仍拟清养肺胃、平嗽化痰法服之。再议。

白沙参三钱　杏仁泥三钱　法半夏一钱二分　川贝母一钱五分　炒麦冬二钱　云茯苓二钱　薄橘红一钱二分　炒阿胶二钱　牛蒡子一钱二分　玉苏子一钱五分

肝虚气制中胃，咳嗽未能全平，延今形神消瘦，骨节酸楚，脉来小弦而滑，腹中汩汩有声。此中虚积饮上乘则咳嗽痰多矣。仍拟金沸草汤加参、苏、阿胶法。沸草以清金润肺，人参味甘以缓中保其肺，阿胶以养心阴平肺，苏子以宁嗽去痰，能降肺气，故以此为治也。

西洋参三钱　金沸草包扎，一钱五分　薄橘红一钱四分　杏仁泥二钱　云茯苓三钱　白苏子一钱五分　川贝母去心，一钱五分　南沙参一钱五分　炒阿胶二钱　法半夏一钱五分

经以脾之大络布于胸中，肝之脉络循乎两肋。

心窝痛甚，显是中伤脉络不和，冲脉虚也，不可拘之痛无补法之例。但痛则不通，通则不痛。通者，和也，非通利也。仍当养肝脾之阴，加生脉以益气源之法。

真人参另研，五分　蛤粉炒阿胶二两　炒生地炭二两　霞天曲四两　桂心炒白芍一两五钱　蜜炙五味子三钱　云茯苓二两　粉丹皮二两　米炒麦冬二两　土炒当归身二两

引：金钗石斛五钱，煎汤代水

脉来小弦而数，按之无神。肝之不足，脾之阴虚，中伤络损，胃不冲和，气不调达，以致痛呕并见。阳明之浊气以下行为顺，太阴之清阳以上升为宜。素本阴虚，肝不调畅，木制中胃。经以肠胃为海，六经为川。腑气以通为调，平日更衣数日一次，阴液不足可征。此时燥剂恐非所宜。拟养阴化气，佐以和中畅胃之法。

苡仁米炒贡阿胶三钱　白归身须三钱　真橘红一钱　人参须一钱　红砂糖三钱

进养阴和中，通调脉络，痛呕已止，惟中焦未尝舒畅，大便未通。仍阳明腑气欠运，亦乃阴液之虚，非秘结也。不能强行伤气。仍拟原方略为加减服之，再议。

仍下似缺一是字。门雪记。

苡仁米炒清阿胶三钱　白当归须三钱　冬瓜子二钱　原枝真人参五分　福橘络一钱五分　红砂糖三钱

脉象素本六阴。肝阴不足，气干中胃，胃不冲和，气化无权，积痰积饮，痛呕并见。肝为起病之源，胃为传病之所。脾之大络布于胸中，中虚清阳无以

展舒，否象生焉。以甘缓之法，最为妥协。

杜阿胶一钱五分，炒成珠　生甘草八分　白茯苓三钱　沉香炒白芍三钱　当归须三钱　炙甘草八分　霞天曲三钱，炒　香佩兰一钱二分　福橘络一钱　诃子肉一钱二分，煨　蜜饯葡萄干二钱

服药以来，痛呕并止，阳明未和，中气未能畅健，骨痛神疲，嗽多黏痰，脉来细小无力。气血交亏，仍凭原方加减。

银沙参三钱　清阿胶一钱五分　霞天曲三钱　秫秫穗三钱　云茯苓三钱　当归身三钱　炙甘草五分　叭哒杏三钱，去皮尖

夜来嘈杂，得吐乃安，显是中虚积饮，胃不冲和，肝虚反生实象。养肝阴以敛元气，气化则权，痰饮自运，则痛呕自解矣。正气欠亏，二气交伤，若不汲汲培养络，不免翻胃之逆，至斯仙丹无济矣。

则当是有之误。门雪记。络字单不成文，或失宣字，或此字为衍也。又记。

白条参三钱　大白芍二钱　冬瓜子三钱　五味子五分，炒　云茯苓二钱　诃子肉一钱五分　霞天曲二钱　红砂糖三钱

服药以来，痛呕嘈杂虽止，而肝气作块。块非有余之气，乃肝家之不足，由肝阴之虚，虚幻反成实象，以致扰中犯胃。法拟养肝肾以和中调胃，则自安矣，是其大法。

蜜炙五味子四分　诃黎勒一钱五分　银沙参三钱　霞天曲一钱五分　藕汁炒白芍二钱　白茯苓二钱　炒冬瓜子三钱　生熟谷芽各二钱　土炒甜冬术一钱五分　枸杞子一钱五分

肝虚气干中胃，益水之上源，是格三之治。乃得亲近怡悦之妙，则痛吐止矣。气冲已平，脉之实象已

和。原方加益气安中法。

真人参五分 藕粉炒白芍一钱五分 白沙参三钱 诃子肉一钱五分，煨 白茯苓三钱 蜜炙五味子四分 杏仁泥三钱 霞天曲一钱五分 炒冬瓜子三钱

脉之涩象已和，气冲已定。胃脘多痰，腰酸而痛。此肝肾素亏、中胃不振之意，不必见痰治痰。仍以原方加广橘白一钱二分、川杜仲二钱。

痛已止而胃已和，痰未稀而嗽已平，食少神疲，脉不应指。此脾元少健，肺阴见和。脾乃生痰之源，胃为贮痰之器。痰之标在乎脾，痰之本在乎肾。纳食主乎胃，运化主乎脾。食变为痰，痰多食少。饥则伤胃，饱则伤脾。脾胃交伤，则中央失权矣。

小枝人参五分 蜜炙半夏一钱五分 冬瓜子三钱 霞天曲二钱 蛤粉炒阿胶一钱五分 云茯苓三钱 化橘红一钱二分 怀山药三钱 生甘草五分 杏仁泥三钱 须谷芽二钱

肝肾阴亏已久，气化无权，中伤饮聚，痛吐并见。但肾气通于胃，脾络布于胸。肾虚不能纳气，胃虚气不下行，以致中宫虚馁。若不敛养元气，徒以痛无补法印定呆理，失散元神则无倚无赖，必致涸竭望惫而矣。但金为水之母，又为诸气之长，徒格治之法，乃宗经旨。化裁之妙，其非杜选也，乃前贤之法也。

徒乃从（從）之误，选（選）乃撰也。门雪记。

土炒潞党参四两 蜜炙粉甘草六钱 米炒白沙参二两 冬瓜子二两，炒黄 白云苓四两，生晒 大熟地四两，九蒸 土炒霞天曲一两二钱 盐炒福泽泻一两二钱 土炒白术三两 土炒怀山药三两 化橘红八钱，烘 炒须谷芽一两

苡仁粉二两拌炒贡阿胶二两，用益智仁二钱煎

水炒米四钱拌炒麦冬肉二两。

以上各药，遵法炮制，均为细末，用红砂糖化开，水泛丸如桐子大，每服三钱。

按：此案既非重病，何前后诊治十三次之多，其病情之驳杂反复可见矣。究其原委，乃肝肾不足之体，肝体不足，肝用有余，肝制中胃，脾失升运，亦意料中事，胃失冲和，气化无权，积痰积饮，痛呕并见，耗伤脾津胃液，大便数日始行。其病之眉目，在咽嗌少津，脉小弦而数，按之无神。肝之不足，脾之阴虚，中伤络损，气不条达。病之反复在此，方多变换在斯。此老深谙此道，轻车熟路，应仓猝之变，周转裕如。末诊丸药之修治，尤费神思，从遣方用药之斟酌，修合炮制之讲究，可见其良苦用心。土炒潞党参、土炒白术、云苓、炙甘草、土炒山药、益智仁之用，砥柱中流，米炒白沙参、益智仁煎水炒米拌炒麦冬润降肺胃，苡仁粉炒贡阿胶、大熟地滋水涵木，盐水炒泽泻、土炒霞天曲、冬瓜子、化橘红化饮渗湿。其构思之巧，用药之精，修合之功力，千古能有几人欤！深可虑者，前人心机神思，得能传之后世耶！

郁　证

张右，三江营，午月廿四日诊。

肝郁心脾不畅，以致情怀不适，气血失于调和，时时胸肋不舒，间而胀痛，干呕欲吐，脉象小弦而滑、甚不耐按，午后神疲困顿，半夜上焦热而下焦寒，饮食所进无多，胃阳欠香之象，势属心肝脾三经致病。木郁达之，火郁发之。心宜畅之，郁宜解之，肝宜舒之，脾宜理之，胃宜和之。总之，妙药难医心病，但怡悦开怀，心和意遂，病自解矣。叶之根，树之皮，何足治之。徒赖药饵，何必乃耳。

酒洗净归须三钱　土炒冬术二钱　红糖炒山楂

三钱　白茯苓三钱　沉香水炒白芍三钱　醋炒香附一钱五分　酒炒粉丹皮二钱　黄郁金一钱二分　醋炒银柴胡八分　酒炒山栀皮一钱五分　面煨广木香一钱　粉甘草五分

引：白花藕五片　金橘叶七片　长流水煎药。

外以金橘叶五片、干荷蒂三元、鲜桑叶三片、桂圆壳五枚，紫砂茶壶泡汤代茶，时时呷之。

进加减逍遥之法，其势似乎轻减，胸肋胀痛较前稍平，此郁解干舒之意。惟四肢作麻未和，乃郁损心营之患。奈肝不条达，七情郁结之伤，仍当怡悦开怀，心气和畅，不致结痹乃佳。以丸代煎，缓缓调理。惟望应手为吉，久延殊为可虑。

干作肝乃合。门雪记。

米炒西党参二两　土炒当归身二两　贡沉香三钱，磨和　醋炒银柴胡五钱　朱染云茯神三两　沉香水炒杭白芍一两二钱　藕粉炒清阿胶二两五钱　盐炒广橘络一两　土炒冬白术二两　酒炒粉丹皮八钱　甘草水炒远志肉五钱　盐水炒山栀皮八钱　蜜炙粉甘草五钱　红糖炒山楂肉三两　甘草水泡酸枣仁二两　煨广木香四钱　酒炒嫩黄芩八钱　醋炒小青皮六钱　黄郁金八钱，生磨和　金华香附米二两，酒、醋、盐水、童便、梨汁、藕汁、莱菔汁共炒　阜阳半夏粉一两五钱

以上各药，拣选精品，遵法修制，均为细末，用白花藕五斤、桂圆肉四两、金钗石斛四两、金橘饼四两，熬膏和丸，如梧子大，每日早间开水送服丸药三钱。

庚寅年(1770)二月，复加怀牛膝二两、乌犀角四钱，磨汁和丸。

处暑后，秋燥伤阴，阴虚肝木侮土，土虚脾阳失

运，以致情怀抑郁，气勃于中。肝郁则血郁，气逆则血逆。逆则血痰举发，肢麻肋胀，身痛胸闷，午后作烧，得食即胀，得吐乃安，喉内生颗，咽津不爽，每逢经期腰痛胁胀。此肝郁心脾不畅，加之营卫失于调和，不宜思虑烦劳乃佳。

酒炒当归三钱　白茯苓三钱　怀牛膝一钱五分　白茅根五钱　醋炒柴胡八分　怀山药二钱　大白芍二钱　鲜白藕二两　糖炒渣肉三钱　山栀子一钱五分　粉甘草四分　童子便一杯，冲

山楂肉也。门雪记。

按：经以女子血少而多气，但凡女子易患抑郁之病，或夫婿谋事经商在外，别多聚少，离愁惋结，或婆媳、妯娌、姑嫂之间，话不投机，言语龃龉，气结在胸，此案即其例也。时时胸肋不舒，间或胀痛，欲呕泛漾，夜半上热下寒，午后神情困顿。脉小弦而滑，不任重按。此老于此等情志之病，别有心得，方取逍遥散加味，用意深而剂量轻，远辛香燥烈之味，庶免耗血伤津，法之最善者也；外以金橘叶、荷蒂、桑叶、桂圆壳等气辛味淡之品，沏泡代茶；告嘱再三，怡悦开怀，更胜药饵一筹。复诊证势得减，胁肋痛势稍轻，以丸代煎，乃此老专擅，于此等情志之病，尤为合辙。丸方之选取，用意深远，配伍精致，决非信手拈来者比，且修治之考究，颇见功夫，选用白花藕、桂圆肉、金钗斛、金橘饼甘凉濡润之品，熬膏和丸。近世罕有如此用心修治者，良可叹也。

郁　证

王左。

多凝多感，多思多虑。虑甚神灵志损，心胆自怯不安。脾阳不运，胃阳不和。清阳不能上升，浊阴不能下降。舌根不和，胃气呆钝，不思不纳，期门、章门胀痛。清虚之所，云露之腾，不清不畅，不和不泰之

凝，当作疑。门雪记。

象。以东垣先生之法，开之和之，醒之畅之，升之降之，胃苏乃吉。拟方候政。

西党参三钱　粉甘草五分　醋炒升麻三分　省头草钱半　云茯苓二钱　当归身三钱　醋炒柴胡七分　广木香五分　冬白术三钱　福橘皮钱半　炒神曲三钱　生熟谷芽各四钱　焦锅粑一两，煎汤代水

此方服五剂之后，每早服六君子丸三钱，每晚服清气化痰丸二钱。

按：此案得之多思多虑，损及神灵，致有心胆气怯，脾胃升降失序，纳钝胁胀之证。治用开之、和之、醒之、升之、降之之法，苏醒胃机。揣其方意，用参、术、苓、草，加当归、省头草、升、柴，意在大升阳气，其治在脾，乃师李东垣之意，仅此一诊，未能知其效验如何为憾！

郁　证

李左，溧水。

秋脉当浮，不浮反沉，沉中有滑有弦，舌苔边白中黄。此风生湿，湿生郁，郁生痰，痰生火，火水不能相济，胃中气滞，积饮湿痰化火不透。法以清气化痰，舒郁调胃，得效再议更方。

土炒冬术钱半　法半夏二钱　化橘红一钱二分　生熟谷芽各二钱　醋炒青皮一钱　炒神曲三钱　炙甘草五分　生地栗三枚，去皮　炒莱菔子钱半　云茯苓三钱

服药得效，颇合机宜。仍以原方加炒冬瓜子三钱、杏仁泥三钱、小红枣三枚。

肝乃心之母，实脾以生金。肺为气之长，益肾以养肝。金为水之母，气为水之源。金来制木，水来制火。火生土，土生金，金生水，水火既济，五脏向安之

道也。

粉甘草五分　淮小麦一两　炒六曲三钱　大南枣三枚

春木司权，肝气弛张，肺阴不足，脾阳不健，肝脾肺三经之病。肝者，木也。脾者，土也。肺者，金也。肝以缓之，脾以补之，肺以淡之。故以麦冬肉三钱，以甘甜润燥，以清阴；大南枣三枚，以甘温补其土、健其脾；粉甘草五分，以甘甜性本温，调和诸药，首为尊，能解百药之毒，故有国老之称。

淡，当是清之误，观下文麦冬之用可知矣。门雪记。

心之脉短，肝之脉涩，脾之脉软，肾之脉小，气口动滑，中部濡滑。所幸者，弦而未硬，脉虽强，土尚可敌。然而，木临土位，久则非宜。右尺推之不静，肾不养肝，肝制中胃，非肝家之有余，乃肝家之不足也。上则气痛，横则气串。肝虚气冲于背，肾虚热触于心，甚则带动胆病，难免积逆之虞。现交丶木司天，先和甲木，再安乙木。

丶，乃风之误也。又记。

潞党参三钱　粉甘草五分　福橘制熟地五钱　金橘皮钱半　云茯苓三钱　远志肉八分　麸炒小枳实四分　福泽泻二钱　冬白术二钱　酸枣仁钱半　醋炒大白芍三钱　怀山药二钱　姜汁炒竹茹二钱　小红枣三枚

按：时序秋令，脉沉中兼滑兼弦，《金匮》有脉沉弦，是为饮家明文，第舌苔边白中黄，言其积饮湿痰化火，如老吏断狱，宜其名满大江南北，非虚誉焉。治以清气化痰舒郁，用二陈加冬术、生地栗、炒莱菔子、醋炒青皮、炒六曲、生熟谷芽，方病正相契合。宜乎服药立见殊功。复诊加杏仁泥、冬瓜子以增化痰之力。三诊师仲景圣法，用甘麦大枣汤加六曲为治，甘麦大枣汤以治郁证，叶天士屡屡用之，每每得手，不愧为名家手眼。四诊以麦冬易小麦，旨在清润肺金。五诊气口脉见动滑，中部濡滑，右尺推之不静，肾不养肝，肝虚气冲于背，肾虚热触于心，甚则波及甲木，上则气痛，横则气冲。脉症互参，终非善候，况交春木之令，势更岌岌可危矣。治从心脾二脏入手，固其根本，兼安胆木，去其枝蔓，高瞻远瞩，胸中自有雄兵百万，何惧惊涛骇浪哉！

眩晕　遗精　尿浊

陈左，宝应。

阳上冒则眩晕，阴下注则遗精。小溲混浊不禁，色如米泔，少腹及肚中微微作痛，午前较轻，日晡尤重，腿膝时觉酸楚，下元不固，兼之疝气下坠，中虚，小便为之变。此三阴内亏，湿热交伤，久延非所宜也。

生熟地各三钱　福泽泻三钱　盐水炒知母钱半　穞豆皮三钱　云茯苓三钱　粉丹皮二钱　盐水炒黄柏钱半　车前子三钱　山萸肉三钱　怀山药三钱　菟丝子三钱　金樱子二钱　麻油炙紫河车三钱　卷心竹叶三十片　贡淡菜七枚

按：头为眩晕，遗精走泄，肝肾不足可知，兼以小溲混浊不禁，则脾失斡旋，中气亦见下陷矣。治以知柏地黄汤意扩充，滋水涵木，分清化浊，固摄下元；油炙紫河车、贡淡菜乃血肉有情之品，具动跃之势，立意深远。惜仅录一诊，未能知其应验如何。

脾肾久泄

叶左，京口。

脉来滑涩而空，似有若无。精神不能化气，气伤不能砥定中流。肾虚胃关不健，脾虚运化失常。水不养肝，木制中胃，天地不泰，否卦见矣。最怕冬来春升之令，肝木司权，有肿满之虑。何先生脾肾双培，呈见明手，防以为治。畏寒怯冷，冷气皆亏。暂拟补阴益气加减之治。然否，仍候于翁酌服。每早服金匮肾气丸三钱。

呈见不甚可解，殆是足字之误；防乃仿之误；冷下之冷乃精之误。门雪记。

潞党参三钱　白归身三钱　新会皮一钱二分　炒冬瓜子三钱　云茯苓三钱　怀山药二钱　春柴胡八分　福泽泻二钱　於白术二钱　炙甘草五分　绿升麻四分　煨姜二片　小红枣三枚

按：此案证候，仅见畏寒怯冷，脉象滑涩而空，似有若无，从每早服金匮肾气丸、方治以补中益气汤损益推之，应是脾肾久泄；从最怕冬末春升之令，肝木司权，有肿满之患可知矣。

痢　疾

王右，吕城。

经夏暑湿蕴伏，近秋化痢不已，红白如水，间有冻滞，小便则气下泄，大解则腹痛肠鸣，不耐烦劳，劳则尤甚，甚则食少神疲，脉来濡滑而沉，加之年近古稀，势气虚营损，脾肾双亏，以致痢久亡阴，湿热不化，故而不能峻补。先宜升清阳，降浊阴，佐以调味营卫之法，再延防其骤脱之虞。惟高年病久，土虚胃弱，纳谷不香，渐成噤口之象。得谷者昌，失谷者亡。谷乃天地之精，为人身之根本也。

势字衍、可去之，味乃和之误。门雪记。

米炒潞党参三钱　醋炒升麻四分　红糖炒楂炭三钱　面煨广木香八分　蜜炙黄芪三钱　醋炒柴胡八分　面煨肉果霜八分　盐水炒橘皮一钱二分　酒炒当归三钱　土炒冬术三钱　土炒怀山药三钱　盐水炒破故纸三钱　煨姜三片　红枣三枚　荷叶包饭炭五钱

经云：痢之为患，古曰滞下。经曰：肠澼暴痢，宜清宜逐；久痢，宜温宜补。下痢红白，延经半载有余，或多或少，烦劳尤甚，甚则腹鸣而痛，又兼里急后重。此湿热逗留于广肠，未能宣化之意。小便则气下泄，气虚肛门下坠胀，脾虚寒湿为痛。痛则不通，通则不痛。此通作何通之，此痛作何痛之。痛者，潮湿也。不通者，积滞也。此痛不能止，此通不能通，通则耗气，利则伤阴。书云：痢无止法。本有通调补塞之例，是其正理。奈年近古稀，人虚症实，攻补两难，似乎病深药浅，无如久痢亡阴，阴伤不能峻补乎。宜理脾温肾，和中益气之法。获效乃佳。延为休息噤口，难图。否则多酌，勿懈。

潮字不妥，应照上文作寒字为妥。门雪记。

潞党参三钱　醋炒升麻五分　炙甘草五分　生炒白芍各钱半　炙黄芪三钱　醋炒柴胡八分　煨木香八分　酒炒川连五分　白当归三钱　冬白术三钱　红糖炒山楂三钱　肉果霜八分　煨生姜二片　小红枣三枚　川红曲二钱

进补中益气、脾肾双培之品，痢减痛松，胃阳稍畅，饮食进之不丰，脉按细濡无神，日间痢少，午后觉多，时而隐痛，幸而后重肛坠皆轻，似获见效之意。奈大肠湿热渗之未净，无如年近七旬，攻克不能，腻补不能，通利又不能。仍从前法进步。

潞党参三钱　醋炒升麻四分　盐水炒破故纸三钱　大砂仁四分　连皮赤苓三钱　醋炒柴胡八分　盐水炒吴茱萸八分　怀山药三钱　土炒冬白术二钱　煨木香八分　煨肉果霜六分　焦楂肉三钱　煨老姜二片　湘莲肉廿粒　盐水炒胡桃肉三钱

按：炎夏暑湿蕴伏，近秋化痢，延近半年有余，冻滞红白，里急后重，年近古稀，体虚病实，攻补两难。此老用补中益气汤复入四神汤之法，或参以戊己丸之意，交替为用，老到周密，无懈可击矣。

肺痿　肺痈

厉左，宜兴。

肺为娇脏，不耐邪侵，犯之毫毛必咳。咳近一载，痰多白沫，兼带绿腥，曾频夹红。始因伤力而起，既则肝胃阴亏，水不济火，火能灼金，金伤则肺痿，痈著痰见黄稠，色见如脓，非所宜也。时届火令司权，犯五行之克忌，食少又吐，上下交损，损及于中，中胃不和，古曰莫治。速宜清养，循法善调，庶有生机。姑拟一方，否延明裁酌服。

孩儿参三钱　大生地五钱　参贝陈皮钱半　当归尾钱半　云茯苓三钱　天冬肉五钱　桃杏仁泥各二钱　生甘草五分　麦冬肉五钱　肥玉竹五钱　南沙参二钱　白茅根八钱

土为金之母，金乃水之源。肝为心之母，肾为水之本。秦越人谓：上损从阳，下损从阴。过中不治，以脾胃资生为之根土。土为万物之母。久嗽痰多，带绿红腥。水亏火灼，肺痿痈著，脾胃又伤，三焦并损，其势难以为力。速撇四字，清心静养，水升火降，土旺金生，生机可望。徒赖药饵，不能济耳，何必乃耳。

太子参三钱　桃杏仁各二钱　生苡仁四钱　生白芍三钱　白云苓三钱　大生地五钱　白桔梗钱半　川贝母去心，二钱　麦冬肉五钱　参贝陈皮钱半　磨白及二钱，和入　慈菇汁一杯，冲

引:金钗石斛五钱　鲜地藕八钱,代水

按:考诸《金匮》,肺痿属虚,缘于肺热津亡;肺痈属实,因痰瘀热结胶痼。此案咳延经年,痰多白沫,显系肺痿证象。唯其痰见腥绿,黄稠如脓,又曾频频夹红,肺痈证候已著。一虚一实,见诸一身,病已终年,证治非易,时值炎夏,火土司令,食少又吐,犯越人上损及中之戒矣。方取孩儿参、南沙参、云苓、生草补中缓急,培土生金,取意深远;天麦冬、玉竹、生地甘凉柔润,滋水生金;桃杏仁、归尾、参贝陈皮、茅根化痰热而散瘀结,用药至臻周密。复诊嗽未见减,痰多腥绿夹红,病久体弱,势难瞬息见功。乃仿《金匮》《千金》方意,用桔梗苦泄辛开,伍以川贝,增其苦泄之力;生苡仁化痰热而有排脓之功,借慈菇汁之力泄胃热而散瘀凝,于肺痈之治,不为无功;白及治肺损,方书早有明言,屡屡用之,效可立见;太子参、麦冬乃麦门冬汤之意,伍以生地、钗斛、鲜藕甘凉益胃、柔润多汁之品,上养肺金,下滋肾水;白芍和营敛阴,安抚其邪热纷扰之地。其用心周密如此,足为后人取法焉。

钱左,京江

脾具坤顺之土德,而有健运之乾功。土德不及,健运失常,清阳不升,浊阴不降,以致清浊混淆。寒久生湿,湿久生郁,郁久生痰,痰久生热,热痰湿郁填于太阴,否卦生焉。胸腹膜胀,按之否硬,不知饥饱,舌黄苔腻,口黏,数日不食,形神日渐消瘦,脉来小弦而滑。脾胃正气大伤,无形幻为有形,虚极反成实象。经云:得谷者昌,失谷者亡。欲得转机,胃开纳谷,庶可无虞。

潞党参三钱　枳实炒冬术三钱　制半夏钱半　生谷芽三钱　白块苓三钱　醋炒升麻四分　新会皮钱半　熟谷芽三钱　当归身三钱　醋炒柴胡一钱　生甘草五分　炒六和曲三钱　荷叶包陈仓米八钱

复诊:六脉稍起,形体似觉有神。昨进曲谷二陈法,诸恙较轻,转机来派。仍以原方增易,再进三帖,否然进退。

加白蔻仁五分、苦杏仁二钱、炒苡仁三钱，减甘草。

马左，贺家巷

脉左虚大而弦，脉右濡滑而软。心脾肾三阴不足，肝气犯胃，胃关不健，积痰生饮，舌麻作呕。炉中无火，壶中无水，气不冲和，所服丁蔻六君、金匮肾气法，皆在理路。不能腻补者，气虚不充也。木郁达之，火郁发之。虚不受补，实不受克。克则伤气，补则伤胃。拟缓中理脾之法。

东壁土炒党参三钱　云茯苓三钱　新会皮钱半　桂枝木五分　灶心土炒冬术三钱　制半夏钱半　粉甘草四分　大砂仁八分　醋炒小柴胡八分　广木香八分

孤阴不生，独阳不长。阴平阳秘，阳赖阴施。阴虚阳升，阳虚阴化。阴阳和而复天地泰。向本阳虚，近又阴弱。补阴不易，补阳尤难。阳属腑气，主乎外卫。阴属脏真，主乎内营。由阴阳双亏，补阴必得补阳，阴阳平补。候冬至阳生，夏至阴生，阴阳相生，调和营卫，则诸病不生矣。

阳虚阴化之句，殊不可解，必抄误也。门雪记。（化或作凝字。屏注）复（復）乃后（後）之讹，字形殊相近耳。门雪又记。

东洋参三钱　山萸肉二钱　肥知母一钱二分　熟附子四分　云茯苓三钱　粉丹皮二钱　川黄柏钱半　安桂心三分　砂仁炒熟地五钱　怀山药三钱　福泽泻三钱

引：湘莲子三钱　小红枣三枚　桂圆肉三钱

进阴阳八味之品，以三泻三补之功，调和阴阳之际。知母、黄柏清肝补阴，桂心、附子引火归元补阳。为之阴阳双培之法，仍宗前方加减。

东洋参三钱　枸杞子三钱　肥知母钱半　菟丝子三钱　麦冬肉三钱　怀牛膝三钱　安桂心四分　白归身三钱　生熟地黄各五钱　怀山药三钱　芮枣二枚

眩晕　心悸

张右，无锡。

肝为风木之脏，在天为风，在地为木，在体为筋，在脏为肝，在声为呼，在变动为握，赖癸水以涵养。风阳不扰，何有眩晕心悸之病。客冬以来，或起或平，或轻或重。今因春动阳升，风木扰入阳明，发则较前尤甚，头目眩晕，心烦怔忡，日间尤可，午夜不安，汗多不寐，肌肤不润。此属阴虚阳升，水不济火，火升于上，水亏于下，加之刻下肝气胀痛不舒，脾胃素衰，营卫不和，食少不能甘味。高年恙久，防其骤脱之虑。

尤当作犹。门雪记。

西洋参三钱　大生熟地各五钱　盐水炒泽泻三钱　怀山药五钱　大麦冬四钱　朱茯神五钱　沉香水炒白芍三钱　粉丹皮二钱　五味子八分　山萸肉三钱　酒炒当归三钱　远志肉钱半

引：上海参一两，去沙　贡淡菜三钱　桂圆肉五钱

进归芍地黄合参麦之品，心烦眩晕稍平，夜卧仍然寤而难寐，动则有汗。缘因癸水不能涵养肝木，木动风生，阴虚盗汗，阳虚自汗，阴阳亏而则生寒热，心营损而百病来朝。为人之身，阴阳不可损，营卫不可亏，亏则五内皆空，时时眩晕，如坐舟中。子属胆经，丑属肝经，是以呈焉。诊得脉象细软如丝，时值清明令节，前三后四，不可不早为防范。仍当阴阳并补，营卫双培，清心静养，不致中脱之虞。

西洋参三钱　当归身三钱　双钩藤三钱　山萸肉五钱　朱麦冬五钱　生白芍三钱　薄橘红三钱　肥玉竹八钱　朱茯神三钱　大生熟地各五钱　白芨藜三钱　粉甘草五分

芨乃蒺之误，下同。此抄者之误。门雪记。

引：安石斛五钱　贡淡菜三钱　桂圆肉三钱

经云：上虚曰眩，下虚曰晕。火灼则烦，阳升则呕。阴阳亏而生寒热，营卫虚而则心悸。时当清明

令节，木动火升之际，诸病纷纷来扰，烦晕心慌，干呕尤甚，交阴寒热，更增不能安卧，嘈槁多食，不受荤腻。肝脉太旺，心脉太软，按之无神。仍望阴生阳长，营卫调和，则诸恙悉退矣，精神自长矣。总之，宜静不宜动，宜养不宜烦，再以药食双调，阴阳平纳，仍恐汗脱之虑。多酌明哲为是。

当归身三钱　石决明八钱　山萸肉三钱　钗石斛三钱　杭白芍三钱　左牡蛎八钱　怀山药三钱　羚羊片二钱　大生熟地各五钱　云茯苓三钱　粉丹皮二钱　麦冬肉三钱

引：甘蔗汁一杯，冲　藕汁一杯，冲　橄榄膏三钱，兑服

心为主宰，肾为根本，肝为发生之始。阴血久亏，风阳上扰，眩晕悸烦并见，火炎汗溅。去冬调治已可，今春复蹈前辙。阳升勃勃，仍防中脱之变。拟以养阴和肝，介类潜阳法。

西洋参三钱　大生地五钱　酸枣仁三钱　元武板一两　麦冬肉五钱　炙黄芪三钱　远志肉钱半　九孔石决明一两　五味子八分　云茯苓三钱　白蒺藜三钱　生左牡蛎一两，先煎　珍珠母五钱　桂圆肉五钱　鲜石斛三钱　鲜桑皮十片

服药以来，诸恙颇安，日间稍微劳神，夜间忽然复发，眩晕耳鸣，舌糜口干，心烦自汗。皆缘阴血大亏，虚风虚火大动，胸胃不开，肝胃不和。必须释疑静养，再观进退。

西洋参三钱　白归身三钱　明天麻钱半　远志肉钱半　麦冬肉五钱　生白芍五钱　双钩藤三钱　酸枣仁三钱　五味子八分　云茯苓三钱　粉甘草八分

白蒺藜三钱　黑芝麻炒白术三钱　合欢花三钱　浮小麦三钱　桂圆肉三钱

动则生火，静则生水，水不养肝。肝为乙木，胆为甲木。木赖水滋，木附土安。壮水滋肝，以熄风阳。诸明哲调治以来，均是良谋大法，或轻或重，不能奏捷，似乎病深药浅，未免调养失宜。现在心胸搅扰不安，干呕口黏，神烦眩晕不定。经以肥人气虚多痰。痰多必晕，晕多必汗，汗多体弱，脉不平静，人虚病虚，药难补虚，虚不受补。初病生寒，久病生火，痰火并生之论，姑拟温胆、六君。候正。

西党参三钱　炙甘草四分　麸炒小枳实八分　当归身三钱　云茯苓三钱　法半夏钱半　姜汁炒竹茹三钱　大白芍三钱　冬白术二钱　化橘红二钱　陈胆星五分　甘蔗汁一杯，冲　白萝卜汁三匙　桂圆肉三钱

木曰曲直，曲直作酸。酸者，肝也，系肝之味也。肝阴久亏，肝阳上犯，肝火易炽，作呕口酸，烦晕频频。进归芍温胆六君意，平平而已。病势深沉，非朝夕可除。夫药固有却病之功，不能移情易性，必须清心平肝，宁神豁痰，静养善调，庶可冀其效机。否则，防其中脱之虑。议以原法，佐以左金服之再夺。然否，候质高明酌之。

白归身三钱　炙甘草四分　化橘红钱半　麸炒小枳实八分　大白芍三钱　西党参三钱　盐水炒吴萸五分　姜汁炒竹茹二钱　云茯苓三钱　冬白术二钱　姜汁炒川连三分　象贝母二钱　甘蔗汁一杯，兑　金橘皮三枚

迭进人参养荣以及归芍地黄，佐以温胆六君诸品以来，病势时愈时发。奈年六七，素本阴阳双亏，

气血并损，水不养肝，肝阳化风，风木扰入阳明，以致头目眩晕，心烦自汗。今日虽然宁静，难免风波骤起。始知体胖中虚多痰，痰火餬气，气虚阴亏，心火肝火皆郁，无如病延多日，根深蒂固，有情气血既伤，以无情草木培补，何足济哉！若能平心静养，慎勿烦劳，庶臻佳吉。再拟十全大补合掺阴八味，服数剂后，再议丸饵接服善调。否则多酌明裁正之。

西洋参三钱　白归身三钱　山萸肉三钱　肥知母二钱　云茯苓三钱　杭白芍三钱　福泽泻二钱　川黄柏钱半　冬白术二钱　大熟地五钱　怀山药三钱　远志肉二钱　粉甘草八分　炙黄芪三钱　粉丹皮二钱　酸枣仁二钱　鲜石斛三钱　鲜荷叶三钱　鲜桑叶二钱

又附：膏滋方

潞党参四两　白归身三两　山萸肉三两　远志肉二两　云茯苓三两　杭白芍四两　福泽泻三两　酸枣仁二两　冬白术四两　大生地八两　怀山药三两　清阿胶三两　粉甘草八钱　炙黄芪四两　柏子仁霜二两　龟板胶三两　明天冬八两　麦冬肉八两　肥玉竹八两　赤首乌四两　鲜石斛四两　鲜桑叶四两　桂圆肉八两　贡淡菜三钱

上药拣选精品，均切薄片，入铜锅内，以桑柴火熬膏，滤渣再熬，加甘蔗汁一汤碗、藕汁一汤碗、青果汁一汤碗、真白蜜八两和膏，以文武火收膏，盛入瓦器内，每早晚开水和服五钱。

按：此案前后八诊，细绎症因，以眩晕、心悸为主要，系高年久病之体。肝肾积亏于下，风阳翔动于上，加以血虚神驰，心阳浮越，故证情变幻不定。首诊以参麦六味加归、芍、远志、五味，用海参、淡菜、桂圆肉为引，妥帖之至。复诊眩晕、心悸渐平，已获效机，惟寐艰寝汗，亦在阴虚阳浮之例，仍宗参麦六味加归、芍之主旨，稍事损益，颇为允当。三诊逢清明木动火升时节，交阴寒热，嘈樀多食干呕，诊脉肝弦心弱，亦意料中事，宗原意增益介属潜阳、镇肝息风之品，于病机两相契合，妙在蔗汁、藕汁、橄榄膏为引，匠心独运。四诊去冬调治颇安，交春前端复萌，眩晕心烦并见，濈然汗出，总因营阴久亏、风阳上扰使然，毓养肝肾，介属潜阳，恰是对证。五诊诸恙屏退，日间稍事劳神，入夜陡然眩晕耳鸣，舌糜口干，心烦自汗，肝肾久亏之体，肝阳尚未靖驯耳，以生脉、归、芍、天麻、钩藤、远志、枣仁为治，心肝并顾，奈绠短汲深，心胸搅扰不安，神烦眩晕不定。盖肥人气虚，肥人多痰，痰多生眩，眩多必汗，汗多体虚，脉不平静，易辙以温胆、六君立法，从乎痰治。奈肝阴久亏之体，肝火易炽。七诊泛酸作恶，心烦头晕，肝胆风火肆虐，岂有宁静之日，故此老有“药固有却病之功，不能移情易性”之叹。清心寡欲，摒弃尘情，却是去病良方。治从左金、温胆入手。八诊头目眩晕、心烦自汗诸症，近日虽然屏退，难免风波骤起，无如病延日久，根深蒂固，从滋苗灌根着想，再拟十全大补合阴八味丸固其根本。终以膏方以竟全功。前后八诊用药进退收放自如，岂一朝一夕所能成功哉！

痰饮

王左，叶圩。

脉来沉弦而滑。中阳不健则气化无权。里寒生湿，湿生郁，郁生痰，痰饮积胃，胃不冲和，两胁腹鸣气胀而痛，汩汩有声。延非所宜。

白茯苓三钱　油桂心五分　於白术二钱　淡干姜八分

苓桂术甘已服二剂，气胀水声俱平，惟胃阳始终不畅，渐成水饮之象。病深难治。方以原法去干姜，加炙甘草五分。

苓桂术甘连进四帖，中胃稍畅，胀势微平，汩汩之声已解，脉象虽起，尚未有神，时而嘈杂吞酸，舌苔白而且腻。书云：水停心下，名曰饮；痰积胃中，号曰寒。恐将来寒化为湿，湿化为郁，郁化为痰，痰化为热，热痰扰乱于中，则难以支持矣。再者，明岁少阳相火用事，厥阴风木司权，鼓动风波，上逆为患。暂宜苦降辛开之法。

西党参三钱　炙甘草四分　白蔻仁四分　化橘红一钱二分　云茯苓二钱　炒白芍二钱　小薤白一钱二分　淡半夏钱半　炒冬术钱半　苦杏仁三钱　薄官桂三分　甘蔗汁一酒杯　韭菜汁三茶匙

此药服三剂仍进：白茯苓三钱　安桂心四分　焦白术二钱　淡干姜三分　炙甘草五分

又进苓桂术甘合戊己，虽获效机，逢遇节令微微举发。缘因平素善饮，湿胜中焦，痰凝胃脘，久则为饮，呕吐胀满，漉漉有声，平而未静，脉来滑数，按之无力。时当少阳厥阴风木，木火相扇。暂停前法，左金加减，以六君为臣，以观进退。再议丸饵调之，防其痰饮弥漫之患。

藕汁炒吴萸八分　象贝母三钱　广橘红二钱　姜汁炒川连四分　云茯苓二钱　炒冬术二钱　法半夏钱半　苦杏仁三钱　炙甘草五分　煨老姜一片　上饴糖三钱　炒党参三钱

每日清晨服五汁饮。

白藕汁　甘蔗汁　橄榄汁　韭菜汁　白萝卜汁

五汁共一酒杯，开水冲服。

丸方：米炒西党参四两　酒炒当归二两　上桂心四钱，研末　炒冬瓜子二两　人乳拌云茯苓三两

醋炒杭白芍二两　白蔻仁四钱，研末　炒须谷芽二两　土炒冬白术三两　甘草水泡半夏一两二钱　醋炒全香附四钱　香佩兰八钱　蜜炙粉甘草八分　盐炒广橘皮一两二钱　整杏仁八钱，去皮　炒范神曲一两

以上各药，遵法修制，共研细末，加韭菜汁、甘蔗汁、藕汁、白萝卜汁四味等分，和入枣肉为丸，如梧桐子大，每早开水送服三钱。

按：胁腹气胀而痛，腹内鸣响，汩汩有声，脉象沉弦而滑，作中阳不健、痰饮积胃例治，用苓桂术甘经方，师《金匮》古法，应无疑义。迭服四剂，中胃稍畅，胀势微平，汩汩之声得除，效机已著。惟沉弦之脉虽起，尚未有神，吐而嘈杂吞酸，已露胆木犯胃端倪，乃于苓桂术甘方中，参入苦降辛开之味，可谓见微知著，方随病转。此老老马识途，圆机活法之谋，堪为后世取法焉。其用蔗汁、韭汁之妙，尤可注意焉。苓桂术甘，戊己二法，交替而用，虽获效机，奈病者平素善饮，湿阻中焦，痰凝胃脘，久则而为痰饮之患，逢遇节令，病易重蹈覆辙，且当少阳相火、厥阴风木司权之岁，不得不预为防范，乃取左金、六君方化裁。清晨取藕汁、蔗汁、橄榄汁、韭菜汁、白萝卜汁为饮，尤可取法；丸方取归芍方意，共研细末，以韭汁、蔗汁、藕汁、萝卜汁和入枣泥为丸，构思巧妙。

李左，高邮，菊月初八日

形丰脉小，《金匮》作湿热而论之，是以精关不固，不能远射。故精不充其肾，肾不充其精，精力不足，湿掩阳光，热耗精华，而变痰火为患。寤寐午时，喉舌生干，肝肺蕴热上升。立夏之前，眼花头晕，阴虚火旺，肾水不能养肝，肝阳化风，风火入于阳明，脑漏腥臭，髓海空虚，湿热蕴结，气化为火，液化为痰，痰热扰乱神明则虚，风虚则火易动。此风不可散，此火不可凉，此痰不可化，此热不可清，亦不可见病治

病。宜知柏地黄合二冬二地，取滋阴分、平肝阳、益肾水，以养真元之法。

大生地四钱　怀山药三钱　山萸肉四钱　麦冬肉四钱　云茯苓三钱　粉丹皮二钱　白知母三钱　天冬肉四钱　大熟地四钱　福泽泻三钱　川黄柏二钱　肥玉竹四钱　西洋参四钱　酒洗肉苁蓉三钱　紫河车三钱

黑鸭汤兑水煎，以血肉有情之意。

鼻渊　瘜肉

程左，东头。

肺为诸气之长，膹郁不升，亦属于肺。肺气和，则鼻能知香臭。去岁六月，右鼻孔窍闷塞不通，呼吸之气不畅，数日稍好，未能全愈。十月间，忽然举发，头眩齿痛。今又伤风一月有余，左鼻已塞，右鼻瘜肉，或上或下，臭味臭水并见。火升于上，水亏于下。浮阳之火不敛心肺，以致耳鸣耳轰，喉干舌燥，又兼呛咳无痰。肺开窍于鼻，心开窍于耳。此心火肝火冲动肺胃之火，皆属阴虚阳升、水火不能相济之象。速当静养，四字宜戒，候水升火降，自然康吉。否则多酌。

炒生地五钱　羚羊片二钱　苏薄荷八分　蔓荆子八分　炒麦冬三钱　桑白皮八分　鲜石斛三钱　大白芍三钱　龟板心一两　鹅儿不食草钱半　云茯苓三钱　荷蒂三个

清热散风、滋阴平肝之品，而肺胃稍展，阳明热势未平，耳鸣舌干呛咳，鼻息腥味，幸服药俱已轻减。总之，心肝肾三经蕴热不清，虚阳由此上炎，肝阴不足之至。仍宜拟清养，延之非宜。

西洋参三钱　大生地五钱　云茯苓三钱　肥知

母二钱　连心麦冬三钱　怀山药三钱　山萸肉三钱　川黄柏钱半　五味子八分　粉丹皮二钱　福泽泻三钱　血龟板一两

进参麦八味之法，诸恙悉退，风热火势渐解。惟阴虚阳升，肝肾亏极，难以骤复。仍以原方加减进步。

原方加肥玉竹五钱、羚羊片钱半，去五味子、知母、黄柏。

参麦地黄之品，已服数剂，颇得效机，似有阴生阳长、营卫调和之兆。惟望水升火降，以摄纳肝肾，兼清肺胃之法。

白沙参三钱　清阿胶二钱　石决明八钱　白芆藜二钱　杭白芍三钱　麦冬肉三钱　生牡蛎八钱　大贝母二钱　云茯苓三钱　北菊花二钱　冬瓜子三钱　生谷芽三钱

芆，应作蒺。门雪记。

案中"浮阳之火不敛心肺"句，意不可通，其间似有脱文，应为"浮阳之火不敛，蒙蔽心肺二窍"，方可句读，屏志。

按：此案病起于微，六月时当盛暑，汗出当风，鼻塞不利，人多不觉，治未彻底，种下病根，十月深秋，新凉乍至，衣被不慎，寒客背俞，肺胃受病，眩晕齿痛，乃其征也。伤风逾月未愈，气虚未能托邪外出可知。盖由平时劳脑萦心，耗伤心营肾液，心火肝火蒙蔽心肺二窍，致有耳鸣、耳聋之作，喉干舌燥，干咳无痰，乃木叩金鸣之兆。疏方组合之妙，非寻常人所为。薄荷、蔓荆子、桑白皮、鹅儿不食草疏散上焦风热，大生地、龟甲心、麦冬、鲜金斛滋肾水而润肺金，白芍、云苓和营敛阴，悦脾宁神，安抚已受邪之地。复诊诸症轻减，已获效机。

噎　膈

许左，怀远。

年近古稀，肾阳就衰，火不生土，少腹时胀时鸣，已历有年。今又食膜气逆，不知饥饱。饥则伤胃，饱则伤脾。胃主司纳，脾主消导。食湿不化，胸脘闷胀，势有中满膈症之派。胃阳渐败，见食怕食，老年有恙。得谷者昌，失谷者亡。每早进金匮肾气丸三钱，摄纳肝肾，以益真阳；晚服东垣先生升清降浊之法，以健脾元。

潞党参三钱　酒炒当归三钱　炒冬术三钱　新会皮一钱二分　云茯苓五钱　醋炒升麻五分　炙黄芪二钱　广木香八分　炙甘草五分　醋炒柴胡八分　法半夏钱半　煨姜一片　红枣三枚

经以三阳相结谓之隔。气逆会厌则阻塞，胸闷不宽，又阻食。理当濡润柔和，胃开则健食。脾主清阳，上升则健；胃司浊阴，下降则和。再以上病治下，姑拟补阴益气加减，见效乃佳。否则难免噎膈之虑。

蜜炙升麻四分　沉香水炒熟地五钱　霞天曲二钱　全当归三钱　蜜炙柴胡八分　蜜炙黄芪二钱　怀山药二钱　粉甘草五分　麸炒枳实八分　土炒党参三钱　新会皮钱半　煨木香八分　荷叶包饭炭五钱　川白蜜一匙，冲　生姜汁一匙，和

年耄病深，脾胃虚弱，火土衰败，脉软神疲，食多阻胀，饥饱不均。饥则伤胃，饱则伤脾。仍以调中畅胃，以健脾阳之法。

炒党参三钱　白蔻仁五分　鸡内金二钱　扁豆

皮二钱　焦冬术钱半　大腹皮钱半，酒洗　炒枳实一钱二分　白桔梗一钱二分　白茯苓三钱　炒怀山药二钱　炒苡仁三钱　炒冬瓜子三钱

引：煨姜二片　红枣三枚　连穗车前草二棵

脾虚生湿，胃弱生痰。痰之标在乎脾，痰之本在乎肾。肾气不充，胃气不和。补其土，和其脾，则肾气自充矣。惟七旬之年，望其饮食畅进，庶可生机。久延大非所善。

炒党参三钱　炒怀药三钱　福泽泻三钱　省头草钱半　炒白术二钱　鸡内金三钱　煨木香八分　炒冬瓜子三钱　焦茅术八分　赤茯苓三钱　白蔻壳八分　炒苡米三钱　蛀小麦三钱　湘莲肉十一粒

按：古稀年岁，阳气就衰，火不生土，脾胃运化容纳失司，少腹时胀时鸣，历年未瘳，今又食旗气逆，不自知饥，胸脘闷胀，已露膈证端倪，早服金匮肾气丸益火生土，方宗补中益气汤立意，复其升运之职。复诊会厌阻塞，纳呆阻食，于前方复入沉香水炒熟地、川白蜜、姜汁、荷叶包饭炭、霞天曲、麸枳实，复其苏胃纳食。三诊食多阻塞，脉软神疲，健脾疏气、消导并驾齐驱，奈年耄病深，难见殊功。四诊仍以悦脾疏气消滞之法，稍事增损为继，绠短汲深，卢扁难为矣！

贺左，丹阳

脉来沉滑无神。沉者，郁也。滑者，湿也。阳明不和，湿掩阳光。年逾冠外，阳痿遗滑，精关不固闭，耳鸣目昏，心虚头晕，卧床身跳。此属水亏火旺，固精壮阳虽妙，然而精华不纯，湿热混淆不彻，焉得自然之气。经以阴阳总宗筋之会，而阳明为之长。亦不必徒事于阳。阳赖阴施，阴平阳秘。先拟茯菟地黄合掺六君服之，再议摄纳阴阳，益水降火，候火降水升，精关自然相固，阴阳必须调和，自臻

康吉。

云茯苓四钱　福泽泻三钱　炙冬术二钱　枸杞子三钱　菟丝饼四钱　怀山药三钱　炙甘草五分　黑桑椹五钱　大生熟地各八钱　山萸肉三钱　黑芝麻五钱　青盐二分

年虽冠外，先后二天不足，肝虚肾虚，精关亦虚，日间遗泄，夜来滑精。经云：有梦主于心，无梦主于肾。肾水亏，肝木旺，头目眩，心怔忡，种种虚损，难以骤补。仍拟养心阴，益肾水，以固精关之法。

西洋参三钱　白茯苓三钱　生牡蛎八钱　芡实粉三钱　麦冬肉四钱　大泽泻三钱　彩龙齿八钱　龟甲心八钱　五味子八分　怀牛膝三钱　大生地八钱　莲蕊须二钱　桂圆肉三钱　车前草一棵

王左，三江营

经以冲脉起于气街，夹脐上行至胸中而散，下司肾肝，上隶阳明。肝肾虚寒，无形幻为有形。左脐硬梗，按之则痛，已历多载。近来䐜胀，不知饥饱，中阳不健，久则防成中满反胃之虑。每早以生姜红枣汤送服金匮肾气丸三钱，温运肝肾；每晚进健中六君，和中调胃之法。

西党参三钱　炒冬术三钱　煨木香八分　制半夏钱半　白茯苓三钱　川桂枝八分　炙甘草四分　新会皮钱半　炒白芍二钱　煨老姜三片　红枣三枚　饴糖三钱

王左，仙镇

火为万物之父，土为万物之母。火旺土健，无物不化。肾虚真阳不旺，脾虚健运失常，肝虚木犯中胃，气虚胁肋痛胀。食䐜呕恶吞酸，胸郁噫嗳不舒，延今半载不已。年高防成反胃之虑。速当调治，勿懈。

怀山药三钱　熟附子八分　贡沉香五分　砂仁炒熟地四钱　粉丹皮钱半　肉桂心五分　怀牛膝二钱　云茯苓三钱　福泽泻钱半　山萸肉三钱　煨姜三片　红枣三枚

吴左,本城

秋时晚发,延今四候。身热不清,神烦不安,鼻燥唇焦,舌苔淡白,渴不多饮,脉来弦小而滑,按之无力。此阴伤不能化热,正虚不能达邪。邪伏痰滞互遏,阳明不化,肺胃不展,人虚症实,攻补两难,最怕神昏肢冷陷变。姑拟扶正涤痰,养阴清热,应手乃为吉。是否有当,多酌勿误。

鳖血炒柴胡钱半　白沙参三钱　法半夏二钱　六一散四钱　醋炒当归三钱　云茯苓三钱　广橘红钱半　炒黄芩钱半　盐水炒青蒿三钱　金钗石斛三钱　粳米一两,煎汤代水

肺　痿

凌左,徽州。

肝升在左,肺降在右。肺司百脉之气,肝藏诸经之血。肝为风木,木能生火,火能灼金,金不生水,水不济火,火燥金痿。金者,肺也。肺者,五脏之华盖,六叶两耳二十四孔,按二十四节气,最为娇脏,不耐邪侵,犯之毫毛,必咳加之。春令木旺,火酒戕肺,干咳而呛,延今不已。夏曾失血两杯,寐来喉舌生干。此属阴虚阳升,水不济火,火升于上,水亏于下。现交秋燥伤阴,阴虚则生内热,阳虚则生外寒。阳属腑气,主乎外卫;阴属脏真,主乎内营。由络血去多,新血未充,故而阴阳双亏。阴者,血也;阳者,气也。心主血,肝藏血,脾统血。肺不能摄血,血去海空,咳嗽尤当增剧,六脉浮大而芤,木叩金鸣之象。速屏尘情,清心静养,蓄水济火,火不刑金,金得清肃之气,庶可免损怯之虑。

西洋参三钱　大生地五钱　白桔梗一钱二分　清阿胶三钱　麦冬肉四钱　福橘络一钱二分　福泽

泻三钱　玉苏子二钱　五味子八分　云茯苓三钱　生粉草四分　叭哒杏仁三钱　川白蜜三匙　枇杷膏五钱

肝火焚金，金伤则咳，咳嗽无痰有血，咽干喉燥，口口鲜血，午夜为寒为热，天明咳尤增剧，木叩金鸣之象。阴阳双亏，来派非所宜也。仍宗前法加减进步，应手乃吉。

西洋参三钱　蛤粉炒阿胶二钱　南沙参钱半　川贝母二钱，去心　麦冬肉三钱　蜜炙款冬花钱半，包扎　云茯苓三钱　大生地三钱　五味子六分　盐水炒橘白八分　蜜拌榧子肉七枚，去皮

肺朝百脉之气，肾司生命之本。金水相生，水火既济，何咳之有？奈因平素善饮，酒热蒸熏于肺，咳嗽失血，血止咳而不宁，夜来喉舌生干。肾水不能涵养肝木，木火刑金，肺痿已著。速戒四字，静养善调，庶可望有生机。舍此法谋，徒赖药饵，恐无济也。是否有当，明眼正之。

孩儿参三钱　大生地五钱　白桔梗钱半　粉丹皮二钱　云茯苓三钱　麦冬肉三钱　怀山药三钱　叭哒杏三钱　粉甘草五分　参贝陈皮钱半　泽泻二钱　枇杷膏三钱，和服

清金润燥，平养肝肾以宁嗽；益水降火，咳自平矣。慎勿烦劳，劳则伤肺，烦则伤肝，肝肺有伤，故咳何能宁乎？渐成损怯之虑，仍恐血上涌脱之变。多酌明哲正之。

西洋参三钱　茜草根二钱　蜜炙桑皮五分　紫菀肉二钱　麦冬肉三钱　川蛤粉二钱　安石斛三钱　清阿胶二钱　天冬肉三钱　云茯苓三钱　元武板八

钱　蜜炙枇杷叶三钱，包扎　青果汁半酒杯　松子仁二钱

按：病者好酒善饮，不知酒性酷热。《备急千金要方》中，孙真人告嘱再三：酒性酷热，木石尤且焦枯。肺为娇脏，酒热熏蒸，岂能安然？咳呛起于春令木旺时节，经夏至秋，咳呛无痰有血，炎夏曾经咯红盈盏，至秋咽干口燥，肺肾津伤见象，诊脉浮大而芤，木叩金鸣，肝火焚金，肺热叶焦，已呈肺痿迹象。疏方用洋参、麦冬、五味、生地、阿胶上润肺金，下济肾水；苏子、叭哒杏、白蜜、枇杷膏润肺止咳；桔梗、甘草清咽润喉；云苓、泽泻引肝经之火，从小肠火府而下行；橘络安抚阳络。细致周密，颇见功夫。二诊又增午夜寒热，天明咳剧，口口鲜红，病情有增无减，势已岌岌可危矣。于前方中加川贝母以增清肺之力，以榧实为引，入手太阴气分，行营卫，润肺气，消谷食，颇有巧思。三诊血虽止而咳未宁，夜来喉舌生干，肺痿症象已著，速戒酒色名利、徒赖药饵无济之嘱，可谓醒世良箴。四诊渐成损怯之虑，恐血上涌脱，不为无见。方加元武板、麦冬滋肾水而润肺金；川蛤粉、炙桑皮清肺化痰；茜草根疏络瘀之血；青果汁入手太阴、足阳明脉络，下气生津，开胃解酒；松子仁润心肺而止咳。可谓法外求法。

痴　癫

吴左，合肥。

水之精为志，火之精为神。神志不清，多疑多虑，痰带黑子，或有腥热之味。肝肺蕴热上乘，水之亏，火即旺，痰易升，怒易动，久疑不解，痴癫可虑。清心保肾，畅怀释疑为妙。

大生地四钱　西洋参三钱　远志肉钱半　生甘草五分　大熟地四钱　麦冬肉二钱　炒枣仁三钱　金橘叶三片　云茯苓三钱　白归身三钱　冬白术三钱

莲子肉三钱

心藏者神，肾藏者志。七情不适，五志过极，皆从火化。火旺生痰，痰蒙心包，多疑多虑，似痴似癫，语言不正，时笑时哭。此肝阳化风，风扰阳明。速当释疑涤虑，保养心肾，殊免痴癫之患。法宜平肝阳以息风化痰之治。慎防内风鼓动，则难以支持耳。

西洋参三钱　朱麦冬三钱　生熟地各四钱　粉甘草五分　苡仁炒白术三钱　熟枣仁三钱　白芍三钱　羚羊片三钱　朱染茯神三钱　远志肉钱半　归身三钱　石菖蒲四分

进前方，神志稍清，言语渐明，痰火微平，肝阳风热未靖，仍宗前法增易治之。宜清心涤虑，宁心静养，不致成癫。否则多延明裁，酌服。

西洋参三钱　左牡蛎八钱　大生地八钱　川石斛三钱　连心麦冬三钱　石决明八钱　净连翘钱半　羚羊片二钱　白归身三钱　生白芍四钱　白茯神三钱

引：鲜桑叶十片　淡竹茹三钱

清心平肝，滋养肾水，水升火降，风木自平，阳明自和。拟以归芍地黄合温胆法。

太子参三钱　大生地五钱　福泽泻三钱　小枳实四分　大麦冬四钱　怀山药三钱　山萸肉三钱　淡竹茹二钱　云茯苓三钱　白归身三钱　大白芍四钱　败龟板八钱　鲜石斛三钱　镑羚羊三钱

按：病由多疑多虑而起。《经》所谓：五志过极，皆从火化。心肝火炽，痰涎随之，蒙蔽心包，言语颠倒，时哭时笑，似痴似癫。治从调益心脾入手，继以息风涤痰，神志稍清，言语渐无伦次，加大介属潜阳力度，终以归芍地黄汤、温胆汤复方为治，滋水涵木，运脾涤痰，可谓知标知本，匠心独运。然治此等情志之病，须胜之以情志，草木石药，只能治七情所生病，而不能治七情之是动。即《内经》“喜伤心，悲胜喜”“忧伤喜胜”法也。

神昏 瘛疭

朱左，顺江洲。

恙由惊恐内伤，神虚志怯，夜寐瘛疭，惊则自汗。肝阳风火夹痰，不时上忤心包，甚则神昏肢搐，口目瞤动，鼻扇声变，食进则平，食迟则举。此乃邪火杀谷，阴亏火亢，水不养肝，肝虚生风，风火上乘，症属险候。勉拟一方，候高明正之。

西洋参三钱　大生地五钱　彩龙齿五钱　化橘红钱半　朱麦冬四钱　白茯神三钱　左牡蛎五钱　双钩藤三钱　白僵蚕三钱　远志肉钱半　酸枣仁三钱　法半夏钱半　生姜汁二匙　鲜竹叶露一酒杯

谋虑伤肝，肝为风木，木能生火，火旺生痰。痰火扰乱神明，以致惊悸自汗，心虚嘈杂，瘛疭胆怯，易食易饥，肝木火旺，心脉细小，脉症相符，似痴若癫，舌赤口干，时食凉物，似觉安然片刻，夜寐不酣。心肾不交，水火不能既济。仍从清养和肝，以参麦温胆宁神豁痰法，接效乃吉。

银沙参三钱　白茯神三钱　小枳实八分　薄橘红二钱　麦冬肉四钱　酸枣仁三钱　淡竹茹三钱　法半夏二钱　白蒺藜三钱　彩龙齿五钱　真琥珀五分，研末，和服　嫩桑筋三钱　卷心竹叶二十片　荷叶筋三钱

前进清阴平肝以宁神豁痰之法，风木虽定，而肝阳痰火未清，不时上忤，扰乱神明，甚则神迷，轻则神朗，六脉洪数而弦。仍以原法加减进步。

当归身三钱　广橘络一钱二分　连翘心钱半　大贝母二钱　杭白芍四钱　青皮络一钱二分　生栀子二钱　法半夏钱半　白云苓三钱　白沙参三钱　柏子霜二钱　琥珀末四分　磨羚羊八分，和服　鲜石斛三钱

心主神明，肝藏魂，肾为根本。三经不足，则诸病纷纭来扰。心虚则神志不宁，肝虚则惊恐不平，肾虚则水不涵木，木火上潮，痰火随之，致生怯症。外实内虚，补克不易。仍宜和肝清养心肾之法。

白归身三钱　甘草水洗小草八分　麦冬心二钱　莲子心廿根　生白芍四钱　人参须一钱　连翘心钱半　陈胆星八分　白蒺藜二钱　云茯苓三钱　竹叶心十四片　灯心廿寸

迭进清心平肝以益肾水之法，痰火渐平，语言清朗，神志安然，瘛疭已镇。惟脉象尚未宁静，心营始终不足之至，肝阳痰火不清之象，难免风波骤起，仍当多酌明裁，勿懈。

白归身三钱　清阿胶二钱　白条参三钱　制南星八分　生白芍三钱　元武胶二钱　云茯苓三钱　法半夏钱半　福泽泻三钱　安石斛三钱　羚羊片二钱　莲子心十四根　竹叶心十四片　橄榄膏三钱，和服

恙缘前方申著，毋庸多赘矣。仍宜清心和肝，滋养肾水，兼以宁神豁痰之法。拟以丸饵徐徐调治。今俱丸方，候高明酌服。

米炒西洋参四两　土炒当归身三两　土炒怀山药三两　烘化橘红六钱　人乳拌茯苓四两　醋炒杭白芍四两　盐水炒肥知母八钱　甘草水泡法半夏六

钱　土炒白术二两　盐水炒泽泻二两　盐水炒川黄柏八钱　苡仁炒小枳实三钱　炙甘草六钱　去核山萸肉三两　米泔水浸粉丹皮八钱　姜汁炒淡竹茹八钱　炒酸枣仁三两　甘草水炒远志肉一两二钱　炙枸杞子二两　小青皮六钱

以上二十味，拣选精品，遵法炮制，均研细末，外用清阿胶一两、龟板胶一两、麦冬肉四两、大生地四两、鲜石斛二两、鲜桑叶四两、青果汁二两、枇杷膏二两、磨羚羊尖五钱、磨黄郁金二钱，和入真炼白蜜为丸，如梧桐子大，每晨以莲子心廿根、白灯心十寸、青盐一分冲开水送服丸药三钱。每日清心静养，慎勿思虑烦劳，自然渐渐愈矣。

按：此案前后六诊，病因大惊猝恐而起，症见神志昏沉，肢搐口目瞤动，甚则瘛疭，显系内风挟痰，扰动心神之兆，证势非同小可。方以养心宁神、息风涤痰为治，熨帖精当。二诊瘛疭未平，惊悸自汗，似痴若癫，心虚胆怯，易食易饥，心脉细小，虚实互见，似属情志之病，投参麦温胆汤加味，龙齿以镇肝，琥珀以宁神，老到干练。三诊证势变幻不定，六脉洪数且弦，神志时明时昧，肝阳未靖，痰火未清，治以清心涤痰、柔肝息风为继，势均力敌。四诊神志不宁，惊恐不已，虚实夹杂，证治非易，以柔肝养心为主，辅以清心涤痰之法。五诊瘛疭平息，言语清朗，神志安然，证势已入坦途，乃佳兆也，惟脉象尚未宁静，显现心营不足之征，不可小觑，滋阴养血重用清阿胶、元武胶、石斛、归、芍，清心涤痰取南星、法夏、云苓、泽泻，妙在白条参以实卫气，羚羊片以凉肝息风，莲子心、竹叶心以清心火，橄榄膏下气生津，消食开胃，可谓面面俱到矣。六诊证情稳定，丸以代煎，徐图功效，丸方融益气养营、涤痰宁神于一炉治，修治之讲究，乃此老之专擅。用阿胶、龟板胶、生地、麦冬、鲜斛、青果汁、枇杷膏等柔润多汁之品，磨羚羊尖、磨黄郁金和入炼蜜为丸，别有巧思，以莲子心、白灯心、青盐冲开水送服，可师可法。

项左，徽州

经以怒则形气绝，而血宛于上。缘因暴怒伤肝，肝为风木，木火刑金，金伤则咳嗽矣。失血延经六载，春夏则轻，秋冬则重。形神消瘦，饮食日渐减少，去冬食入胸胀腹否便泻。昔秦越人云：上损从阳，下损从阴。过中不治，以脾胃为资生之本，以肝肺为气血之源。脉神形怯，虚损已著。速屏尘情，四大皆空，处修静养，庶可望有转机，不然徒赖药饵，何必乃耳，恐未尽善。

孩儿参三钱　米炒麦冬三钱　炒紫黑干漆三分　白桔梗钱半　云茯苓三钱　米炒冬术钱半　参贝陈皮钱半　法半夏钱半　炙甘草五分　炙冬花钱半　白扁豆子三钱　川贝母二钱　白花百合一两　川白蜜二钱，和服

恼怒伤肝，肝郁气逆则咳。咳嗽无痰有血，血出胸舒。此气结血凝成瘀之患，每逢节令举发，先咳后血，劳伤已著，胸膺胁肋时常胀痛，睡卧转动有碍，食入阻逆不舒，大非所宜之症。暂宜理气平肝，再议咳血之病。否则多酌为是。

酒炒当归身二钱　盐水炒橘络八分　陈佛手钱半　香佩兰钱半　沉香水炒白芍三钱　醋炒小青皮一钱二分　杏仁泥三钱　黄郁金钱半　醋炒银柴胡钱半　酒洗大腹皮一钱二分　白沙参三钱　南沙参一钱二分　白檀香屑八分　慈菇汁一杯，冲

肝病善胀，肺病善咳。咳血并见，由于肝气横逆，木火焚金，金不伤则不咳，络不伤血不出，病延六载，虑难全愈。仍以前方加减，接效乃为佳兆。

酒炒归须三钱　炙苏子二钱　法半夏一钱二分　整杏仁三钱　醋炒白芍三钱　云茯苓二钱　化橘红一钱二分　大贝母二钱　白条参三钱　青木香一钱二分　沉香屑八分　蜜炙桑白皮八分　金钗石斛三钱

气胀肋痛虽止，咳血未能小效，甚则舌燥咽干，得凉稍润，兼之近交木火司权，金受火炎，血增咳甚。劳伤乎肺，恼怒乎肝。肝为起病之源，肺为传病之所。故治病穷源，仍从和肝清肺之法。肝和气自平，肺清咳自宁。水升火降，血自止；土健金生，神自强。胃阳和而饮食畅，肝郁舒而怒自消。必得怡悦开怀，心和气畅，清心静养，则病自以退矣。何须药耳。

太子参三钱　清阿胶三钱　甘橘络一钱二分　安石斛三钱　云茯苓三钱　大白芍三钱　青皮络钱半　茜草根二钱　麦冬肉四钱　白沙参三钱　甜桔梗一钱二分　干地黄三钱　冬瓜子三钱　甘蔗汁一酒杯，兑服

清金润燥，平肝宁嗽，兼理气机之法。经以诸恙悉退，仍宜静养功夫，撇去尘情，珍摄善调，庶可望有生机。否则多延斟酌。

银沙参三钱　肥玉竹四钱　沉香片八分　苏子霜三钱　麦冬肉四钱　炙桑皮八分　金沸草钱半，包扎　川贝母二钱　云茯苓三钱　大白芍三钱　川百合三钱　枇杷露二两　诃黎勒二钱　松子肉三钱，蜜拌

丁左，通州

少腹属厥阴，厥阴者肝也。肝气循乎两肋，脾络布于胸中。胸中痞闷，少腹作胀，肝肾不纳，脾土不健，清阳不展，浊阴不降，否卦呈焉。久防中满之虑。释疑畅怀，自臻康泰。每早进金匮肾气丸三钱，摄纳肝肾。肝为刚脏，以柔则和；肾司生命，以养则调。晚进补中益气，升清降浊。脾主清阳，上升则健；胃司浊阴，下降则和。上虚宜补，中虚宜缓，下虚宜摄，何病之有乎？

西党参三钱　炒冬术二钱　醋炒升麻五分　煨木香八分　云茯苓三钱　当归身三钱　醋炒柴胡八分　广陈皮一钱二分　炙黄芪二钱　炙甘草八分　上沉香四分　炒冬瓜子三钱　煨姜二片　红枣二枚

肝为发生之始，脾乃消导之源。肝虚则气痛，脾虚则气胀。胸闷不宽，不思饮食，神疲体瘦。清阳不升，浊阴不降。胃不冲和，饥饱不均。饥则伤胃，饱则伤脾。脾属己土，胃属戊土。戊己不和，则中央健运失常。仍宜缓中和胃，以理脾阳之法。

酒炒当归三钱　土炒白术三钱　赤茯苓三钱　新会皮一钱二分　醋炒柴胡八分　米炒党参三钱　泽泻二钱　白蔻仁五分　盐水炒升麻四分　炒苡仁三钱　煨木香八分　煨姜一片　红枣二枚　荷叶包陈仓米五钱

连进升清阳、降浊阴之剂，似乎脾运胃和，气清神爽，饮食颇香，胀闷已平，易食易饥。此脾胃渐醒之意，中阳健运之机。法宜香蔻六君增味，佐以洁古先生升清降浊治之。进退如何？纳谷愈多愈妙。谷乃天地之精，谓人生之根本也。经曰：病久人虚，得谷者昌，失谷者亡。乃前贤之语也，不可不慎知之。

醋炒全香附钱半　米炒沙参三钱　法半夏钱半　醋炒升麻四分　连壳白蔻仁八分　赤茯苓三钱　化橘红一钱二分　醋炒柴胡八分　苡米炒冬术三钱　酒炒当归二钱　炒冬瓜子四钱　白扁豆衣三钱　湘莲三钱，去心　荷叶包老米一两，代水　连穗车前草一棵

服五剂后，候饮食畅进时，精神渐爽时，以原方加减进步。

原方加生熟苡仁各二钱、生熟谷芽各三钱、炒鸡内金三钱、炒怀山药三钱，减去升麻、柴胡、车前草。

倪右，句容

女子以肝为先天。先天不足，肝阳易动，动则生风，风火夹痰，痰火上忤心包。客秋痫厥多日，个月不能言语，语低不明，肢体不和，握履乏力，头眩而晕，心嘈欲吐，夜热不能安卧。肝阳上扰，肝血阴亏未复，筋脉失荣未和，兼之脾胃不健，食饮少思，气血由何而生。速调脾胃，佐养肝阴，乘

此通经之际，上紧医治为妙。更当戒气烦劳，不致举发乃佳。否然多酌明哲正之。

白归身三钱　芝麻炒冬术三钱　远志肉一钱二分　新会皮一钱二分　云茯苓三钱　土炒大白芍三钱　酸枣仁三钱　法半夏钱半　甘草五分　孩儿参三钱　夜交藤五钱　嫩桑筋三钱　桂圆肉三钱　炒冬瓜子三钱

肝阳风热虽息，肝阴血亏难以骤复，而筋脉失于荣养，肢体不能和爽，逢节酸楚，天阴木木，伸屈微疼。此气血虚而不能流通，加之近年以来，脾胃不健，饮食所进无多，症属渐败之象。仍当养筋和血，以补脾胃之法。虑难奏捷之虞。

酒炒全当归三钱　宣木瓜钱半　西党参三钱　忍冬藤三钱　酒炒冬白芍二钱　福橘络一钱二分　云茯苓三钱　夜交藤三钱　炒大生地五钱　制豨莶草钱半　炒冬术三钱　炒怀山药三钱　酒炒嫩桑筋三钱　桂圆肉三钱　金橘饼一枚

和血舒筋，以养肝肾，兼理脾胃之法，虽见效机，而络脉尚失荣养，转侧难以自如，加之饮食不能畅旺，姑再脾胃双调，仍和血脉，以养肝肾，虑防偏枯在右。饮食少进，亦非佳兆。汤剂服后，再议药酒，以酒能引药性各走一经，使血荣和，生机可望矣。

酒炒当归三钱　土炒冬术二钱　五加皮三钱　首乌藤三钱　酒炒白芍三钱　白茯苓三钱　炒生地五钱　炒苡仁三钱　炒冬瓜子三钱　散红花八分　炙甘草八分　枸杞子四钱　粤东活络丹半粒，和服　酒炒桑枝三钱

潞党参四两　大生熟地各三两　豨莶草五钱　忍冬藤二两　云茯苓四两　怀山药三两　杭白芍三两　全当归四两　於白术三两　鲜首乌四两　酸枣仁二两　绵杜仲三两　粉甘草八钱　枸杞子三两　远志肉一两二钱　山萸肉四两

上药拣选精品，共为切碎，用酒炒桑枝四两、桂圆肉四两、金橘饼一两、鹿角胶四两、清阿胶四两，全装麻布口袋内，盛瓦器中，泡真陈酒五斤，隔水煮二炷香为度，每晚炖热随量饮之。

程左，潭水，午月初三日

水停心下曰饮，水积胁下曰癖。肺为诸气之长，肾气通于胃，肝气循乎肋，脾络布于胸。胸膨嗳气，盖缘膈上停痰，痰气相互中焦，食入而阻，欲吐不畅，腹傍横硬而胀。此肝肾不纳之患，病经念载有余，势属根深蒂固，虑难骤除，防成中满噎膈之症。每早进济生肾气丸三钱摄纳肝肾，晚服健中六君以健中阳，乃王道之法。多服自有益。管见然否，高明裁之。

潞党参三钱　炙甘草八分　川桂枝一钱　制半夏二钱　云茯苓四钱　炒白芍二钱　熟附片八分　新会皮二钱　枳实炒冬白术三钱　上沉香八分　淡干姜五分　小红枣三枚

桂附六君，服之两剂，中央似乎温畅，胸闷嗳气微松，腹梗横逆稍微活动，按之有声，揉则有痛。寒湿气滞不宣，肝肾不能摄纳，病深药浅，难以除根。攻则伤正，补则腻中。议拟阳八味合小建中之治。

砂仁炒熟地三钱　炒怀山药三钱　安桂心五分　煨广木香一钱二分　云茯苓三钱　川萸肉三钱　熟附片八分　酒炒当归三钱　盐水炒泽泻三钱　炒白芍三钱　焦茅术八分　煨姜三片　红枣三枚　饴糖三钱　蛀香橼八分

法拟温中畅胃，宣理寒湿，佐以肝肾并纳。气平则不胀，寒散则不痛，胃和则食进。候诸恙退，而再议调，庶无复萌之虑可也。否则多酌为是。

炒党参三钱　缩砂仁四分　炒枳实八分　泽泻二钱　焦白冬术三钱　炒怀山药三钱　煨木香一钱　川桂木四分　云茯苓三钱　炒枸杞子三钱　炒当归三钱　煨老姜三片　红枣三枚　焦谷麦芽各三钱

恙原已著前方，兹不复赘。姑拟济生肾气加减为丸，一补肝肾，一健中阳也。地黄固本培元，补阴和血；山药、白术理脾补中缓胃；桂、附以通阳引火归窟之意；丹皮、泽泻泻热利水，补阴不足；车前、牛膝利小溲，而祛膀胱之热积；独取沉香之性，沉者镇也，香者散也，专舒肝气，降逆气，以平诸喘，曰贵品所补为贡沉香也，非泛泛之草药也，乃定纳肝气之要药也，不可不慎重也。接立丸方。

砂仁炒熟地三两　怀山药三两　福泽泻二两　熟附片一两　枳实炒白术二两　红萸肉二两　粉丹皮一两五钱　安桂心八钱　云茯苓四两　怀牛膝一两五钱　车前子一两五钱　贡沉香三钱

以上十二味，精选道地上料，遵古法而炮制，照方分两称足，均研极细末，外以生姜三钱、红枣五钱，煨姜煮枣，去姜用枣，去皮核，净肉捣泥，和炼白蜜为丸，如梧桐子大，每晨金橘饼一枚冲汤送服丸药三钱，徐徐调养。慎之！慎之！

淋　浊

吴左，宁国。

膀胱者，州都之官，津液藏焉，气化则能出矣。气不化则精凝，精不化气，气不生阴。阴者，血也。血热湿重，小便混浊，色如米泔，甚则淋痛，点点滴滴，阳事易举。君火太旺，相火随之。火平则溲爽，火结则溲赤。先以清通，佐以分利，虑其癃闭之患。

龙胆草八分　生山栀三钱　川萹蓄三钱　西滑石三钱　福泽泻三钱　细木通二钱　川瞿麦三钱　冬葵子三钱　甘草梢一钱　川萆薢二钱　白灯心三分　竹叶心廿片

心火移热于小肠，湿积膀胱，以致小便不禁，淋沥茎痛，玉关不闭。左脉洪大，右脉滑涩而弦。洪大者，火也；滑涩弦者，湿热也。阴分亏而湿热不易化，故心火不能通行之患。仍拟养阴渗湿以通利之法，久延非善。

中生地五钱　粉丹皮二钱　川萹蓄三钱　肥知母二钱　麦冬肉四钱　川牛膝二钱　川瞿麦三钱　川黄柏二钱　元参心三钱　车前子四钱　飞滑石四钱　冬葵子四钱　水葱二尺　白灯心廿根　卷心竹叶十四片

经以诸液混浊，皆属于湿热。淋病出溺窍，浊病出精窍。淋浊之患，延今数载，时发时愈。发则癃闭，玉茎作痛难堪，小便塞涩、难以通行。痛而不通，通而不痛。心肾不交，近常梦遗，喜寒畏热，种种阴亏气虚，湿热不化，心相不宁。经云：有梦主于心，无梦主于肾。肾虚精关不固，久则形神羸瘦，骨痛夜烧，六脉空芤而数。速戒酒色，珍养善调，庶可望有生机，否则难以杜患。早进知柏地黄丸三钱，晚进补阴益气丸加减之法。

西洋参三钱　蜜炙升麻四分　福泽泻三钱　川萆薢三钱　麦冬肉四钱　蜜炙柴胡八分　怀山药四钱　甘草梢八分　云茯苓三钱　盐水炒归身二钱　怀牛膝三钱　湘莲子五钱　车前草三棵　琥珀末八分，和入

淋痛皆属膀胱湿热未化，精关未能全固，点点滴滴不禁。精不化气，气不生阴，阴亏内热，精血不足之象。头晕耳鸣。此病久虚火上炎，水火不能相济，仍以养肝益肾，兼以固摄之治。已成下消之症，多酌为要。

西洋参三钱　大生地八钱　芡实粉五钱　生牡蛎八钱　麦冬肉四钱　山萸肉五钱　莲蕊须一钱二分　石决明八钱　五味子八分　云茯苓三钱　怀山药八钱　彩龙齿八钱　血龟板八钱　桂圆肉三钱　青盐三分，

冲服

心为主宰，肾为根本。君火妄动，相火随之，易滑易举，服药虽效，难以杜漏，形黄骨痿，夜热不寐。此阴虚气血大亏，是以有情精血既伤，以无情草木培补，徒赖药饵，何必乃耳。

白归身三钱　生熟苡仁各三钱　金樱子三钱　醋炒枣仁三钱　生白芍四钱　芡实粉五钱　山萸肉四钱　柏子仁三钱　白茯苓三钱　益智仁三钱　怀山药四钱　远志肉二钱　龟甲心先煎，八钱　莲子心廿根　琥珀末八分

真元已损，阴虚火旺，阳不潜阴，阴不敛阳，阳不化气，气不生阴，以致下消已著，难以归元。肾水亏而不能涵养肝木，木火上潮，眩晕并见，上下皆损，虑难骤复。姑拟摄纳，水升火降，庶可望有生机。速宜清心静养，并戒酒色，保守元阳，是其正法。但亏损已极，非血肉有情培补不能，以草木治之无济于事。慎哉！慎哉！

高丽参三钱　抱木茯神三钱　肉苁蓉三钱　枸杞子五钱　大生熟地各五钱　川杜仲三钱　巴戟天三钱　怀山药八钱　山萸肉五钱　清阿胶三钱　元武胶三钱　鳝鱼胶三钱　紫河车五钱　乌鸭汤一碗，兑水煎

进大补真元、血肉有情培养之法，精关已固。三焦并损，又兼阴虚阳升，水不济火，火升于上，水亏于下，下损从阴，上损从阳，阳赖阴施，阴平阳秘，阴阳亏而难以骤复，补阴不易，补阳尤难，无阴不生，无阳不长，阴阳和而后天地泰，水升火降，土旺金生，何病之有？人为万物之灵，阴阳和调，血气贯通，则无病

矣。仍宜固本培元，阴阳并补，是其大法。

大生地八钱　山萸肉八钱　菟丝子五钱　肉苁蓉三钱，去麟甲　大熟地八钱　川杜仲五钱　枸杞子五钱　巴戟天三钱　真人参二钱　云茯苓三钱　怀山药八钱　紫河车五钱，甘草水泡　清阿胶三钱　鳝鱼胶三钱，溶化和服

服五剂后，加龟板胶三钱、鹿角胶三钱，去鳝鱼胶、紫河车。

再服三剂，加覆盆子三钱、川续断三钱，去菟丝子、肉苁蓉。

又服三剂，加麦冬肉五钱、天冬肉五钱，去阿胶、鹿角胶。

服二剂，接服膏滋药方。

高丽参四两　天冬肉八两　大生地八两　龟板胶四两　云茯苓八两　麦冬肉八两　大熟地八两　鹿角胶四两　川杜仲二两　怀山药八两　红萸肉四两　淡苁蓉四两　川续断二两　福泽泻四两　枸杞子八两　巴戟天三两

以上各药，拣选精品道地上料，又用精羊肉三斤、牛骨髓半斤、胡桃肉半斤、桂圆肉半斤，以长流水煎熬，滤渣再熬，以真白蜜用文武火收膏，盛入瓦器内，每早晚开水和服膏滋五钱。所忌者一切耗气伤血之物，更忌酒色操劳，再以药食双调，清心静养，速屏尘情，可保无虞矣。

按：淋出溺窍，浊出精窍，淋浊之患，久延数岁，时发时愈，发则小便塞涩难行，玉茎作痛，一由血热湿重，小便混浊，色如米泔，甚则淋痛，点点滴滴。当其时也，唯有清通分利，庶免癃闭之患，仿龙胆泻肝汤以治。一由君火妄动，相火随之，易举易滑，形神羸瘦，夜热不寐，养阴渗湿，并行不

悖，宗知柏地黄、萆薢分清立法。终以真元已损，阳不潜阴，阴不敛阳，阳不化气，气不生阴，势成下消，水不涵木，风阳翔动，眩晕并见，亏损已极，徒赖草木，药虽效而难杜漏卮，非血肉有情难建殊功，乃以人参、山药、茯神补后天以养先天，二地、萸肉、杞子、苁蓉、巴戟并补阴阳，更借阿胶、元武胶、鳝鱼胶、紫河车、乌鸭汤等血肉有情之品，峻补真阴，固摄下元。果然精髓已固，效机已著，乃三易其剂，去取得宜，而建殊功。终以膏滋调理，以竟全功，药用三才、龟鹿二仙为核心，又用精羊肉、牛骨髓、胡桃肉、桂圆肉，以长流水煎熬，滤渣再熬，以炼蜜用文武火收膏。

孙左，镇江

湿胜中虚，肝肾之气上逆，脉来细涩。《脉经》作气血内亏，《金匮》作湿热而论。肝病善痛，脾病善胀，胃病善呕，肠病善泻。通则不痛，痛则不通。此通作何通之，此痛作何痛之。中虚清阳不展，正虚气化无权。本当用阴阳七味，先调中胃，以升清阳，并降浊阴，再调肝肾，庶有层次。拟方多酌明眼。

西党参二钱　绿升麻四分　生牡蛎五钱　广陈皮一钱二分　炒冬术三钱　春柴胡一钱　炙甘草五分　霞天曲三钱　全当归三钱　川黄连三分　黄松糖五钱　煨姜一片

湿浊混淆，腹鸣且胀，神疲不思饮食，脉来细小而滑。此清阳不能上升，浊阴不能下降，中阳失运，间胀间呕。肠胃为海，六经为川。脾虚生湿，湿郁生痰，痰凝胃脘，中虚不能豁达。法以苦降辛开，理脾和胃，以清浊并分为治。延恐气逆中满之虑。

酒炒当归三钱　苦杏仁三钱　炒冬术三钱　川神曲三钱　醋炒升麻三分　白蔻仁四分　新会皮钱半　赤茯苓二钱　醋炒柴胡八分　益智仁钱半　法半夏钱半　煨木香八分　煨姜三片　红枣三枚　车前草二棵

脾胃者，脾为仓廪之官，胃为水谷之海。脾主司纳，胃

胃主纳，脾主化，乃一定之理，此反其意何也？岂抄者之误耶。门雪记。

主消导。脾为生痰之源，胃乃贮痰之器。脾虚多湿，湿多生郁，郁久生痰。痰入于胃则不思纳，湿困于脾则形神倦怠。中焦失运，下焦失渗。失渗本有通调补塞之说，但湿不可补，补则伤脾易种，通则伤气易满，塞则伤胃易痿。脾宜醒之，胃宜和之，湿宜燥之，痰宜化之。饥则伤胃，饱则伤脾。脾主清阳，上升则健；胃司浊阴，下降则和。和其脾，调其胃，是其大法。

种乃肿之讹也。门雪记。

炒党参三钱　赤苓皮三钱　炒苡仁三钱　薄橘红二钱　焦冬术二钱　福泽泻二钱　白蔻仁四分　制半夏钱半　云茯苓三钱　炒六曲二钱　焦谷芽三钱　炒鸡内金三钱　荷叶包饭炭五钱　生姜二片　红枣三枚

肾气通于胃，脾络布于胸，肝气循乎肋。背常胀痛，呕吐酸水，甚则食上气阻，阻则不能入食，食不甘味，胃不冲和。病根念有余载，非朝夕所能骤效。中年之患，早治为妙，防延反胃之虑。

益智仁炒熟地四钱　白茯苓三钱　安桂心五分　粉丹皮二钱　酒炒怀牛膝二钱　怀山药三钱　制附子八分　车前子钱半　盐水炒泽泻三钱　红萸肉二钱　东海夫人五钱

陈左，丹徒

诸液混浊，皆属于热。湿热伤阴，阴不化气，气虚不能主持诸血，血热湿重，合化为白浊，延至两月。三阴俱亏，未能骤愈，加之夏末秋初，暑湿遏伏，化为时疟，两日一至，寒热交争，舌苔淡黄中白，脉象弦而且滑。标本合病，大非所宜。先宜清解，再议治本为妙。

酒炒当归三钱　小青皮一钱二分　广橘红一钱二分　赤苓皮二钱　醋炒柴胡一钱二分　象贝母二钱　法半夏钱半　炒冬术钱半　酒炒黄芩八分　嫩姜皮四分　小红枣二枚

标本之病，暂服青皮饮，而寒热退之未尽，舌苔已黄。暑湿伤阴，阴虚伏邪，邪化为疟。仍拟前方加减治之。候疟止后，接理湿浊为佳。再延恐生变端。多酌。

酒炒当归三钱　生黄芪二钱　炒白术钱半　小青皮一钱二分　鳖血炒柴胡一钱二分　炒白芍二钱　赤茯苓三钱　威灵仙八分　酒炒条芩一钱二分　姜皮八分　荷梗一尺

疟势虽清，湿浊逗留，白浊不已，延今多日。湿热伤阴，阴不化气，气虚精关不摄，点滴不禁，其色淡黄，日间尤可，午夜尤甚，小解不畅，时而茎中痒痛。此心火移热于小肠，膀胱湿积，中气不足，溲便为之变。拟补阴益气法，加分利小水为治。然否，明眼裁之。

黄柏炒於术三钱　西党参三钱　大生地五钱　生甘草五分　炙升麻八分　白云苓三钱　怀山药三钱　飞滑石三钱　蜜炙柴胡一钱　当归身三钱　细木通钱半　车前草二棵　白通草八分

进补阴益气法，白浊轻而又重，甚带粉红。血不化精，精虚无以生气，气虚无以生神，神虚肢体乏力，腰膝酸楚，内热所增，幸而饮食如常，速戒酒色，珍摄善调，不致下消之虑。每早服刘松石先生猪肚丸三钱。

盐水炒黄柏八分　怀山药四钱　白茯苓三钱　福泽泻二钱　苡仁炒白术三钱　大生地八钱　黑料豆五钱　大淡菜三钱　土炒西党参五钱　甘草梢八分　粉丹皮三钱　肥猪溺器一具

接展恙缘，寒热全无，饮食亦照常，精神颇振，小溲已清，间有血丝，俄成血片。乃血不化精，精不生气，气不生阴，阴虚阳旺。仍以原方加味。

原方加大熟地四钱、童便炙龟板四钱。

服药以来，白浊反变为红，溲热而痛，痛急溲不畅行。湿热凝结于膀胱。膀胱为州都之官，津液藏也，气化则能出矣。气闭则便闭，闭久防癃秘之变。速当清通。此浊不能固，此红不能止。通则不痛，痛则不通。通利小道之法，诸湿热则解之。

中生地五钱　川萹蓄三钱　细木通钱半　福泽泻二钱　元参心三钱　川瞿麦三钱　赤苓三钱　生山栀三钱　甘草梢

八分　川萆薢二钱　灯心一分　车前草二棵

清利水道之法，小解虽畅，痛已微松，白多红少。湿热混淆不清。清阳上升则健，浊阴下降则和。姑拟萆薢分清合掺八正治之，应手庶无癃患之虑。候正明眼。

赤茯苓三钱　川萆薢三钱　川瞿麦三钱　川牛膝三钱　建泽泻三钱　六一散四钱　川萹蓄三钱　生苡仁三钱　车前子四钱　细木通钱半　龟板心八钱　灯心一分

周左，扬州

诸湿肿满，皆属于脾。脾喜燥而恶湿。湿填太阴，胸腹胀闷，而腿足浮肿，大解稀溏，小解不利。脾虚蓄湿，膀胱积热，寒湿痰伏上中二焦，清水频吐，积痰积饮，二者为阴邪，冷当温化，湿当温渗。中虚不能砥定中流。火为土之母，土为金之母，金为水之母。水升火降，土旺金生，则脾胃自然健运矣。何须服药饵？药乃草根树皮，虽有却病之功，不能助其乾健之力，希图缓效，但病势深沉，难以奏捷。拟以济生肾气丸每早服三钱，晚进理中六君加减，以观进退。然否，明哲正之。

炒党参三钱　炙甘草三分　广陈皮钱半　煨木香八分　炒冬术三钱　熟附片五分　制半夏钱半　淡干姜五分　云茯苓五钱　安桂心五分　焦茅术钱半　西滑石三钱

湿乃阴邪，最为伤人阳气。脾为湿土，得阳乃健。进理中六君之法，自服以来，胸胃较开，饮食较增，肿胀较松，精神较起，大便较干，小溲较利，均属退解之象。王道无速功，仍以原方增易。脾元一健，胃阳一和，湿饮自然化矣，中阳自然运矣。否则候明哲裁之。

炒党参四钱　炒白芍二钱　制半夏二钱　伏龙肝四钱　云茯苓五钱　熟附片八分　广陈皮二钱　炒於术四钱　油桂心五分　益智仁钱半　煨老姜二片　小红枣三枚

脾为万物之本，乃人身运谷之源，能健而不能衰。健则易饥，衰则易饱。饥饱不均，饥则伤胃，饱则伤脾。脾胃不和，则卧不安。脾胃不和，则饮食不甘，以致神疲脉濡，形体消瘦。虚气上承，湿邪易困，胀满易见，非所宜也。仍拟补其土，和其脾，健中央，渗湿邪，是其大法。

炒党参三钱　茅术炭一钱二分　炒怀山药三钱　福泽泻二钱　赤苓皮三钱　炒苡仁三钱　化橘红一钱二分　炒冬瓜子三钱　焦冬术二钱　白蔻仁六分　生姜一片　红枣三枚

自服汤药数剂，诸恙均已悉退。惟脾胃未健，胃阳未和，饮食所进不丰，脉象按之无力。本人不欲服煎剂，姑拟丸饵缓为调理，但大荤碱面生冷之物不能食之。慎哉！慎哉！

每早服参苓白术丸二钱、香砂平胃丸钱半，开水送下。

周左，宜兴

类中延经二载，心窍虽明，而舌不能言，痰不能吐，大便十日一次，大肠如此结燥，拳不能握，指不能伸，腿不能转，身不能动，血气虚而全枯来派。暴病在经，久病入络。屈而不伸，病在筋；伸而不屈，病在骨。奈肝肾素亏，外风勾动内风初起，是以肝为起病之源，肾乃传病之所。心脉系舌本，脾脉连舌本，少阴循喉咙夹舌本。心脾受风，舌强难言。壮盛年华，外强中干。脉来细小无神。精血亏而不能涵养肝肾，肾水亏而虚阳易动，动则生火。火升于上，水亏于下，水火不能相济，风木由此上潮，痰火乘虚上扰，极难奏捷。先治其外，后治其内，筋病治肝，络病治脾，久病治心治胃。先宜黑归脾主之。

当归身三钱　大熟地五钱　远志肉一钱二分　白蒺藜三钱　杭白芍四钱　炙黄芪三钱　酸枣仁三钱　夜交藤三钱　白茯神三钱　於白术三钱　甘草节八分　鲜石菖蒲四分　羚羊片二钱　桑叶筋三钱

肝为风木之脏，在天为风。风为百病之长，来之甚易，去之甚难。多生于体胖多痰，外强内虚，水亏火旺之体，舌强言謇。血不荣筋，肢体难以转动。此中经络也。仍宜和血舒筋。虽然壮年内亏之症，极难骤效，多质明裁，勿懈，虑其暴脱之变。

白归身三钱　鲜首乌五钱　白僵蚕五钱　酸枣仁三钱　炒白芍三钱　炒熟地五钱　白蒺藜三钱　远志肉钱半　冬白术二钱　白茯神三钱　阿胶三钱　鸡血藤膏三钱，另煎，和服　酒炒嫩桑筋五钱

肝阴久亏，血不荣养经络。络伤则肢体转侧不能爽便，经伤则指屈难伸。心营不足，则舌强语钝，脉象无神。症属水亏，精血内耗，外实内虚，如坐舟中。上虚曰晕，下虚曰亏，三焦并损，虑难复元。药难疗病之功，不及血肉有情培补，虽然血肉有情，总不及真元保守不泄，较药功高百倍矣。

西党参三钱　冬白术三钱　白归身三钱　夜交藤五钱　云茯苓三钱　炙甘草钱半　杭白芍四钱　清阿胶三钱　大熟地五钱　炙黄芪三钱　肥玉竹八钱　元武胶三钱　鸡血藤膏三钱　鸡子黄油炒白蒺藜三钱

进十全养荣并血肉有情之法，稍获效机，无如精血既伤，药难培补，病难全愈。姑再拟方，平补肝肾，以养心营。然否多酌。

大生地五钱　山萸肉五钱　杜阿胶三钱　柏子霜二钱　大熟地五钱　川杜仲三钱　鳝鱼胶二钱　肥玉竹三钱　淡苁蓉三钱　紫河车三钱　全当归三钱　甘枸杞五钱　鸡血藤膏三钱　盐水炒胡桃肉三钱

每早以秦邮豨莶草酒炖温和服人参再造丸。

脉症俱著前方，议以膏滋代煎。仍从清养肝肾，营卫双培，阴阳并补，佐以活络舒筋之法，更宜静养功夫，保守真元，庶可望有渐康，较草根树皮功高百倍矣。

高丽参四两　当归身三钱　清阿胶三两　夜交藤三两　云茯苓四两　大熟地四两　元武胶三两　福橘络二两　野於术三两　杭白芍四两　怀山药四两　枸杞子四两　粉甘草一两二钱　红萸肉三两　绵杜仲二两　桑寄生二两　鸡血藤膏二两　制河车一具

同煎煮汁，滤渣再熬，以文武火用真白蜜收膏，盛入瓦器内，临卧时开水服五钱。

朱右，宝应，丁卯三月十八日诊

女子以肝为先天。刻因春动阳升，诸恙复萌，以致抑郁伤感，思虑伤脾。脾为万物之本，肝为发生之始。气升于上，郁损心营，致生噫嗌，喉内似卡，咽嗌不爽，项生气瘰，势如鸡颇之形，脉象虚弦而旺。治宜平肝理气之法，久延殊属不宜。

酒炒净归身三钱　佩兰叶一钱二分　象贝母二钱　金钗石斛三钱　沉香炒白芍三钱　青皮络一钱二分　黄郁金一钱二分　泽泻三钱　盐水炒橘络八分　粉丹皮钱半

引：鲜橄榄二枚　檀香末八分

桃月廿二日复诊：瘰疬马刀，总属肝胆之病，甚则气阻，项核胀痛。肝郁则气逆，得嗳方舒畅。刻因春木当权，诸恙复发，治当解郁畅中，平肝理气之法，以观进退。否则多访明哲正之。

整瓜蒌三钱　当归须二钱　郁金片一钱二分　青皮络一钱二分　大白芍三钱　福橘络一钱二分　陈佛手钱半　青木香一钱二分　香佩兰钱半　白蒺藜二钱　金钗石斛二钱　九孔石决明八钱，先煎

引：青橄榄三枚，扑碎　霜桑叶三钱

辰月廿四日复诊：誊方。

春动阳升，厥少用事，有升无降，气升痰升火亦升。肝郁则气逆，喉中似卡，得嗳方舒。气机不能流畅，脉象弦中带滑，舌若猪肝。进前方以来，结核稍松，无如病深药浅，难以骤除。仍当解郁舒肝，心和气畅，庶可望有生机。否则多延斟酌。

酒炒归须二钱　甘橘络一钱二分　陈佛手一钱二分　金钗石斛三钱　沉香水炒白芍三钱　青皮络钱半　上沉香屑八分　香佩兰钱半　土炒人参须钱半　黄郁金一钱二分　镑羚

羊片二钱　霜桑叶汁二钱　干荷叶二钱

廿八日：恙缘深著前方，服药以来，诸患悉退，转机之象。仍照前方加减，服数剂，诊脉更方，议服丸饵。

加九孔石决明八钱（先煎）、左牡蛎八钱、白蒺藜三钱、青果三枚，减去参须、郁金、荷叶。

每早晚服抑肝舒气丸二钱，开水送下。

痰也，液也，血也，三物皆一也。补土生金，即是益嗽定喘；补肾纳气，即是化痰调胃。何也？经以胃乃肾之关门，肾气旺，胃气旺矣。痰之标在脾，痰之本在肾。肾乃生生之本，脾乃生化之源。况李东垣先生以补脾为要，朱丹溪先生以补肾为先。若欲治斯痰者，定其喘而宁其嗽。当宗两贤立论为法也。

跋

1963年6月，上海科学技术出版社刊行《未刻本叶氏医案》。出版说明：此书底稿，系上海张耀卿医师收藏抄本，经程门雪医师借得校注。抄本影印首页留程门雪手迹：非伪托者可比，且未经修饰，浑金璞玉，弥足可珍矣。耀卿同道所藏，门雪假读因记，甲申九月。程氏校读记云：此案舍末后一案是连诊外，其余均系按日抄录门诊方……真可靠之叶氏原案也……似是一年中所录，而长夏秋间为多耳。天士用方，遍采众家之长，不偏不倚，而于仲师圣法，用之尤熟……天士未刊医案，极难获得，此编真而且多如此，其宝贵焉可以言语尽哉，自庆福缘，因记于此。一九四四年九月十一日书种室灯下书。《王九峰先生出诊医案》亦为张耀卿老师家藏抄本，共四册，程师门雪假归，阅读一过，略为校正讹字，曾作书评于其端，时在乙酉春三月，则是一九四五年三月焉。程师假读之勤，张师藏书之富，其间芝兰相契，不难相见。《王九峰先生出诊医案》与《未刻本叶氏医案》各具特色，王案多为连诊长案，多至四五次、六七次者屡见不鲜，叶氏医案，按语简略，少者仅二字，如脉弦之类。王氏好作长案，经文甚熟，脱口而出，以多为贵，大多相同通套，程师非之，以“博士买驴，书券三纸，未有驴字”讽喻。其中亦不乏赞誉之词：处方虽喜温补，究竟斫轮老手，处处皆见功夫，治学到此境地，亦殊不易耳，勿视之以轻浅也。此程师一贯学风，已公诸于世之《程门雪未刊医论选集》中，处处可见。余自受任整理《王九峰先生出诊医案》至今，寒来暑往，忽忽三年过去，埋头案牍，反复阅读、端详、揣摩，察觉王氏学识经验，非局限于温补一隅，亦以杂病调理见擅。

第三册治张姓伏暑一案，发于夏末秋初，天之暑气未消，地之湿气尚存。初秋时节，日中尚热，朝暮天气转凉，新凉乍至，皮毛受邪，肺失宣降。初诊咳嗽气逆，痰黏苔白，右脉濡滑，按之不静。王氏从夏暑发自阳明，胃中逗留暑湿着眼，方用杏苏散、二陈汤加味，取味辛气清之品，轻宣肺气，辛芳流动之味，廓清胃中湿浊，苏醒胃阳，恰到好处。复诊未见病退，脉形依然滑数，以其恰值夏令发泄之后，气液已伤，未能托邪外达，方取桑叶、杏仁、沙参、麦冬、阿胶为继，师叶氏辛凉甘润之意。以其咳甚气粗不平，合入苏子、杏仁、贝母、葶苈、枇杷叶肃降肺气，顺其治节。妙在半夏、荷梗除余湿而涤暑气。三诊咳势虽平，口渴作燥，喉间刺痛，时流清涕，食不知味，余湿未除，秋行燥令，里真已虚，用杏仁、橘红助肺之肃，佩兰、茯苓、荷梗苏醒胃阳，沙参、麦冬、玉竹、生谷芽甘凉益胃，润养肺金。四诊咳嗽虽平，知味食少，头晕目眩，呈现虚阳化风迹象，用桑杏汤、养胃汤辛凉甘润，与叶氏一脉相承。盖风气移人，亦在情理之中。

杂病之中，风、劳、鼓、膈，向称难愈之疾。《王九峰先生出诊医案》中，名类中、中风者，凡九案。如第一册张左（丹阳）案，口㖞于右，神忽嗜卧，左脉小，右脉大，以其素体太虚，痰湿未能运化，王翁投参附六君加味以治，人参用八分，附子用五分，虑其痰壅火升耳；服药后神识稍清，肢动乏力，便秘溲赤，王氏以阴亏气弱着眼，守人参、茯神以固根本，重用熟地、苁蓉、归身、白蜜滋养营阴而毓肝肾，借半夏、橘红、远志、姜汁涤痰涎而利机窍，妙在巧用附子五分，稍逗微阳，一扫痰涎之窝巢欤！第一册张右（宜兴）案，心脾受风，舌强难语，人事不省，二便不能自主，神情呆钝，方用归芍六君加远志、枣仁、玉竹、龙眼为治，药后面色神情渐有起色，手颤嘴动俱平，热退汗敛，脉沉小而滑，效机已著，续守原意出入为治。三诊脉沉稍起而现滑数之象，舌可伸而尖见赤，加以二便不通，已现郁火化痰之兆，易辙甘草泻心汤加竹沥、姜汁、枳实为治。四诊手颤口动已瘥，神情面色皆稍灵活，终以豁痰宁神、交通心肾以善其后。第二册冯左案，口鼻㖞斜，言语不清，舌绛尖赤，饥则颤振，饱则胀闷，断为肝肾不足，阳明不和，治以金水六君固护气液为主，祛风涤痰仅取僵蚕、远志、半夏、橘皮。三诊口鼻㖞斜已正，言语渐近清朗，原方加鸡子黄油炒蒺藜柔肝息风。四诊症入坦途，去半夏粉、桂圆肉，加清阿胶、天冬意在涵养真阴，杜其复萌后患。第二册王左、年五十七案，左肢麻木，口眼㖞斜，舌强难言，口内流涎，甚则呕恶，以其年近花甲，营液已亏，厥阳化风，乘窍窃络，以全蝎、僵蚕、天麻、蒺藜、白附子等搜风通络，全当归、杭白芍、川芎、鸡血藤膏等养营和络，绵芪、熟地以固根本，于衰年类中之患，周到熨帖。复诊已获效机，去白附子、天麻、全蝎等搜风通络之品，免损真元之气。加玉竹、麦冬和养阳明，生地、山茱萸、茯苓滋水涵木，以杜后患。第三册王左（邗江）中风案，大解之后，忽然头晕呕恶，猝倒无知，舌喑口涎，目闭鼾呼，手撒遗尿，脉浮且大，呈现内闭外脱险候，亟予苏合香丸一粒、鲜石菖蒲五分煎汤灌服以济急，续以导痰汤涤痰开窍，平息肝风。复诊人事稍苏，舌强言謇亦瘥，然外风内火扰犯阳明，心烦欲吐，大便三日未行，未逾险境，投星附六君汤加僵蚕、全蝎、竹沥、姜汁、石菖蒲开窍息风。三诊诸恙悉退，惟言语未朗，头时眩晕，终以介属潜阳，养血涤痰以竟全功。第三册焦右（镇江）类中案，忽然语言謇涩，右脸作麻，右膀难举，偏枯在右，脉形弦滑，按之不甚流通。心火暴张，将息失宜，类中已著，速理阳明，和肝宁心，佐化湿痰之法，方用温胆汤加人参须、孩儿参、玉竹以护气阴，僵蚕、白蒺藜以息风痰，乃标本兼顾之策。奈二诊脉来甚慢，尺部甚软，王翁未雨绸缪，心肾之气先馁矣。此翁老谋深算，出救阳明、化痰浊、保心肾一法，不料三诊脉两关三五不调，心肾根株动摇，岌岌可危征兆，王氏以法外求法，把握息风涤痰之主旨，重用羚羊角、石决明、生牡蛎介属潜阳，以僵蚕、制南星、法半夏、云苓、大贝母、竹茹、枳实息风涤痰，更以小胡麻、玉竹、桑叶柔肝养胃，顾其根本。更可庆幸者，三五不调之脉，势已轻瘥。仍守清心和肝涤痰之法，重用竹沥、姜汁通达经络，使药力更为着实。舌强言謇、口眼㖞斜乃风痰留踞经络之余波，恪守搜风通络、和养阳明法治之，自可风平浪静矣。凡此类中、中风案，风姿绰约，反映九峰王老先生超凡的阅历、经验和随机应变的远见卓识。

噎塞一证，使病者不寒而栗，医者束手无策，王翁从事斯道四十余年，日诊百余人，其学识经验之积累不言而喻。其噎塞一证，别有创见：火也，痰也，气也，液也，肾司五液，可济五火，可调五气。老古名家总以气主煦之，血主濡之，濡润和柔，是为王道之法……真阳贯顶，山泽通气，何阻何碍之有。试观其第三册王左噎塞一案，年逾七六，二气就衰，阴阳并损，气化为火，液化为痰，痰化为热，热生郁，郁结为患。脉两手俱弦，木临土位，中央失运。胃失冲和，以致气痰作阻，故而机关不利。王翁识高望远，年已耄耋，不但炉中少火，釜内亦乏精液，循理和之养之。告以每日饮黄牛乳一汤碗，生姜汁二匙冲服，养五脏、益精液、活气机。疏方连皮地栗三枚，陈海蜇五钱，甜梨肉三钱，金橘叶五片，去皮地栗二枚，嫩藕节四枚，青橄榄三钱，甘蔗心五钱，煎汤代药，时时饮之，取药食同源之理，取悦病者性情。嘱以返观内守，心如铁石，养心保肾，以安五脏。方用鲜首乌一两，大地栗一两，鲜白藕十两，枇杷露十两，大福橘五枚，半夏粉四两，甘枸杞二两，青果汁二两，梨肉汁四两，桂圆肉五两，真正白蜜收膏，缓缓图治。续以起元酒：全当归四两，肉苁蓉四两，鲜地栗五两，桂圆肉四两，杭白芍三两，甘枸杞四两，大福橘四枚，白花藕八两，云茯苓四两，鲜首乌五两，上药煮酒十斤。此方本有熟地，虑其腻膈，故以首乌代之。又，膏方：制首乌九两，鲜藕节八两，枇杷露一两，麦冬肉四两，甘枸杞八两，桂圆肉五两，大地栗十两，天冬肉四两，云茯苓四两，甜梨肉四两。用半夏粉四两、大福橘五枚，入生姜汁二钱收膏，每逢午后服四钱。甘柔濡润有加，润泽枯槁，终以大力膏以竟全功。以参、术、苓、芪培后天以养先天，钗斛、麦冬、玉竹滋养胃液，二地、天冬、归、芍养血柔肝，龟鹿二胶通补奇经，峻补肝肾，助病者上跻眉寿之霞龄，岂不快哉！其治第二册顾左噎塞案，脉见双弦而慢，中伤气逆，痰饮阻食，机关不利，胃失冲和。此老深明火不生土之理，用桂附八味丸三钱煎汤代水煎药，方用补中益气汤以半夏粉易黄芪，取其辛开，去其壅中，去取之间，深意存焉；加五味子效法叶氏，取意酸泄酸敛。二诊用法半夏、橘红、煨姜温化痰饮，酒炒当归、沉香水炒白芍、杏仁泥辛润通降，蔻仁、香附、木香开郁结而畅中州，三者合而为一，共奏化饮、散结、辛润之用；妙在饴糖一味，补中缓急，与见病治病者，不可同日而语。又治第二册吴左噎塞案，年仅三十岁，咽中不爽，干燥不润，食入有碍，似乎搅拌，气痰作呕，断为燥舔气之患。以六味地黄汤加味为治，一以滋水涵木，一以金水相生，乃图本之策；妙在配麦冬、牛蒡子、桔梗、甘草以开呼吸之门户，银柴胡、当归须以疏肝气之郁勃；最为取巧者，鲜地栗、陈海蜇开顽痰而散郁结，真指标及本之范例也。复诊加青皮络、福橘络、佛手片引领诸药深入血络，寓意深刻。四诊易辙，以生脉散润娇脏之液涸，羚羊片、焦山栀、粉丹皮挫肝经之郁火，雪羹汤开顽痰而散郁结，郁金、檀香、沉香、青皮络、福橘络舒气机而和脉络，以其非朝夕可以建功之病，取越鞠二陈丸早服以治标，归芍地黄汤晚服以固本，轻车熟路，非老手莫之为也。又治第二册孙左噎塞案，年逾七二，非惟肺胃津液失润，下焦肝肾精血亦见干涸矣。脉来沉弦，右脉欠和是其征也。阻逆不食，三五日始得大解一次，三阳结病已著，每日进黄牛乳一杯、生姜汁三匙。方师补中益气以山药易黄芪，一药而补肺脾肾三脏，何乐而不为；加熟地、苁蓉峻补肝肾精血，润庚金之燥结，服药二帖，知饥能食，六府通顺，每午食饭一碗，胃之生机来复，幸何如之，加枇杷叶三钱，顺辛金肃降之用。三诊虑其多食面食牛乳，积滞不化，用六君子汤加六曲、冬瓜子、佩兰、荷叶包饭炭、陈蛀小麦，复其蠕动之机，宜其进退自如，活泼泼地矣。噎塞向称难愈之疾，王翁举重若轻，手到擒来，不愧斫轮老手，处处皆见功夫。程师之论，非虚誉焉。

中医向来视《内经》风、痹、痿、厥为四大证治，详析《王九峰先生出诊医案》中，有痫厥三案，症情形象逼真，病机纤毫无遗，治法因人因病而异，可启迪教化之典范焉。录三案以备考略。

丙午清和月初四日初诊：愚年老迈，素不精于幼科。刻因舍外孙年甫三龄，前日午后与乳母在后园游玩，观看金鱼戏水，忽然跌扑在地，卒倒无知，以致手足抽搐，口眼㖞斜，加之惊恐伤神，神离魄散，是以肝阳上犯，内风鼓动已成，似惊非惊，似厥非厥，六脉沉伏不起，重险之至。乘舆就诊，实难推诿，本不立方，姑念亲谊，勉拟一法，以息风阳，佐以定魂安神，候人事稍苏，再进汤剂。须质专科，酌服要紧。

先以牛黄抱龙丸一粒、鲜菖蒲四分，金银二器煎汤和服。

抱者，保也。龙者，肝也，应东方青龙属木。木能生火，是木者火之母也。肝为心之母，心乃肝之子。母安则子安。心藏神，肝藏魂，保定神魂，惊自不生矣。此抱龙命名之义也。故治婴孩惊厥之症，四时邪疫，以及手足抽搐，痰迷气急，人事不苏，极难等症，服之不无灵验，功难尽述矣。

犀牛黄五分　陈胆星三钱　贡人参一钱五分　白僵蚕三钱　西琥珀一钱五分　天竺黄三钱　上辰砂三钱　明雄黄一钱五分　当门麝三分

炼蜜为丸，金箔、朱砂为衣，黄蜡封固。

进牛黄抱龙丸之品三点钟，人事稍苏。喊叫一声，仍是昏愦不醒。又服丸药半粒，并吹卧龙丹，半点钟时辰，幸得喷嚏二次，啼哭有声，二便已解，目定神呆，稍能活动，势欲转机之象。姑拟一方，以尽人力，应手乃佳。

绿毛橘红一钱二分　云茯苓一钱二分　小枳实五分　白僵蚕一钱五分　法制半夏一钱二分　粉甘草四分　陈胆星四分　大贝母一钱五分　双钩藤八分　姜汁炒竹茹八分　川郁金四分

四月初六日：昨服温胆二陈之法，人事渐清，咳吐痰涎，言语尚未清朗，时而目视彷徨。此肝阳痰火未平，间见呵欠频频，脉来滑疾兼有弦数之意。仍宜平肝化痰之法。

镑羚羊三钱　九孔石决明五钱，先煎　小胡麻一钱二分　大贝母一钱五分　白蒺藜三钱　生左牡蛎五钱　白附子一钱二分　薄橘红一

钱五分　杭白芍二钱　白僵蚕二钱　大地栗三枚　白萝卜汁三匙

初七日、初八日案省节(详126页)。

陈左,痫厥案:肝阳化风,风火夹痰,上扰心包,以致童年痫厥,痫后受惊。惊则气乱,伤乎心也。恐则气下,伤乎肾也。肝胆内热,郁痰不化,肺虚易感外风,勾动内风,初起发则抽搐头摇,口眼㖞斜。中虚不能砥定中流,肺虚不能主持诸气,则风火痰乘虚易入,为患不浅矣。每晨服白金丸五分,午后进煎剂。

西党参三钱　小川连八分　西枳实八分　嫩黄芩钱半　白茯神三钱　淡干姜四分　淡竹茹二钱　粉甘草五分　羚羊片二钱　法半夏钱半　鲜石斛三钱　青橄榄三枚

泻心温胆,连服四剂,每早每每降浊甚多,十四日忽然目钝面呆,心泛欲吐,眩晕,站立不稳,似乎欲发痫厥,舌强语不出声,面色皖白,肢凉毛悚。中虚肺虚,神志亦虚,肝郁痰火不化。拟以清肝舒郁,以宁神豁痰之法。慎防骤厥不返之虑。

象贝母三钱　炒黄芩钱半　羚羊片二钱　江枳实八分　真川连八分　薄橘红二钱　云茯苓三钱　淡竹茹三钱　淡干姜三分　法半夏二钱　酸枣仁二钱　青果三枚

迭进清化之品,痫厥发过一次,跌扑神昏,苏醒如常,精神似旧,饮食畅进,六脉弦滑而数。此肝阳未熄,痰火未尽,风火未平,仍宜清阴分,和肝阳,以化痰火之法。

当归身三钱　小枳实一钱二分　石决明一两　鲜石斛三钱　杭白芍四钱　淡竹茹四钱　生牡蛎一两　羚羊角一钱二分,磨和　云茯神三钱　法半夏二钱　橄榄肉二钱　莲心二十根

杜左,顺次洲,痫厥案:非风不动,无风不扯,无热不跳,无痰不晕,无火不跌,肢木面麻,口眼㖞斜,舌强言謇。奈平素肝肾本亏,血络有风,阳明有热,心包有痰,脾胃有湿,上焦有火,下焦水泄,致生阳明脉络之症。

白归身三钱　大生地八钱　白僵蚕三钱　白蒺藜三钱　生白芍四

钱　羚羊片三钱　全血蝎一具，去毒　肥玉竹八钱　云茯苓三钱　法半夏二钱　薄橘红三钱　双钩藤五钱　生姜汁二匙　竹沥一杯

风木扰犯阳明，痰火入于心包，则为痫病。口眼㖞斜，面目举扯，语言不清，舌强，呕吐痰沫，脉象弦数而滑，按之中空不实。拟清养肝肾，兼和阳明，以定风化痰之法。获效乃望生机。

当归身三钱　大生地八钱　白蒺藜三钱　白僵蚕三钱　大白芍四钱　麦冬肉五钱　肥玉竹八钱　法半夏二钱　云茯苓三钱　小血蝎一对，去毒　大胡麻三钱　双钩藤三钱

引：冬桑叶三钱　大竹叶十四片

以下三诊节略（详 167～169 页）。

举此三案，以窥崖略，学海无涯，以苦作舟，聊尽吾心。王氏治虚劳或久病淹缠，体气精血虚乏者，偏倚血肉之品，溯流寻源，始于仲景学识，师阿胶鸡子黄汤。阿胶取济水之精华，汲自阿井，采黑色驴皮煎熬而成，味咸寒而色黑，峻补真阴而济肾水。鸡子浑然一体，自然天成，以有情之品补有形之精血，得力于韩懋《医通》，效法于香岩叶氏，别有神会。其另一特色，好用药食同源之品，于王左噎塞案中，有充分发挥，详见案中（171 页），自可领会。

王氏治噎塞、虚劳、肺痿等案，反复告嘱病者，须效莲池大师以空作喻，即《般若波罗蜜多心经》中“五蕴皆空，色即是空，空即是色”“无受想行识，无眼耳鼻舌身意”等语。屡言心得太和之气，胜于药饵一筹，颇有生白遗风。

伏案三年，心有所得，岂可以言语尽哉，言不尽意，意不尽言，望有识之士，赐函教吾为盼！

沪上丁学屏敬跋于

澄心斋灯下

丁酉年新春